인간 건강과 성 2판

Human Health and Sexuality

인간 건강과 성 2판

Human Health and Sexuality 2nd edition

2013년 8월 20일 1판 1쇄 발행
2021년 2월 22일 2판 1쇄 발행

지은이 | 박충선 · 김주연 · 박혜진 · 이지아

펴낸이 | 김진환
펴낸곳 | 학지사메디컬 HAKJISA MEDICAL
04031 서울특별시 마포구 양화로 15길 20 마인드월드빌딩
대표전화_ 02-330-5188 팩스_ 02-326-0338
등 록 | 2010년 2월 8일 제313-2010-36호
메 일 | hakjisamd@hakjisamd.co.kr
홈페이지 | http://www.hakjisamd.co.kr

ISBN 978-89-6069-921-2 93510

가 격 | 25,000원

인간 건강과 성 2판

박충선 · 김주연 · 박혜진 · 이지아 공저

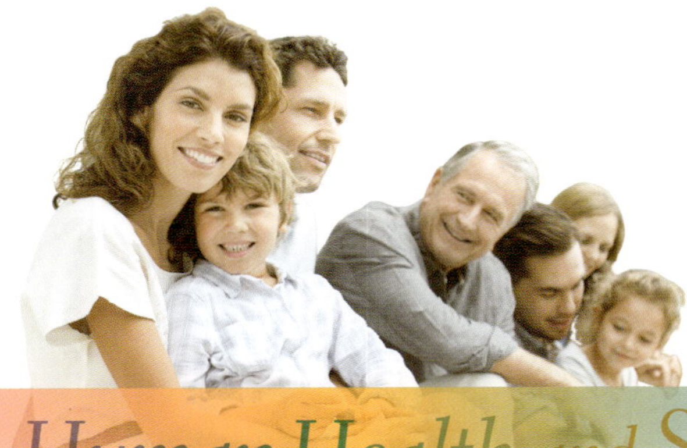

Human Health and Sexuality

학지사메디컬
HAKJISA MEDICAL

저자 소개

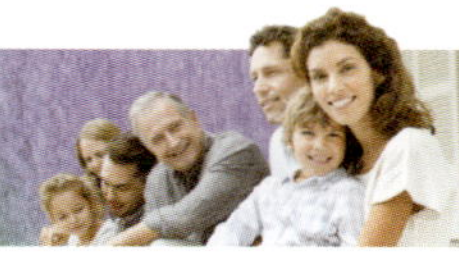

박충선 목포과학대학교

김주연 한영대학교

박혜진 경남정보대학교

이지아 성균관대학교

머리말

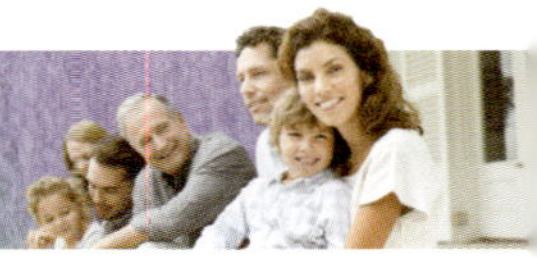

행복으로 가는길이란 “우리 마음이 바뀌지 않는 것이 아니라, 마음이 바뀌는 줄 알고 그 변화에도 구애를 받지 않고 평정심을 유지하는 것이다”라는 말이 무척이나 공감이 갑니다. 인간, 건강, 성이라는 화두로 교재를 집필하는 동안 우리들의 공통된 목표는 무엇인가라는 물음이 생겼습니다.

위대한 목표를 향해 나아가는 인간은 위대합니다.

생명이 있기 때문에 미래는 큰 힘이며, 이 힘의 원동력은 건강입니다.

알프레드 킨제이가 언급한 후, 오늘날까지 사회적으로 논란이 되고 있는 성이란 용어는 ‘섹슈얼리티에 대한 공식규범이 사람들의 성적행동을 진정 지배하는가?’, ‘성적으로 일탈적인 행동들은 지극히 소수 개인들에게만 한정된 일인가?’라는 이전 연구와 동일한 문제에 직면하고 있습니다.

본 교재의 구성은 다음과 같습니다. 생주기별 인간의 이해와 건강한 삶에 대한 내용을 다루었고, 다음으로 인간과 성, 내 몸 탐구를 통해 생명의 탄생과 가족이 어떻게 이루어지는지 그리고 이와 관련된 주제인 피임과 유산을 다루었습니다. 또한, 성전파성질환에는 어떤 것이 있는지 살펴볼 수 있게 하였으며, 중독과 현대인이 건강과 관련하여 꼭 알아야 할 질환들도 함께 볼 수 있게 하였습니다. 마지막으로 여성상과 남성상에 대한 과거를 통해 스스로의 새로운 이미지를 만들어 가면서 생각할 수 있는 문제를 통해 토의도 할 수 있도록 하였습니다. 현대에 직면하고 있는 인간 건강과 성이라는 화두와 함께 건강한 미래를 위한 행복을 찾아가는 길잡이가 되었으면 합니다.

본 교재를 통하여 학생들과의 교감을 위해 함께 애쓰시는 교수님들에게 존경과 사랑을 보냅니다. 앞으로 여러분들이 삶의 주인인 주체적인 삶을 살아가는 데 밑알이 되기를 바라며, 부디 이러한 요구들이 생활 속에서 함께하고 토론하며, 즐겁고 행복한 단어처럼 많은 이들에게 회자되기를 바랍니다. 감사합니다.

2021년 1월
저자 일동

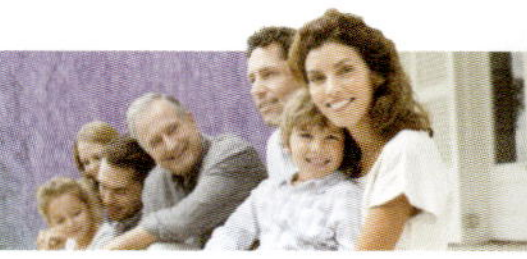

차례

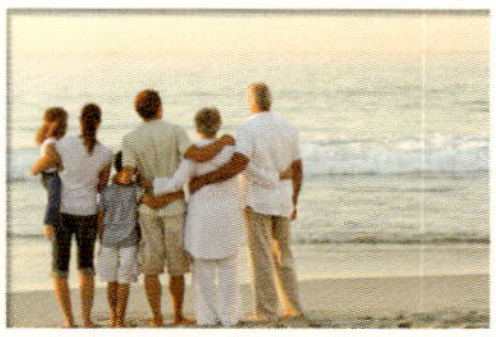

CHAPTER 1

생애주기별 인간의 이해

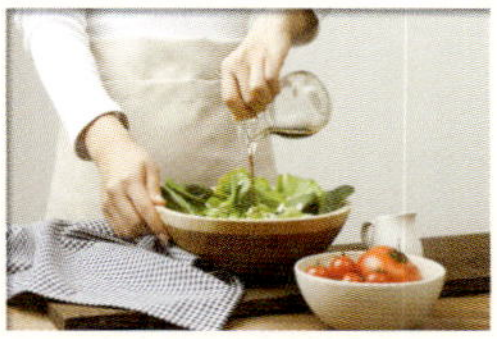

CHAPTER 2

건강한 삶

차례

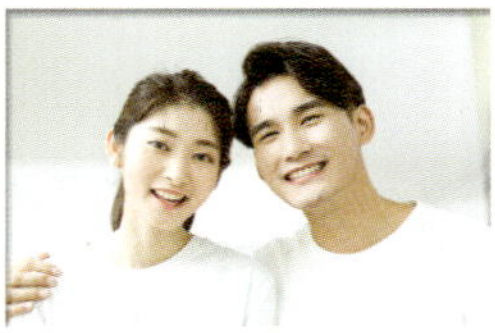

CHAPTER 3

인간과 성

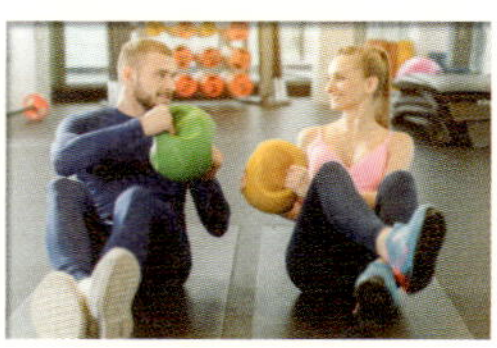

CHAPTER 4

내 몸 탐구

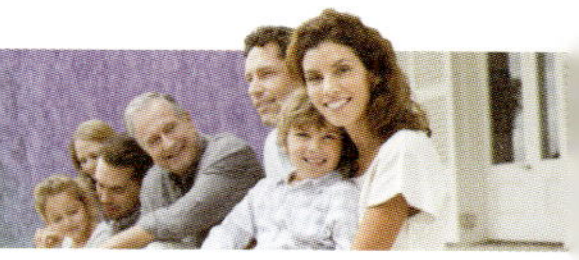

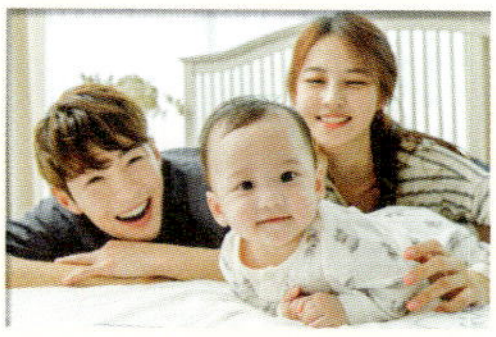

CHAPTER 5

생명의 탄생과 가족

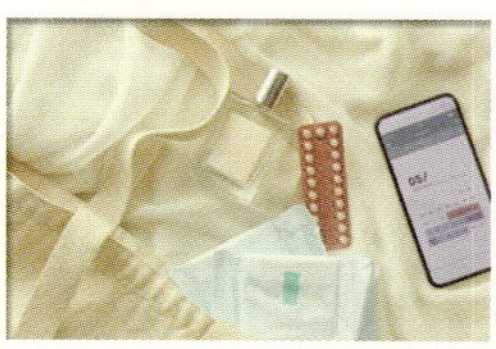

CHAPTER 6

피임 그리고 유산

차례

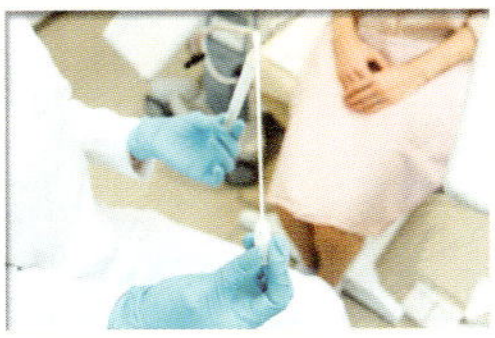

CHAPTER 7

성전파성질환

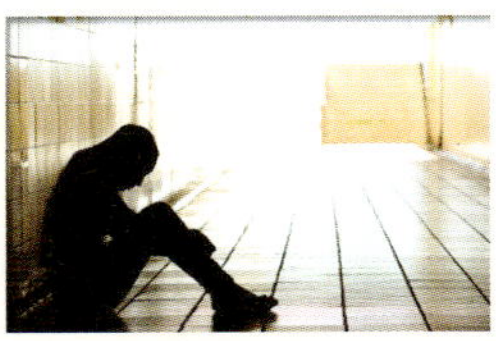

CHAPTER 8

중독

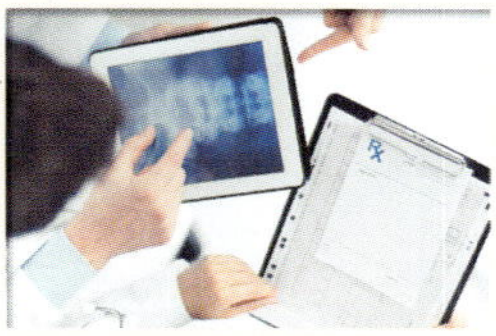

CHAPTER

9

현대인과 질병

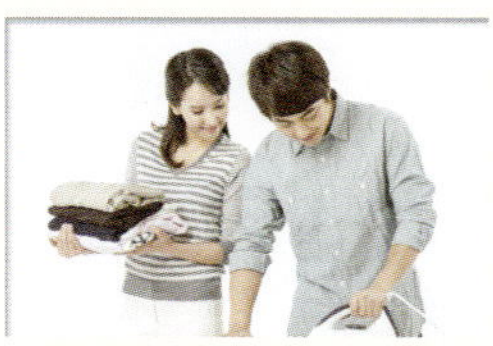

CHAPTER

10

여성상과 남성상

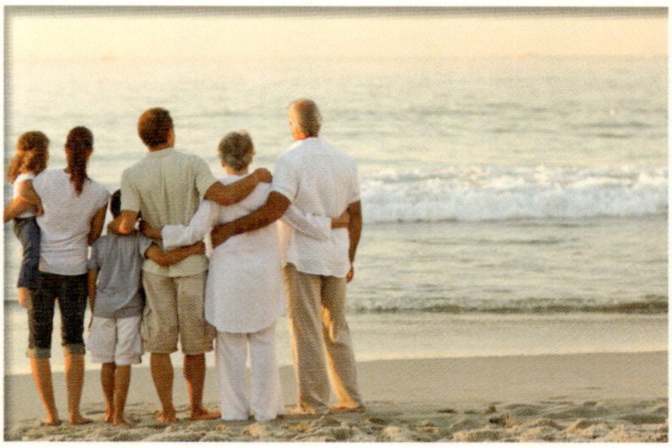

CHAPTER

1

생애주기별 인간의 이해

인간은 태아에서부터 죽음에 이르기까지 계속해서 성장하면서 발달과정을 겪는 존재이며, 각 발달단계마다 독특한 특성과 인간적 과제를 가지고 있다. 발달이란 인간이 자라는 과정에서 나타나는 신체적, 심리 · 사회적 요인이 상호 작용하여 출생에서 사망까지 전 생애에 걸쳐 이루어지는 계통적, 지속적, 순방향적인 변화를 말한다. 즉, 인간의 발달이란 수정되는 순간부터 죽음에 이르기까지를 말한다. 수정란이 성인이 되기까지의 진보적이며 적응적인 변화 과정에 초점을 둔 것이 협의의 발달이라면 보다 넓은 의미의 발달은 유기체가 생활하는 동안에 일어나는 모든 변화, 즉 신체적, 지적, 정서적, 심리 · 사회적, 종교적 및 영적의 변화 등을 총칭하여 인간의 기능을 도와서 최적의 발달이 성인이 된 후에도 건강한 사회구성원으로 생활할 수 있도록 하는 것을 말한다. 따라서 인간을 이해하기 위해서는 먼저 생애주기별 인간의 성장과 발달단계를 살펴보아야 한다. 이 장에서는 에릭슨(Erikson, 1956)의 심리사회이론을 주축으로 한 8단계를 통해 영아기부터 노년기까지 인간의 성장과 발달과정을 요약하고 초기 성인기 이후를 보다 자세하게 설명한다(BOX 1.1).

BOX 1.1 **에릭 에릭슨**(Erick. H. Erickson, 1902~1994)

1902년 독인의 프랑크푸르트에서 태어난 에릭슨은 어린 시절부터 평생에 걸쳐 자아정체감에 대해 관심을 가졌다. 그는 심리학에 입문하기까지 역사와 미술에 관심이 있었으며 고등학교 졸업 후 대학에 진학하지 않고 유럽을 여행하였다. 자아정체감 발달은 에릭슨의 삶과 그의 이론에 있어 가장 중요한 문제였다.

그는 지그문트 프로이드의 딸인 안나 프로이드를 알게 되어 정신분석학을 배웠다. 이후 빈 정신분석연구소를 졸업한 후, 미국으로 이주하여 보스턴에서 아동 정신 분석학자가 되었다. 1960년대에 에릭슨은 하버드 대학교의 교수로 돌아온 뒤에 1970년 은퇴할 때까지 하버드 대학교에서 학생들을 가르쳤다.

에릭슨은 프로이드가 주장한 심리성적 발달의 5단계를 확장해 8단계를 정립하여 인간발달의 전 생애 접근을 시도한 최초의 인물이다. 에릭슨은 죽기까지 자아와 자아정체성에 대해 많은 고민을 했으며, 1969년에 『간디의 진실』이란 책으로 퓰리처상과 미국 내셔널 북 어워드(National Book Award)를 받았다. 그의 저서로는 『아동기와 사회』, 『청년 루터』, 『자아정체감: 청년과 위기』, 『비폭력의 기원: 간디의 정신분석』 등이 있다.

1 영아기

영아기(infancy, 0~1세)는 신뢰 대 불신(trust & mistrust)의 갈림길에 놓여진 시기이다. 이 시기에는 신체적으로 성장이 급등하고 생리적으로는 기본적인 안정된 상태를 유지하여 인지, 심리 · 사회 변화, 운동 능력이 발달한다. 어머니 또는 돌봄을 제공하는 사람과의 상호작용을 통해 애착과 신뢰감을 형성하며, 이는 성장 이후 인간관계를 위한 기초가 된다. 영아는 자기 주변 환경과 상호작용하며 불신보다는 신뢰하려고 애쓴다. 신뢰감을 얻기 위해서는 자기 주변에 있는 사람을 신뢰하는 것부터 배워야 하기 때문에 영아는 자기가 필요로 하는 것을 취하려 할 때에 자신을 돌보는 사람과 상호작용을 하면서 돌보는 사람의 행동에서 어떤 일관성, 신뢰성, 예측가능성을 발견하게 된다. 부모가 일관성 있고 믿을 수 있다고 느낄 때 영아는 부모에 대한 신뢰감을 발달시킨다. 그러나 기본적으로 신뢰감을 경험하지 못한 영아는 다른 사람을 신뢰하지 못하는 인격이 될 가능성이 높다. 신뢰와 불신의 위기는 영아의 정서와 사회적 행동을 설명하고 예측하는데 유용한 개념적 근거가 된다.

2 유아기

유아기(toddlerhood, 생후 1~3세)의 발달과정에서 아기의 활동수준, 새로운 것에 대한 반응, 기질, 주위환경에 대한 탐색과 흥미, 부모와의 애착 등을 통해 성차를 발견하려는 연구들이 있었다. 이를테면 남아와 여아에 대한 부모나 형제들의 반응은 확연히 다르다. 이 시기에는 가족들과 의사소통을 할 줄 알며, 자신의 행동에 대한 제한된 현실을 판단하고 받아들이면서 현실에 적응해나간다. 남아에게는 어릴 때부터 활동적인 놀이를 장려하고, 여아에게는 비활동적인 놀이를 권한다. 아기의 성별에 따라 부모의 행동에 차이가 있더라도 2세 이전의 아이들은 뚜렷한 성차가 나타나지 않는다. 그러나 2세 이후부터는 일반적으로 성별에 따라 놀이형태가 조금씩 달라진다. 놀이에서 담당하는 역할도 남녀 구분이 나타난다.

이때는 자율성 대 수치와 의심(autonomy & shame)의 갈림길에 놓여지는 시기이다. 일단 영아가 자신의 신체, 부모, 세계에 대한 신뢰감을 형성하면, 자신이 다른 사람에게 영향을 미칠 수 있다는 것을 알게 되고 통제하는 것을 배운다. 이때의 아동은 혼자서 걸어 다닐 수 있고 말할 수 있어서 스스로 외부세계를 탐색하게 됨에 따라 자율성을 가지게 된다. 자율성은 내부에서 생겨나는데 생물학적 성숙은 스스로 어떤 일을 할 수 있는 능력, 즉 자신의 괄약근 통제, 자기 발로 서기, 손을 사용하는 것 등을 발달시킨다. 반면에 수치와 의심은 사회의 기대와 압력을 의식함으로써 생겨난다. 수치란 다른 사람의 눈에 자신이 좋지 않게 보인다는 느낌이 있고 다른 사람이 자기보다 더 나은 행동을 수행할 수 있다고 깨닫는 데서 시작된다. 이때 부모들은 이들의 의지를 무시하지 말고 사회적 행동을 배우도록 친절히 도와주어야 한다.

3 학령전기

학령전기(preschooler age, 4~6세)는 학교에 입학하기 전 시기로 입학 준비를 위해 신체, 심리 · 사회, 인지, 도덕, 영적 성장을 이루는 매우 중요한 시기이다. 아동의 독립성이 발달하고 부모와 긴 시간 동안 떨어져 지낼 수 있을 만큼 자기조절 능력이 발달한다. 또한 또래와의 놀이를 통해 폭넓은 사회화를 경험하므로 또래와의 관계 형성이 중요하다. 학령전기의 아동은 매우 활동적이고 운동능력과 인지기능 및 언어발달이 빠르게 진행되는 시기로, 이러한 능력과 기술의 지속적인 훈련을 통해 아동의 성격이 발달된다. 학령전기 아동들의 성격유형을 보면, 어떤 아동은 적극적이고, 사교적이며, 활발하고 호기심이 많아 계속 탐구하지만, 또 다른 아동들은 조용하고, 부끄러워하고, 수동적이기도 하다. 또한, 이들은 유아기 말기부터 자신을 독립된 인간으로 알기 시작하면서 그들의 성취는 자아개념을 발전시키는 데 직접적인 영향을 준다. 이때는 솔선감 대 죄책감(initiation & guilty) 수용이라는 갈림길에 서 있는 시기이며 아동이 부모와 동일시하려는 경향이 있다. 솔선감을 지닌 아동은 계획을 세우고, 목표를 설정하며, 그것을 이루고자 노력한다. 솔선감이 발달되지 못하면 죄의식을 가지게 되는데, 이때를 초자아가 발달되는 것과도 연관이 있다고 본다(그림 1.1).

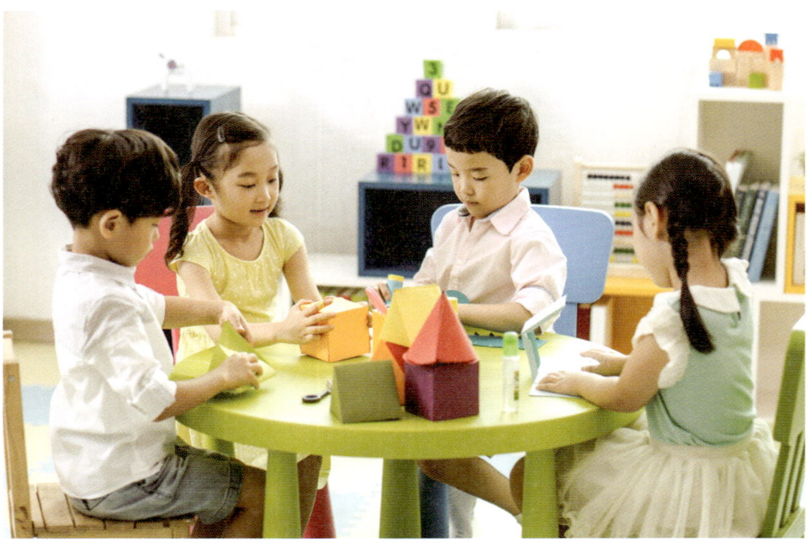

그림 1.1 학령전기

4 학령기

학령기(school age, 6~12세)는 근면성 대 열등감(industry & inferiority)의 갈림길에 서 있는 시기로, 일반적으로 초등학교에 다니는 기간을 말한다. 아동의 관심이 가족에서 또래 관계로 이동하고, 친구들과의 친밀한 관계 형성을 통해 사회성이 두드러지게 발달하면서 대인관계가 중요한 영향을 미친다. 자신이 성취하기에 따라 다른 사람의 존경, 인정, 사랑을 받거나 받지 못하는 것이 결정된다. 에릭슨은 이 시기의 인격발달에 학교경험이 매우 중요하다고 하였고, 프로이드(Freud)가 주장한 것처럼 정신에너지가 잠복되어 있는 것이 아니라 지식과 기술을 익히는 데 왕성하게 사용되고 있다고 설명하였으며, 이 시기에 아동들의 성역할(sex role) 유형은 상당히 고정된 양상을 보인다. 남자 아동은 성에 부합하지 않는 행동을 보이는 동성친구를 경멸하기까지 한다. 사회계층에 관계없이 학령기 아동들의 성유형화가 공통적으로 나타난다. 이 시기 아동들은 직업에 대한 희망이나 놀이 활동, 관심영역 등에서 성차가 분명히 나타난다. 남자 아동들은 보다 활동적이고 공격적이며, 여자 아동들은 수동적이고 양육적이다. 물론 동성의 아동 간에도 성전형적 행동 정도에서 차이가 나타난다. 많은 연구들이 이 점을 부모의 양육태도나 형제관계 등의 가족환경 요인과 관계가 있

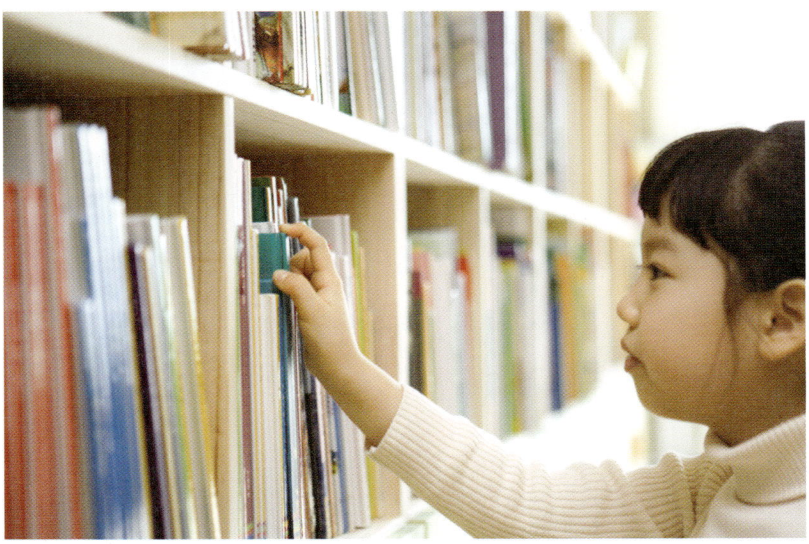

그림 1.2 학령기

다고 밝히고 있다(그림 1.2).

이 단계를 성공적으로 마치기 위해서는 동일한 상태에서 긍정적인 요소가 부정적인 요소를 능가해야 한다는 것을 이해해야 한다. 따라서 학령기 아동은 자신의 제한점을 인식하여 자존감이 감소되지 않는 상태에서 그것들을 수용해야 한다. 근면하고 능력 있는 개인 혹은 집단의 일원으로서 개인적이고 사회적인 정체감의 중요한 성취는 학령기 전반에 걸쳐 다소 서서히 이루어진다.

5 청소년기

청소년이라는 용어가 "성숙을 향한 성장"을 의미하듯 청소년기(adolescent, 12~20세)는 신체적으로나 성적, 지적, 심리적으로 급변하는 과도기적 발달단계이다(그림 1.3). 이 시기에는 자아정체감 대 역할혼동(self-identity & role confusion)의 갈림길에 서 있는 시기로, 청소년기에 들어서면 전보다 더욱 해결하기 어려운 문제들이 앞을 가로막게 된다. 사회 · 문화적 견해에 따라 청소년 시기를 설정하는데 차이가 있을 수 있으므로 경제적 독립이 어려운 대학생까지를 청소년에 포함시키기도 한다. 청소년기는 아동기에서 성인기로 넘

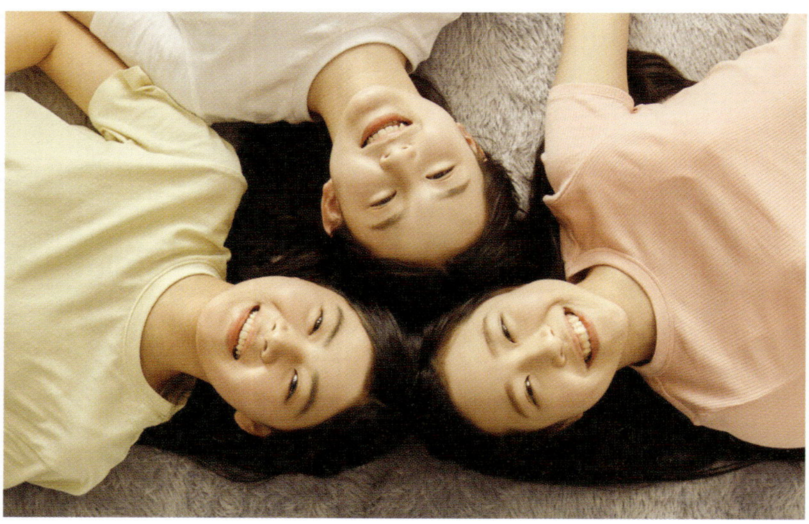

그림 1.3 청소년기

어가는 이행기이며, 이차성징이 나타나기 시작하면서 신체 성장이 멈추는 것으로 끝이 난다. 또한 성장 급등 현상을 영아기 이후 다시 한 번 경험하고 빠른 신체 변화 속에서 정신적인 혼란을 겪을 수 있다. 독립된 성인으로 성장하기 위한 준비 단계로서 자신의 정체감 확립을 위해 고민하고 진로를 탐색하게 된다. 이차성징의 발현으로 성적 변화와 성역할의 차이점을 이해하게 되면서 현존하는 도덕적인 가치에 의문을 제기하기도 하고, 선택하는 법을 배우게 되면서 점차 학습된 가치를 내면화하고 집단보다는 개인의 정체성에 초점을 두는 시기라 할 수 있다. 여자는 초경을 치르고 남자는 목소리의 변성이 시작되며 키가 부쩍 큰다. 독립된 한 인간으로서 자기의 정체를 파악하려는 본능적 욕구와 회의를 느끼게 된다. '나는 과연 누구인가? 앞으로 나는 어떤 사람이 될 것인가? 진학은, 결혼은, 직업은, 군복무는?' 등의 회의가 꼬리에 꼬리를 물고 뒤따르는 것이다. 이런 고독한 위치에서 벗어나기 위해 누군가와 자기를 동일시하려는 경향이 뚜렷하게 나타난다. 처음에는 동성친구들 중에서 그 대상을 찾다가 차차 이성에게도 관심을 기울이게 되고, 선배들 중에서 훌륭한 사람을 선택하여 본받으려는 경향을 보이기도 한다. 바람직한 동일시의 대상을 찾지 못할 때에는 주체성 없이 우왕좌왕하다가 때로는 범죄를 저지르기도 하고, 함정에 빠지기도 한다. 이 시기에는 어른들의 관심 있는 지도가 필요하며 본받을 만한 대상도 요구된다. 동일시의 대상은 반드시 현존 인물이 아니라 역사상 위인이나 과학자, 휴명한 성현도 유효하다. 그러나 현실적으로는 친구의 필요성이 크므로 교우관계의 지도가 무엇보다 중요하다.

6 성인기

성인기(adulthood, 20~40세)는 생활의 중요한 양상을 결정하는 때로, 배우자를 선택하여 결혼하게 되는 시기이다. 성인기는 신체적 발달 및 근육과 근력이 최고조에 달하는 시기이며, 자기표현을 확장시키고 사회적인 활동이 요구되며 역할이 계속적으로 증가되어 가는 시기이다. 그러므로 청소년기에서 성인기로 넘어가는 첫 단계에서 이루어내야 할 과제는 직업의 선택, 적절한 교육과 훈련, 친밀감 획득, 배우자 선택에 관한 문제들이다. 성인기에는 자신을 있는 그대로 받아들여서 자아개념과 신체상을 확고히 하며 경제적인 독립으로 사회에 기여하고 있다는 느낌을 가지고 안정감을 얻게 된다. 또한 자신이 선택한 직업으로부터 개인적인 만족을 얻고 부모의 경제적인 도움에서부터 독립하게 된다. 초기 성인기는 남녀의 정서적인 친밀감을 고조시키고 흥미 있는 취미생활을 함께하며 미래에 대한 생각을 공유하고 이성 간의 성적인 친밀도 관계를 향상시켜서 결혼이나 친구관계를 통하여 사람들과 밀접한 관계를 맺는다. 또한 자신과 가치관이 통하는 사회적인 집단을 발견하고 유지해 나간다. 경제력을 가지고 미래를 꿈꾸며 가정을 꾸려갈 줄 알아야 하며, 자녀 계획에 대한 구체적인 사항들을 결정할 수 있다. 우리 문화 안에서 결혼관계는 가정이나 사회의 문화를 이어받을 어린이의 성장과 발달을 위한 안전한 환경을 제공하는 가족형성에 의의를 둔다. 이처럼 초기에는 배우자를 선택하고 가정을 형성하여 가정의 근원을 이루고 어린이를 양육하며 보호하고 책임을 지는 부모역할을 하는 발달과제를 갖게 된다. 또한 가족과 가정을 이끌어가는 능력 이외에, 부가적으로 시민으로서의 역할과 집단 구성원으로서의 역할을 받아들이고 책임을 지게 된다. 프로이드는 건강한 성인은 정신적 · 성적 성숙을 성취할 수 있을 것이라고 말하였다. 즉 자신의 성적 에너지는 가정을 꾸미고 배우자를 사랑하는데 사용됨과 동시에 다른 사람에게 파괴적이지 않으면서 자신의 욕구를 추구하기 위한 충분한 자기애를 보유하게 된다. 에릭슨은 이 시기의 발달과제를 친밀감(intimacy)이라 하였고, 이것이 성취되지 못하였을 때 소외감(isolation)을 경험한다고 하였다. 이성과 친밀한 관계를 유지할 수 있는 능력은 이전의 발달단계를 성공적으로 수행했느냐의 여부에 달려 있으며, 어린아이를 양육할 수 있는 안정되고 쾌적한 가정환경을 수립하는 데 기여한다. 자신의 주체성을 확립한 젊은이는 타인과 원만하게 개인적인 관계를 이룰 수 있다.

1) 직업선택

성인기는 직업선택의 시기이다(그림 1.4). 직업을 선택하는 것은 물리적 · 사회적 환경의 선택으로써 이는 곧 생활양식이 된다. 또한 직업은 자아정체감의 주요한 측면으로 대부분의 사람들은 인생의 절반 이상을 일하면서 시간을 보낸다. 일이란 '무엇인가 유용한 것을 산출하는 행위'로 정의된다. 오늘날 직업 분야는 매우 다양해지고, 새로운 직업들이 출현하게 되면서 새로운 전문가들이 필요하게 된 반면, 오래된 직업들은 그 중요성을 잃거나 사라져가고 있는 추세이다. 다음과 같은 내용을 통해 직업에 대해 자문해 본다.

첫째, 이 직업에서 성공할 수 있는지에 관한 적성의 문제
둘째, 내가 좋아하고 만족을 느낄 수 있는지에 관한 흥미의 문제
셋째, 이 직업과 또 다른 직업 중에 어떻게 결정할지에 관한 의사결정의 문제

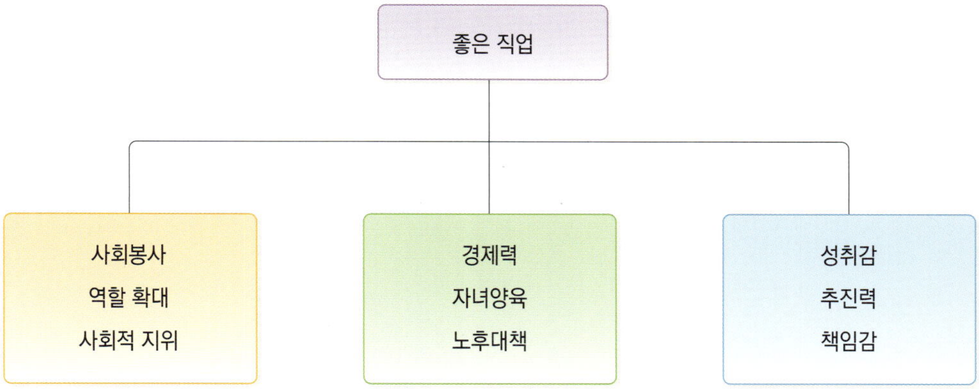

그림 1.4 직업선택의 요소

넷째, 어느 수준까지 도달할 것인지에 관한 지위의 문제

다섯째, 이 직업이 자신과 타인에게 나의 가치를 높여 줄 것인지에 관한 자아개념의 문제

직업성공은 앞의 내용 이외에도 특정 직업에 대한 준비도, 사회화, 새롭고 어려운 도전들을 얼마나 잘 처리할 수 있는가에 달려 있다.

2) 이성교제와 배우자 선택

(1) 사랑

스텐버그(Stenberg)는 사랑에 친밀감, 열정, 전념의 세 가지 구성 요소가 있으며, 이 세 가지 요소가 나타내는 삼각형의 변이 같을 때 완전한 사랑이 된다고 하였다. 친밀감은 사랑하는 관계에서 나타나는 가깝고, 연결되어 있고, 결합되어 있다는 느낌을 말한다. 흔히 사랑하는 사이에서 느끼는 따뜻한 감정의 체험이다. 열정은 사랑의 뜨거운 측면으로, 대부분의 관계에서 생리적으로 흥분시켜 들뜨게 하는 성적인 욕구가 열정의 주요 부분을 차지한다. 하지만 타인에 대한 지배욕구, 친애욕구, 자아실현의 욕구 등도 열정을 불러일으키는 데 기여한다. 열정은 급속하게 발전하지만 오래 지속되기는 어렵다. 마지막으로 전념은 사랑의 인지적 요소로서 단기적인 측면으로는 어떤 사람을 사랑하겠다고 결심하는 것이며, 장기적인 측면으로는 그 사랑을 지속시키겠다고 결심하는 것이다(그림 1.5).

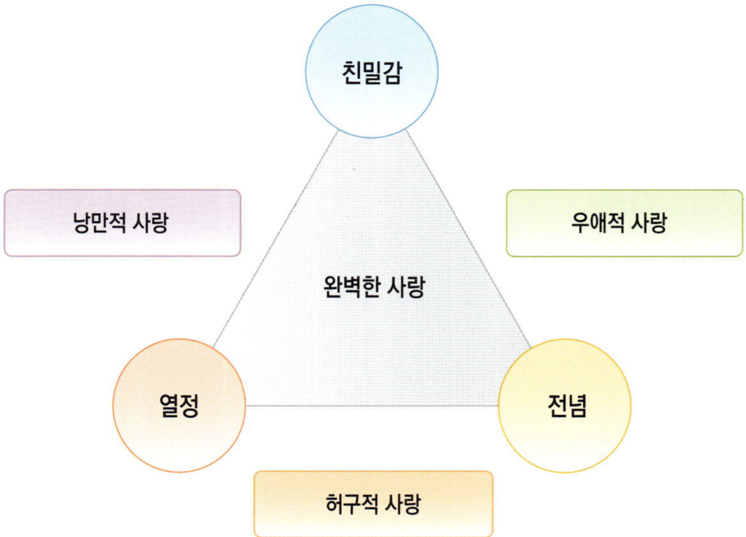

그림 1.5 사랑의 삼각형 모델

이 세 가지 요소의 결합으로 여덟 가지 사랑이 만들어진다. 친밀감만 있는 경우를 우정으로, 열정만 있는 경우를 짝사랑으로, 전념만 있는 경우를 공허한 사랑으로, 친밀감과 열정의 결합을 낭만적 사랑으로, 친밀감과 전념의 결합을 우애적 사랑으로, 열정과 전념의 결합을 허구적 사랑이라고 부른다. 사랑은 초기에 열정이 최고조에 달했다가 점차 감소하고, 친밀감과 전념은 점차적으로 증가한다.

(2) 이성교제

성인기는 이성과의 친밀한 관계 형성이 중요한 발달과업으로, 자신의 정체감을 잃는다는 두려움 없이 타인의 정체감과 자신의 정체감을 융합시킬 수 있는 능력이 생기는 시기이다. 최근 다양한 대중매체를 통해서 혼전 성관계를 하는 연인을 다루는 영화나 드라마가 성행하고 있고, 유명 연예인의 혼전임신 소식을 긍정적으로 다루고 있기도 하다. 이러한 영향으로 인해 대학생인 성인기의 성문화는 개방적으로 변하고 있지만, 아직 정확하게 확립되지 않은 상태인 성인기 초기의 이성교제는 자신의 욕구와 이성적 통제 간의 균형을 이루지 못하는 불균형 상황에서 성을 경험할 수 있다. 현대의 이성교제는 사회적 자아확립이나 휴식, 친교, 성적 경험, 배우자 선택 등의 여러 기능을 가지고 있지만 가장 중요한 기능 중 하나는 배우자의 선택일 것이다. 대부분의 연인들은 이성교제 시 외식이나 영화, 연극, 콘서트 등을 관람하며, 서로의 관계에 초점을 둔 대화를 하게 된다. 이러한 과정에서 여성은 예기치 않은 성적 경험이나 원치 않은 성적 압력을 가장 큰 문제로 생각하고, 남성은 무슨 말을 하고 어떻게 행동해야 하는지를 가장 큰 문제로 보고 있다(그림 1.6).

젊은이들이 교제할 때, 위신과 존경으로 서로를 대한다면 좋은 경험을 가지게 될 것이다. 서로 호감을 갖고 교제하는 기간 동안 서로에 대한 정보를 충분히 수집하여 결혼 후에 건강하고 행복한 가정을 꾸며갈 수 있는지를 점검해보고, 감성보다는 이성적으로 판단해야 한다. 결혼생활은 무지개나 꿈같은 긴 사랑의 여행이 아닌 현실이며, 서로 다른 사람과 매일의 삶을 공유하는 과정이다. 그러므로 결혼하기 전에 서로를 알고 이해하며 서로에게 적응시켜 보고, 어떤 점은 양보하고, 어떤 점은 인내하며, 어떤 점이 감당하기 어려운지, 전체적으로 건강한 결혼생활을 위해 서로 책임지며 영위할 수 있는 상대인지 계속 점검해보는 기간을 가져야 한다.

교제기간 동안 서로의 모든 것을 알아보고 냉정하게 판단하여 결혼까지 이를 수 없다고 느낄 경우에는 당연히 결혼을 해서는 안 된다. 이성 간의 친밀과 연애는 자연스럽고 아름다운 과정이므로 서로 건강하고 책임감 있게 주도하여 행복한 결혼을 창출하는 것이다. 그리고 혹시 결혼을 못할 경우, 서로 공유했던 기간에 대해 감사하고 서로 장래의 행복을 기원하며 성숙한 태도로 서로 간의 상처 없이 이별할 수 있어야 한다.

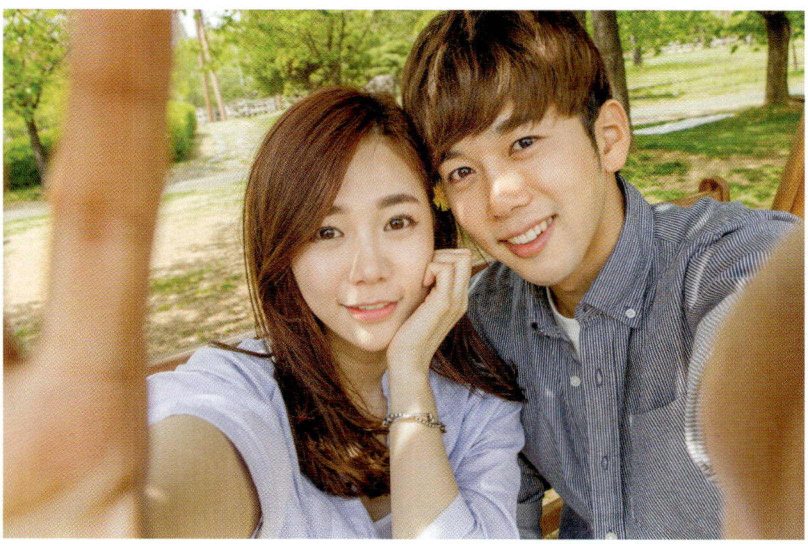

그림 1.6 이성교제

(3) 배우자 선택

배우자 선택은 일생의 가장 중요한 결정 중의 하나이며, 선택과정은 자신과 상대 배우자감의 자질과 특성을 잘 파악하여 자신과 가장 잘 어울리는 상대를 찾는 것이 행복한 결혼을 위한 필수 단계라고 할 수 있다. 하지만 많은 미혼 남녀들은 결혼과 배우자에 대해 자신이 무엇을 원하고 무엇이 필요한지에 대해 잘 알지 못하며, 정작 알고 있더라도 비현실적인 경우가 많다. 이미 배우자 선택에 대한 많은 학자들의 관심으로 의견들이 제시되기도 하였다. 대표적인 이론으로는 여과망이론(filter theory)이 있다. 성격이나 흥미, 직업, 경제적인 여건 등 많은 배우자의 조건들을 표현하며, 관심을 가지고 선택의 갈등을 경험하고 있다. 하지만 이러한 선택기준에 따라 미혼이 어떠한 요인들을 더 중요하게 여기는지는 개인마다 차이가 있을 것이다. 연구자들에 의해 많은 관심의 대상이 되어 온 변인들로는 연령, 교육수준, 직업, 출생 순위 등의 외적 요인과 자아존중감, 자아분화도, 성역할 태도 등의 내적 또는 심리적 요인들을 들 수 있다. 그러나 배우자를 선택하는 데에는 상보성, 유사성, 방어성이 중요한 하나의 요인으로 강조되고 있다. 따라서 인간은 안전한 근거지뿐만 아니라 신뢰할 수 있고 서로를 위해 함께 있어 주고 지속적으로 자신을 돌보아줄 애착대상을 필요로 하므로 가정을 이루려 한다고 말할 수 있다.

3) 결혼

행복한 결혼에 대한 갈망은 인간이라면 누구나 소망하는 일일 것이다. 사람들이 이토록 갈망하는 결혼은 진지하게 논의해 볼 가치가 있다. 철학자인 소크라테스(Socrates)는 결혼관에 대해 “어떻든 간에 결혼은 하고 볼 일이다. 만일 좋은 아내를 얻는다면 두 배로 축복을 받을 것이고, 반대로 나쁜 아내를 얻는다면 철학자가 될 것이다”라고 하였다. 전해오는 대로 소크라테스의 아내 크산티페(Xanthippe)는 세계에서 가장 악명 높은 악처 중의 하나였다고 한다. 악처인 크산티페의 행동거지에서 갈등은 시작되었고, 그 갈등은 소크라테스로 하여금 심오한 진리를 깨달아 세계적인 철학자가 될 수 있도록 생각할 기회를 주었던 것이다.

키에르케고르(Kierkegaard)는 “결혼은 해도 후회하고 안 해도 후회한다”고 했다. 그러나 ‘해도 안 해도 후회할 바에야 결혼을 하고 후회하는 것이 결혼을 안 하고 후회하는 것보다 낫지 않겠는가’라고 말했다고 한다. 그리고 쇼펜하우어(Schopenhauer)는 결혼을 ‘무덤’이라고 표현했다. 앞의 예문에서 보듯이 결혼에 대한 느낌과 생각은 철학자마다 견해가 다를 수밖에 없고, 또한 우리도 자신이 처해 있는 상황에 따라 달라질 수밖에 없다.

감수성이 예민한 사춘기에는 결혼이 오색찬란한 무지개 빛으로 수놓은 것처럼 보이지만, 막상 결혼을 하고 나면 황홀해 보이던 무지개 빛이 하나둘씩 퇴색해가고, 신혼의 단꿈도 시들해져 간다. 그때부터 부부간의 갈등과 마찰은 시작되고, 그때서야 비로소 결혼은 사춘기 때 생각했던 꿈과 낭만으로 가득 찬 황홀한 것이 아니라는 것을 알게 된다. 이것이 젊은 부부들이 느끼는 결혼의 의미이다.

또한 자녀들이 성장하여 하나둘씩 부모의 곁을 떠나가고 혼자 덩그러니 빈 집에 있으면서 나는 누구이며, 결혼이 무엇이며, 나는 누구를 위하여 지금껏 살아 왔으며, 앞으로 무엇을 할 것인가를 재음미해 보는 중년이 느끼는 결혼의 의미가 있을 것이다. 나이를 먹어감에 따라 그 동안 젊음을 다 바쳐 일해 온 직장에서 정년퇴임하고 살아온 생애와 남은 여생을 헤아려 보면서 죽음의 문턱에 서 있는 노년기에서 생각하는 결혼의 의미는 또 다를 것이다. 그렇다면 여러분들은 결혼이 무엇이라고 생각하는가?

현재 우리의 결혼제도는 인간의 존엄성과 남녀평등을 기초로 하며 일부일처제를 전제로 한다. 결혼은 제2의 인생이며, 가장 축복받아야 할 생애 최대의 행사이다. 현대적 의미에서 결혼이란 적절한 연령에 도달한 남녀가 자유로운 이성교제를 통해 애정과 신뢰를 확인하고 자유의사에 의하여 정신적으로뿐만 아니라 육체적으로 결합하는 것을 의미하며, 최종적으로 혼인신고를 거쳐 제도적인 합법성을 인정받는 것이다.

결혼이란 남녀 두 사람이 중심이 되어 가정이라는 단위의 공동체를 만들고, 서로 협조하고 살면서 다음 세대를 재생산하고 양육하는 생활을 사회와 법률이 보장해 주는 제도이다(그림 1.7). 인간생활에 있어서 결혼은 출생이나 장례와 함께 매우 중요한 사회적 제도인데, 특히 결혼은 미리 준비되고 계획된다는 점에서 그 사회의 문화적 특성을 반영한다. 결혼관계에 있는 두 사람의 성관계도 사회적, 법률적, 도덕적 기반 위에서 보장되고, 그 외의 성관계는 용납되지 않도록 질서 있게 만들어진 제도이다.

결혼이란 서로 다른 문화적 배경을 가지고, 각기 다른 환경 속에서 사회화된 이성이 결합하여 가정의 성립이 시작되는 출발점이다. 이는 단순히 육체적 · 정신적으로 성숙한 남녀의 결합일 뿐만 아니라 자식을 공유함으로써 혈연관계를 가지게 되는 두 가족의 만남이며, 사회제도로써 제재를 받는 것이므로 사회적 의의를 가진다. 결혼은 개인적으로 행복과 자아실현의 토대를 구축한다는 점에서 중요하며 사회적으로는 그 사회의 유지 및 번영을 위하여 필요한 것이다.

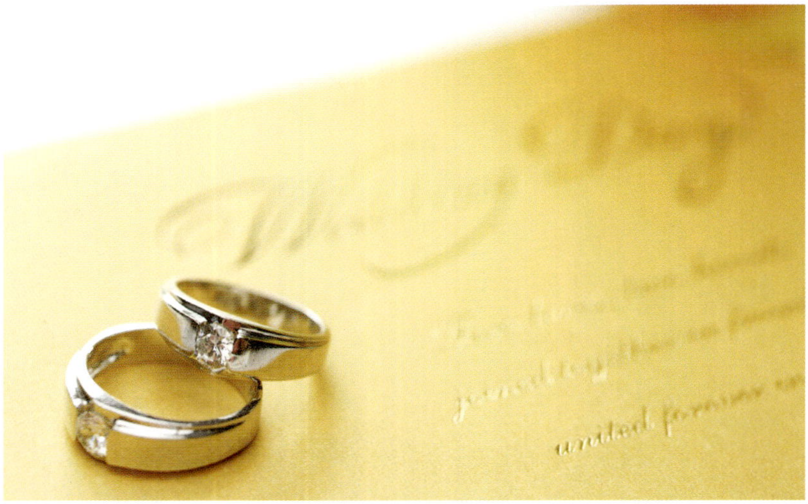

그림 1.7 결혼

결혼이 성공적이라면 삶이 행복하고 풍요롭지만, 결혼생활이 불행할 때는 부부뿐만 아니라 가정 내 자녀와 부모 등 구성원 모두에게 신체적, 정신적, 정서적, 영적으로 많은 문제를 야기하며 더 나아가 병든 가정과 개인으로 인해 사회적 문제와 아울러 국가 전체의 건강에 장애를 초래하게 된다.

일부 사람들은 일상생활상 편리하기 위하여, 명예와 지위를 얻기 위하여, 빈곤하고 불행한 가정으로부터 도피하거나, 반대로 부모를 돕기 위하여 등의 목적을 가지고 결혼을 하기도 한다. 어떤 경우는 혼전임신을 했기 때문에, 부모의 압력 때문에, 사랑에 실패한 후 불행함과 고독감을 잊기 위하여 결혼을 하는 사람도 있다. 그러나 이러한 동기로 결혼을 하는 것은 바람직하지 않다.

결혼은 "불완전한 두 개체가 만나서 하나의 성숙하고 완전한 개체를 이루기 위해 노력하는 과정"이다. 이 성숙하고 완전한 개체를 이루기 위한 노력의 과정에서 결혼 그 자체가 그냥 행복을 가져다주는 것은 결코 아니다. 어떠한 문제에 부딪혔을 때 과거의 환경과 경험에 비추어, 이 일은 이렇게 처리했으면 좋겠다, 저 일은 저렇게 처리하면 좋겠다라는 결론이 남편과 아내 각자의 마음에 다르게 나타난다. 여기서부터 부부의 문제가 대두되며, 성격이 안 맞는다느니, 좀 모자란다느니, 전혀 나를 이해하지 못한다느니 등의 갈등을 겪다가 급기야 이혼으로 치닫는 경우가 많이 있다.

앞에서 살펴본 바와 같이 서로 다른 배경에서 자라난 두 남녀가 부단한 노력 없이 결코 성숙한 결혼생활과 원만한 가정생활을 이룰 수는 없다. 그러므로 건강한 가정이란 문제가 전혀 없는 가정이 아니라, 문제가 생겼을 때 그 문제를 순조롭고 순발력 있게 잘 해결해 나가는 문제해결 능력이 있는 가정이라는 것이다.

행복한 결혼생활을 유지하기 위해서는 자기를 사랑하고, 배우자를 존중하며, 배우자를 알기 위해 노력하고, 배우자의 행복에 대해 관심을 갖으며, 배우자의 요구에 응하고, 배우자에 대한 애욕을 갖고, 인척과 사이좋게 지내며, 금전을 현명하게 쓰도록 부부간에 끊임없는 노력이 계속되어야 한다. 우리의 생활은 문제와 갈등의 연속이며, 그것들을 어떻게 해소하고 대처해 나가느냐가 삶의 질을 결정한다. 따라서 부부간의 진실되고 사랑스러운 대화를 통해 서로에게 감동을 전해줌으로써 상호간의 애정이 생활 속에서 자연스럽게 표현될 때 부부간에 발생하는 여러 가지 갈등이 해소되는 것이다.

7 중년기

중년기(middle-aged adult, 40~65세)는 경제적 · 사회적으로 안정된 분위기 속에서 자신의 역할을 수행하며 아울러 자녀교육 및 진로에 관심을 가지는 가장 생산적인 인생의 황금기로, 성인기 초기의 왕성했던 신체 변화에서 조금씩 쇠퇴해져가는 신체적인 변화가 나타나기 시작하는 40세에서부터 은퇴를 맞이하는 연령까지를 의미한다. 지금껏 이룬 가정과 사회적 지위, 경제적 여유 등으로 안정된 생활을 할 수 있는 시기이다. 하지만 다양한 사회심리적 변화와 신체 · 생리적 변화를 겪게 된다. 위기를 느끼는 "제2의 사춘기" 또는 "위기의 시기"인 반면, 지금껏 살아오는 동안 쌓아온 경험과 기술에서 만족을 느끼고 그것을 잘 활용할 수 있으며 자신이 신체능력이 있다고 생각하는 사람은 만족감을 느껴 "인생의 황금기"가 되기도 한다. 그러므로 사회심리적 변화 및 신체 · 생리적 변화에 잘 적응하고 극복해야 하며, 자신이 살아온 삶을 돌아보고 살아갈 날을 재정립해야 한다. 중년기는 세력과 책임의 두 측면에서 실질적으로 사회를 이끌어가는 시기로 에릭슨은 이 시기를 생산성 대 자기 침체(generation & stagnation)의 형성시기로 보았다. 생산성이란 자녀를 낳고 기르는 것뿐만 아니라, 직업을 통해 각자의 생산성을 높이고 이상을 세우는 것을 의미한다. 이 시기에 생산성이 결여되면 인격이 침체되고 마치 외톨이가 된 것처럼 느끼기 쉽다.

중년기는 경제력과 생산력 등이 안정감을 이루어나가는 시기인데 반해, 정서적으로는 빈둥지라는 표현과 신체적으로 갱년기라는 갈등에서 많은 관심을 가져야 할 시기이다(표 1.1).

노화로 인한 개인적 생활양식과 자아개념의 정서적인 면에서 배우자와 새로운 만족을 발견하고, 그 만족감을 발전시켜 배우자를 지지해주면서 함께 활동을 함으로서 부부의 일체감을 즐겨 친밀감을 발전시켜 나간다. 또한 성장하고 있거나 장성한 자녀를 행복하게 해야 할 책임감을 가져야 한다.

부모로서 자녀에게 정서적으로 의지하지 않고, 자녀가 부모를 필요로 할 때 자신의 성취에 대한 자부심을 바탕으로 도움을 줄 수 있어야 한다. 이러한 일련의 의무감이나 책임감 등이 중년의 어깨를 무겁게 한다. 그러나 직장에서는 생산적인 활동을 하며 인정받는 것을 만족해한다. 경험과 지혜로 승진하고, 타인을 지도하며, 때로는 지도에 따른다. 성숙하고 지식 있는 사람으로써 자신과 가정, 직장 또는 지역사회의 일원으로서의 역할에 시간과 노력을 기울이며 궁극적으로 성숙하고 책임 있는 사회인이 된다. 조직 내에서는 적극적으로 참여하여 기쁨과 소속감을 얻으며 갈등관계에 연루되지 않으려고 노력하는 자세를 보인다.

중년기 이후의 신체적 변화를 받아들이고 적응해 나간다. 건전한 생활방법을 유지하고 몸단장에 주의를 기울이며 성숙되어 감을 즐긴다. 옛 친구와의 우정관계를 친밀하게 유지하고 새 친구를 사귄다. 또한 남녀노소를 가리지 않고 친구가 되어주고 그들과 함께 적극적인 사회활동을 하면서 살아간다. 여가시간을 배우자나 타인들과 함께 보내며 적극적이고

표 1.1 갱년기 장애

구분	증상	구분	증상
정신적인 증상	• 신경과민, 흥분 • 우울감 • 잘 놀람 • 기억력과 집중력이 떨어짐 • 하품 • 공포심, 피해망상증	육체적인 증상	• 안면홍조 • 수족냉증 • 두통 • 현기증, 오심 • 이명 • 변비통 • 숨이 참 • 생리불순, 냉 증가, 자궁출혈, 폐경 • 질점막 위축으로 인한 성생활 혐오 • 질염
피부 증상	• 기미, 주근깨, 검은 반점 • 피부 가려움		

수동적인 활동, 집단 활동, 혼자하는 봉사 활동, 자기몰두의 시간에 대한 균형을 이루기 위해 노력한다. 직장인이라면 은퇴 5년 이전에 효과적인 은퇴준비를 시작해야 행복하고 풍요로운 노년기를 맞을 준비를 할 수 있다.

1) 갱년기

갱년기는 여성의 생식능력 중단과 남성의 성 활동이 감소되는 중요한 생리적 변화가 일어나는 시기로, 생식기에서 비생식기로 이행되는 노화의 단계이다(그림 1.8)(BOX 1.2).

(1) 여성의 갱년기

여성호르몬인 에스트겐과 프로게스테론의 분비가 급격히 감소하는 시기이다. 여성이 생식과 출산기능이 없어졌다고 해서 여성성의 상실을 의미하지 않는다. 오히려 인생의 성숙한 단계에 접어든다는 뜻에서 '폐경' 대신 '완경'이라는 용어가 쓰이기도 한다.

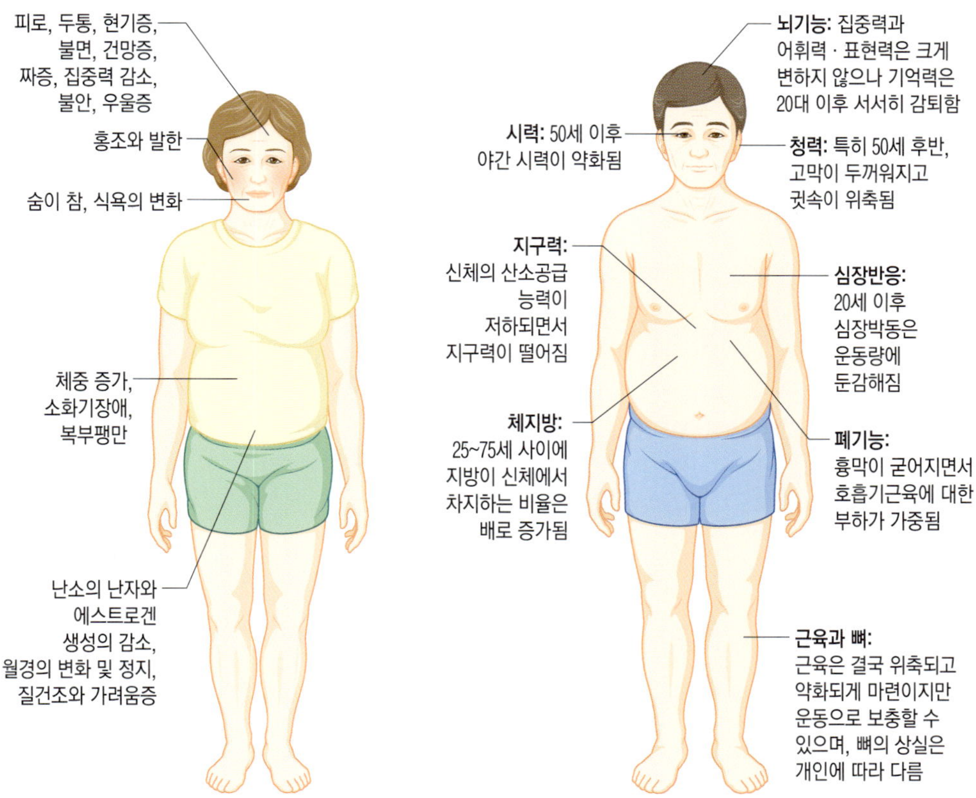

그림 1.8 성별에 따른 갱년기 증상

BOX 1.2 갱년기 증상 완화를 돕는 생활습관

- 호르몬 치료
- 규칙적인 운동
- 식이요법
- 금연
- 금주
- 잠재적 위험을 고려한 검사 실시

- **신체적 증상:** 안면홍조, 발한, 이명 현상, 호흡장애, 두통, 매스꺼움, 헐떡거림, 골반통, 유방 통증, 어깨가 뻐근하고 결림, 손발 저림, 피부 건조증, 골다공증, 유방선과 자궁 및 질의 위축
- **심리적 증상:** 불안, 초조, 무력감, 우울감, 불면증, 건망증, 사소한 일에도 분노함
- **성적 증상:** 생리주기나 기간이 불규칙해지며 부정출혈, 질벽이 얇아짐, 질건조증, 빈뇨와 야간뇨, 요실금

(2) 남성의 갱년기

남성호르몬인 테스토스테론의 수치가 감소되는 '재생산 능력의 상실' 시기로 40대에서 시작하여 70대까지 느린 속도로 점진적으로 진행된다. 남성의 갱년기를 '메타포스 신드롬'이라고도 한다.

- **신체적 증상:** 근육량 감소, 피곤하며 무기력함, 뼈마디가 쑤시고 약해짐, 힘이 약해짐, 가슴이 여성처럼 변함, 수염이 잘 자라지 않고 털이 적어짐, 아랫배가 나옴
- **심리적 증상:** 기억력 감소, 집중력 저하, 불안, 우울, 과민, 피로감, 의욕감소, 짜증
- **성적 증상:** 정력 감퇴, 성욕감소, 발기불능, 오르가즘을 못 느낌, 사정액 감소

2) 빈둥지증후군

우리 삶의 최고의 보금자리이자 안식처인 가정, 그 속에서 자식과 남편을 위해 오롯이 자신을 희생해온 어머니들, 하지만 결국 모두 떠나가고 텅 빈 집에 홀로 남겨지게 되면 마치 빈 껍데기가 된 것처럼 삶 전체가 허무하고 쓸쓸하게 느껴진다. 배우자는 바깥일에 몰두하느

라 부부간의 대화가 없어진지 오래되었고, 자식 또한 진학, 취직, 연애, 결혼 등으로 각각 독립한 뒤 생겨난 심리적 불안과 상실감은 더욱 커진다. 이런 상황을 빈둥지에 남겨진 어미새 같다고 해서 '빈둥지증후군(empty nest syndrome)'이라고 한다.

폐경기 즈음에 대부분 자녀들은 모두 자라 직장 생활을 하거나 결혼을 하고, 남편도 자리를 잡아 직장에서나 사업 등으로 바쁜 시기이다. 엄마와 아내의 손길이 필요하지 않고 오히려 부담스럽게 느껴질 수도 있다. 이때 혼자 집에 남은 여성들은 그에 따른 허전함이나 상실감을 더 절실하게 느낄 수 있다. 또 "자신은 여태껏 뭘 하며 살았나?"하는 자괴감과 함께 정체성 상실을 경험하며 '빈둥지증후군'에 시달리게 된다.

갱년기 우울증의 일종인 빈둥지증후군을 앓고 있는 여성은 자신의 허전함을 달래기 위해 자신을 학대하거나 술이나 도박의 유혹에 쉽게 빠져들기도 한다. 이 시기에는 식이요법 또한 매우 중요하다. 우울증에 빠진 이들 대부분이 영양실조나 영양부족 또는 영양과잉의 불균형 상태에 있다. 불규칙적으로 식사하거나 과식, 폭식하면 비만을 부르고 그렇게 되면 우울증은 더 심해진다. 하루 세 끼 일정한 시간에 규칙적인 식사를 하는 것이 좋다. 또한 동물성 식이, 즉 단백질이나 지방질은 우울증의 증상을 악화시킬 수 있으므로 삼가는 것이 좋다. 가공된 식품이나 조미료의 사용을 줄이고 친환경 식품과 자연식품을 골고루 섭취하는 것이 바람직하다. 또한 빈둥지증후군의 위기 극복 방법으로 규칙적인 생활하기, 햇볕 쬐기, 친구들과 소모임 갖기, 소일거리 찾기, 꾸준히 운동하기, 식이요법 등이 있다.

3) 은퇴

중년기에 은퇴란 단순히 직업을 상실하는 이상의 의미를 갖는다. 자신의 경제적인 지위와 사회적인 지위의 변화와 더불어 신체적 · 정서적 변화도 겪게 되는데, 이는 부정적인 것만은 아니다. 주로 일을 하던 시간에서 여가시간을 갖게 되는 주요한 전환점이 되기 때문이다. 현재 평균수명의 연장으로 인해 은퇴 후의 시간이 점점 늘어나고 있는 추세이며, 개개인이 어떤 준비를 하느냐에 따라 은퇴 후 삶의 질은 달라지게 된다.

이를 위한 준비교육은 은퇴 이후 무엇을 할 것인지를 계획하기 위해 필요한 모든 정보와 지식들을 제공하고 실시할 수 있도록 도와주는 것이며, 은퇴에 대한 긍정적인 태도를 가지고 성공적인 노년기의 삶을 누리기 위해 필요하다(표 1.2).

표 1.2 은퇴준비를 위한 교육과 전략

전략	내용
은퇴자금 준비	은퇴 후 많은 시간을 보내야 되므로 은퇴하기 10~15년 전부터는 은퇴 후를 대비한 재정적인 계획을 세워야 한다.
건강관리	은퇴 후 건강은 필수요소이므로 중년기부터는 적합한 운동을 시작해야 한다.
역할적응	은퇴 후 새로운 역할에 적응하기 위한 심리적 스트레스를 줄여야 한다.
거주지	주위의 지인, 여가활동, 건강관리 등을 고려하여 신중하게 선택한다.
여가시간 관리	무엇을 할 것인지에 대한 구체적인 계획은 은퇴 후 정신적 안녕에 영향을 미친다.
건강보험	건강보험은 은퇴 후 삶의 질을 향상시키는데 도움이 된다.
법률	상속 및 유언 등의 법률적 계획을 세운다.

출처: Berk. L. E.(2007). Development through the lifespan.

8 노년기

노년기를 정의할 때 흔히 65세를 기점으로 하고 있는데, 이는 1935년 미국의 루즈벨트 대통령이 '사회보장법'을 제정할 당시에 설정했던 데에서 비롯되었다. 현대는 100세 시대라고 일컫을 만큼 의료와 사회 발달로 인해 인간의 수명이 증가하면서 노년기를 초기(65~75세), 중기(75~85세), 후기(85세 이후)의 3단계로 구분한다.

노년기에는 새로운 활동이나 격렬한 운동보다는 그동안 꾸준히 생활해왔거나 즐겨왔던 건강을 위한 생활방식을 꾸준히 유지해 나가도록 하는 것이 무엇보다도 중요하다. 건강유지를 위해서는 운동, 질적이고 풍부한 영양, 적절하고 질 좋은 수면이나 휴식이 필요하다. 노년기에는 심리적인 안정을 위해 부부간에 성적인 관계를 유지 · 만족시키려고 노력하며, 서로 지지해주고 친밀하고 따뜻한 관계를 유지해나가야 한다. 건강이나 경제적 상태에 맞는 안전하고 편안한 가사일정을 세우고 은퇴 후의 생활을 중년기 때 미리 준비해두었던 계획에 맞추어 유지해나가며 최고의 건강 수준을 유지한다(그림 1.9).

주기적으로 건강검진을 받고 필요한 건강관리와 구강관리를 한다. 노년기에는 사회적인 연결망이 감소되기 때문에 자녀, 손자, 친척들과 지속적인 소통을 하고 그들과 정서적인 교류에 의한 만족감을 얻는 등 정신적인 건강관리 활동에도 힘쓴다. 가족회의, 사회적 · 국

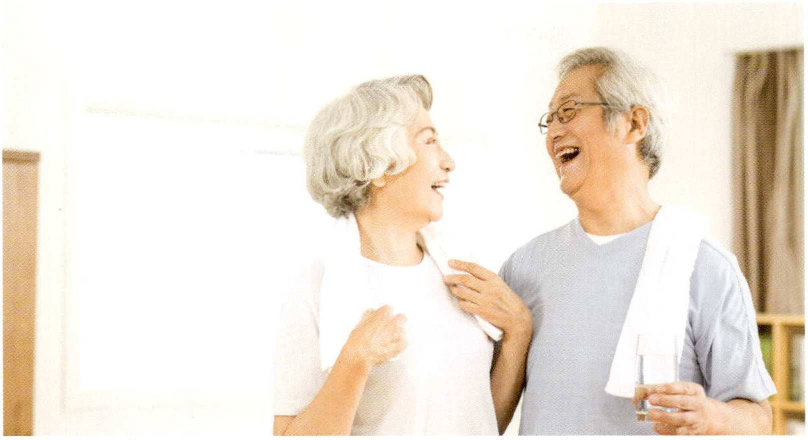

그림 1.9 노년기

가적 · 정치적 관심과 그 책임을 유지한다. 또한 지금까지 해왔던 활동을 지속하여 사회적 위치와 인정을 받고, 자기를 필요로 한다는 느낌에 대하여 보답하기 위해 민감성을 유지하고 새로운 관심을 추구한다.

노년기의 사회적 지지체계를 위하여 생활철학을 세우고, 자신의 철학이나 종교를 통해 편안함을 얻도록 한다. 은퇴 후의 생활이나 배우자 또는 사랑하는 사람들의 질환이나 죽음에 직면하여 인생의 끝자락에서 맞이하는 죽음에 대한 준비와 이를 수용할 수 있도록 한다.

따라서 대부분의 노인들은 죽음을 생각하면서 삶을 음미한다. 자신의 생애를 돌아보고 그것이 과연 가치가 있었는지에 대해 의문을 갖는다. 자신의 인생이 성공적이었다고 생각하는 사람은 초연히 죽음을 맞이하면서 자기 통합(integration)을 느끼는 반면, 그렇지 못한 사람은 지나온 생애가 후회스럽고, 시간이 다 지나가 버려 더 이상 다른 유형의 삶을 선택할 기회가 없다는 절망(despair)을 느끼게 된다. 절망감을 주는 요인들은 과거에 대한 후회와 원망을 유발시키고 죽음을 평온하게 받아들이기 어렵게 한다. 통합감을 확립하기 위해서는 신중한 자기 평가와 개인적인 사고를 많이 해야 한다(표 1.3).

의료와 사회의 발달로 인간의 평균수명은 길어지고, 이로 인해 노인인구가 증가하고 있다(표 1.4) (표 1.5). 노인이 자신의 건강을 증진시키기 위해서는 건강을 스스로 지키려는 동기화가 필요하다. 그러므로 노인들이 운동, 균형 잡힌 영양섭취, 적절한 수면과 휴식 등의 건강한 생활방식을 취하기 위해서는 동기를 부여하여 건강행위를 채택하게 해야 하며, 이를 뒷받침할 수 있는 사회적 · 경제적 지도가 마련될 수 있도록 한다(그림 1.10) (그림 1.11).

표 1.3 에릭슨의 심리사회성 발달 단계

발달 단계	발달과업	발달 내용
영아기	신뢰 대 불신	• 양육자의 일관성 있고 애정 어린 돌봄이 신뢰감을 발달시키는 주요 요소가 됨
유아기	자율성 대 수치/의심	• 신체 및 환경에 대한 조절력이 증가하고 새롭게 획득한 기술을 사용하려고 함
학령전기	솔선감 대 죄책감	• 활발하고 적극적 • 자신의 지각과 힘으로 세상을 탐험함
학령기	근면성 대 열등감	• 학교에서 사회적 기술과 규칙을 배우고, 과업완수를 통해 성취감을 느낌
청소년기	자아정체감 대 역할혼동	• 빠른 신체 변화를 겪고 정체성에 대해 고민 • 부모로부터 독립하고자 함 • 여러 역할을 수용함
성인기	친밀감 대 소외감	• 직업을 가지고 배우자나, 타인과의 관계에서 친밀감형성 • 자녀양육
중년기	생산성 대 침체성	• 자녀생산과 다음 세대를 발전시키기 위한 성숙한 태도 형성
노년기	통합 대 절망	• 모든 갈등이 조화롭게 통일되며 성숙한 경지에 도달 • 노화에 따른 신체적, 사회적 변화에 적응

표 1.4 노인인구의 증가 추이

구분 \ 연도	2000 (고령화사회)	2010	2018 (고령사회)	2026 (초고령사회)
전체 인구수	47,008	49,410	49,340	49,039
65세 이상의 인구수	3,395	5,452	7,075	10,218
65세 이상 노인의 구성비(%)	7.2	11.0	14.3	20.8

표 1.5 평균수명 추이

성별 \ 연도	1981	1991	2000	2010	2020	2030	2060
계	66.2	71.7	75.9	80.7	82.5	84.2	88.5
남자	62.3	67.7	72.1	77.2	79.3	81.4	86.6
여자	70.5	75.9	79.5	84.1	85.7	87.0	90.3
차이	8.3	8.2	7.4	6.9	6.4	5.6	3.7

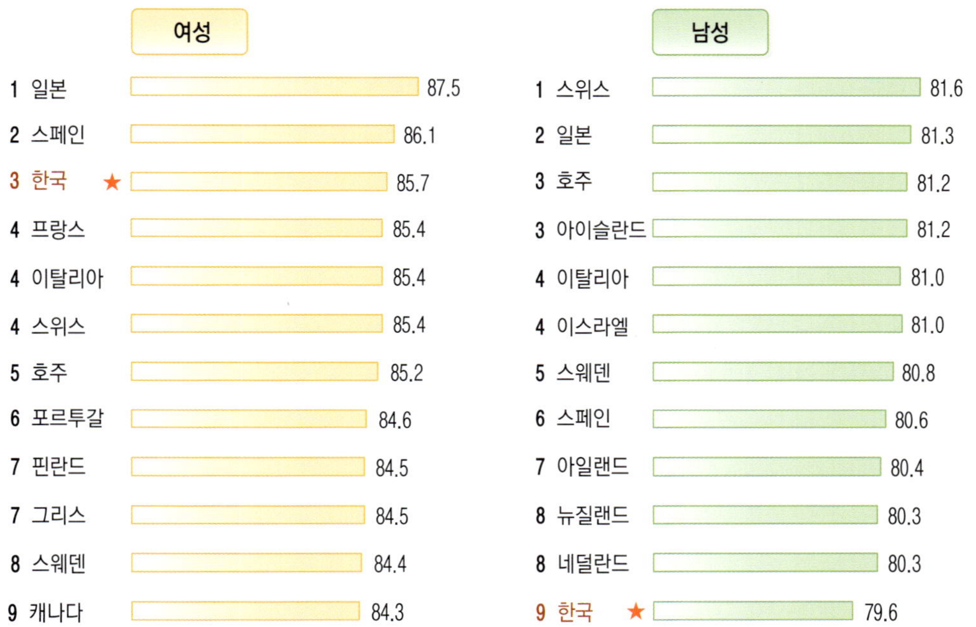

그림 1.10 OECD국가 기대수명(2009년 기준, 단위: 세)

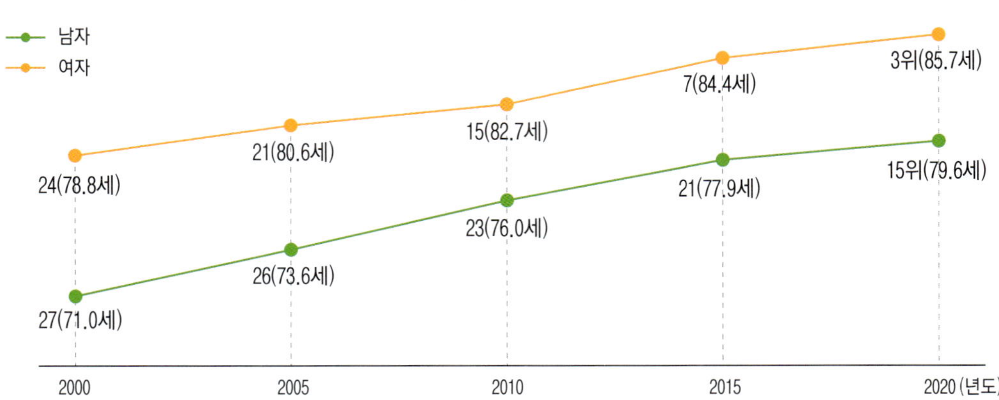

그림 1.11 OECD국가 중 한국 남녀의 기대수명 순위 변화(괄호 안은 기대수명, 단위: 위)

Ego-Gram 검사(자기 성격 자아상태)

※ 다음의 질문에 예(○), 보통(△), 아니요(×) 등과 같이 답해 주십시오. 가능한 ○나 ×에 답해 주십시오(○는 2점, △는 1점, ×는 0점).

유형	질문	○	△	×
CP	1. 무엇이든지 단정하지 않으면 마음이 내키지 않는 편입니까?			
	2. 사람이 잘못된 행동을 했을 때 좀처럼 용서하지 못합니까?			
	3. 자신을 책임감이 강한 사람이라고 생각하십니까?			
	4. 자신의 생각을 양보하지 않고 끝까지 주장합니까?			
	5. 당신은 예의나 태도에 대해 엄격한 훈련을 받았습니까?			
	6. 무엇이든지 시작부터 끝까지 하지 않으면 내키지 않습니까?			
	7. 부모가 시키는 그대로 합니까?			
	8. '잘못했다', '하지 않으면 안 된다'라는 표현을 자주 합니까?			
	9. 당신은 시간이나 금전에 대해 불확실한 것이 싫습니까?			
	10. 당신이 부모가 되었을 때 아이를 엄격히 기르겠다고 생각합니까?			
NP	1. 타인이 길을 물었을 때 친절히 안내해 줍니까?			
	2. 친구, 자신보다 어린아이들을 칭찬하는 일이 흔히 있습니까?			
	3. 타인을 돌보는 일을 좋아합니까?			
	4. 타인의 나쁜 점보다는 좋은 점을 보도록 노력합니까?			
	5. 낙담한 사람이 있다면 위로하거나 격려합니까?			
	6. 친구들에게 무엇이든지 사주는 것을 좋아합니까?			
	7. 도움을 요청받으면 내게 맡기라고 장담합니까?			
	8. 누구나 실패하면 책망하지 않고 용서합니까?			
	9. 남동생, 여동생 또는 어린 사람을 예뻐하는 편입니까?			
	10. 먹을 것, 입을 것이 없는 사람을 보면 도와주는 편입니까?			
A	1. 당신은 다양한 책을 잘 보는 편입니까?			
	2. 무엇이든 잘 되지 않아도 그다지 화를 내지 않습니까?			
	3. 무엇이든 결정할 때, 여러 사람의 의견을 듣고 정합니까?			

유형	질문	○	△	×
	4. 처음 당하는 일이라면 잘 조사해 본 후에 결정합니까?			
	5. 무엇이든 할 때는 이해득실을 잘 생각합니까?			
	6. 무엇이든 모르는 것이 있으면 남에게 묻거나 상의합니까?			
	7. 몸이 이상할 때 조심하거나 무리하지 않도록 노력합니까?			
	8. 부모님과 냉정하게 대화를 잘 합니까?			
	9. 공부와 일을 명확히 잘 처리해 나가는 편입니까?			
	10. 미신이나 점치는 것 등은 절대로 믿지 않는 편입니까?			
FC	1. 당신은 화려한 것을 좋아합니까?			
	2. 모두 어울려 떠들거나 노는 것을 좋아합니까?			
	3. '야', '좋다', '멋지다' 등의 감탄사를 잘 쓰는 편입니까?			
	4. 당신은 말하고 싶은 것을 사양하지 않고 말할 수 있습니까?			
	5. 기쁘거나 슬플 때, 표정이나 몸짓으로 자유롭게 나타냅니까?			
	6. 욕심나는 것을 갖지 않으면 마음이 언짢은 편입니까?			
	7. 이성친구에게 자유롭게 말할 수 있습니까?			
	8. 타인에게 농담하거나 건드리는 것을 좋아합니까?			
	9. 그림을 그리거나 노래 부르는 것을 좋아합니까?			
	10. 당신은 싫은 것을 싫다고 말합니까?			
AC	1. 당신은 타인의 표정을 보고 행동하는 버릇이 있습니까?			
	2. 싫은 것을 싫다고 말하지 않고 참는 일이 많습니까?			
	3. 당신은 열등감이 강한 편입니까?			
	4. 무엇이든 부탁 받으면 곧바로 하지 않고 질질 끄는 버릇이 있습니까?			
	5. 항상 무리를 해서라도 남에게 잘 보이도록 노력합니까?			
	6. 참된 자신의 생각보다 부모나 남의 말에 영향 받기 쉬운 편입니까?			
	7. 슬픔이나 우울한 기분이 드는 일이 흔히 있습니까?			
	8. 당신은 사양하는 편으로, 소극적인 편입니까?			
	9. 부모의 비위를 잘 맞추는 편입니까?			
	10. 속으로는 불만이지만 겉으로는 만족한 것처럼 행동합니까?			

이상적인 자아구조의 기준

- CP(Critical Parent)/8점
- NP(Nurturing-Parent)/16점
- A(Adult)/12점
- FC(Free-child)/10점
- AC(Adapted-child)/8점

분석방법

제일 높은 곳에 주목하여 어느 자아상태가 우위인가를 판단한다.

- **CP 우위타입:** 이상이 높고 독선적이며 완고하고, 징벌적이며 타인 부정적이다. 비난의 안경을 쓰고 있는 사람이다.
- **NP 우위타입:** 마음이 선하고 공감적이며, 돌보기 좋아하고 타인 긍정적이다. 칭찬의 안경을 쓰고 있는 사람이다.
- **A 우위타입:** 두뇌가 명석하고 논리적이다. 합리적이고 차갑다. 중립적이다.
- **FC 우위타입:** 놀기 좋아하는 행동파이다. 자발적이고 창조적이며 자기 긍정적이다.
- **AC 우위타입:** 얌전하고 하고 싶은 일을 잘 참는다. 수동적이고 보수적이며 자기 부정적이다.

자아상태	나타나는 특징
CP(비난하는 부모)	이상, 양심, 정의감, 권위, 도덕적(비난, 질책, 강제, 편견, 권력, 통제)
NP(양육적인 부모)	동정, 위로, 공감, 보호, 관용, 칭찬(과보호, 응석부림, 묵인 참견)
A(성인 아이)	지성, 이성, 적용, 정보수집, 컴퓨터, 냉정한 계산, 사실에 의거한 판단, 현상분석, 사고(과학에 맹신, 자연무시, 자기중심적, 물질만능주의)
FC(자유로운 아이)	천진난만, 자유로운 감정표현, 직관력, 적극적, 창조의 근원
AC(속박된 아이)	인내, 감정의 억제, 타협, 신중, 타인의 기대에 따르려고 노력, 착한아이(주체성 결여, 소극적, 자기 속박, 적개심 보존)

자아수정방법

- 목표설정은 변하고 싶은 자아상태를 정한다. CP<NP FC>AC
- 높은 것을 낮추기는 어려우므로 낮은 부위를 신장시킨다.
- 변화는 고통스럽기 때문에 갈등을 감지하고 저항을 이겨낸다.
- 대인관계 개선을 도모한다.
- 사고와 언어를 통한 자기 암시를 한다.

우울증 사정척도

아래 항목 중 2주 이상 지속적으로 나타나는 증상을 체크한다.

1. 계속되는 우울, 불안 혹은 공허감
2. 성생활을 포함하여 한때 즐거웠던 일이나 취미생활에서의 의욕 및 흥미 상실
3. 절망적인 느낌, 염세적 사고
4. 죄책감, 무가치 혹은 무기력감
5. 불면, 아침에 일찍 깨거나 과다한 수면
6. 식욕감소나 체중감소, 과식이나 체중증가
7. 힘이 없고 피로하며 몸이 처지는 기분
8. 죽음이나 자살에 대한 생각, 자살기도
9. 초조감, 쉽게 짜증이 남
10. 집중력 및 기억력 저하, 의사결정을 하는데 어려움
11. 두통, 소화기장애 또는 만성통증 등 치료에 잘 반응하지 않고 계속되는 신체증상

위의 증상 중에서 자신과 일치하는 항목을 확인한다.

- **2가지 이상:** 초기 우울증의 증세
- **5가지 이상:** 심한 우울증 증세

주: 절대적인 값은 아니며 참고용으로만 활용될 수 있음

토의할 문제

1. 남성으로 혹은 여성으로 태어난 것에 대해 가정, 학교 및 사회에서 자부심을 가졌던 기억이 있다면, 그 이유는 무엇인지 토의해 보세요.
2. 자신이 생각하는 순결은 어떤 것이며, 혼전 성관계에 대한 생각은 어떤지 토의해 보세요.
3. 자신이 생각하는 올바른 이성관과 결혼관에 대해 토의해 보세요.
4. 본인의 생주기별 스토리(1~8단계)를 각각 써 보세요.

Human Health and Sexuality

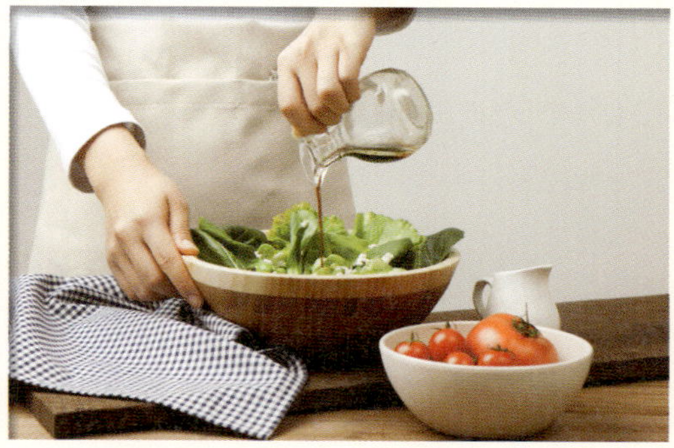

CHAPTER

2

건강한 삶

'웰빙(Well-being)'을 넘어 '웰니스(Wellness)'의 시대가 도래했다. 삶의 질이란 삶에 대한 만족감이나 행복감을 말한다. 신체적 · 정신적 건강은 삶의 질을 좌우하기 때문에 그것을 높이기 위해서는 먼저 건강을 증진해야 한다. 왜냐하면 건강하지 않고서는 삶에서 만족감이나 행복감을 느낄 수 없기 때문이다. 또한 자신의 건강을 더욱 높은 수준으로 향상시켜 행복한 삶을 살아가기 위해서는 자신의 건강을 효과적으로 관리해야 한다.

1 건강의 개념

건강(health)이란 신체적, 정신적, 정서적, 사회적 및 영적 안녕상태에 도달하는 것이다. 처음의 세 가지 측면은 널리 사용되고 있는 것으로 세계보건기구(WHO)의 정의를 반영한 것이다. 여기에서 건강이란 '단지 질병이나 허약함이 없을 뿐만 아니라 완전한 신체적, 정신적, 사회적 안녕상태'를 의미한다. 건강을 유지하고 증진하기 위해 우리의 몸과 마음을 잘 돌보아야 한다. 건강하기 위해서는 먼저 자신의 건강 영역을 알고 건강상태를 진단하는 것이 필요하다(그림 2.1).

1) 신체적 건강

신체적 건강이란 신체 각 기관이 정상적으로 기능하고, 질병이나 장애가 없으며, 신체가 약물, 스트레스, 환경적인 위험요소에 최소한으로 노출되어 있는 상태를 의미한다.

2) 정신적(지적) 건강

감정과 반대되는 것으로 사고 또는 인지력의 안녕상태를 말한다. 인지력은 분석하고 판단

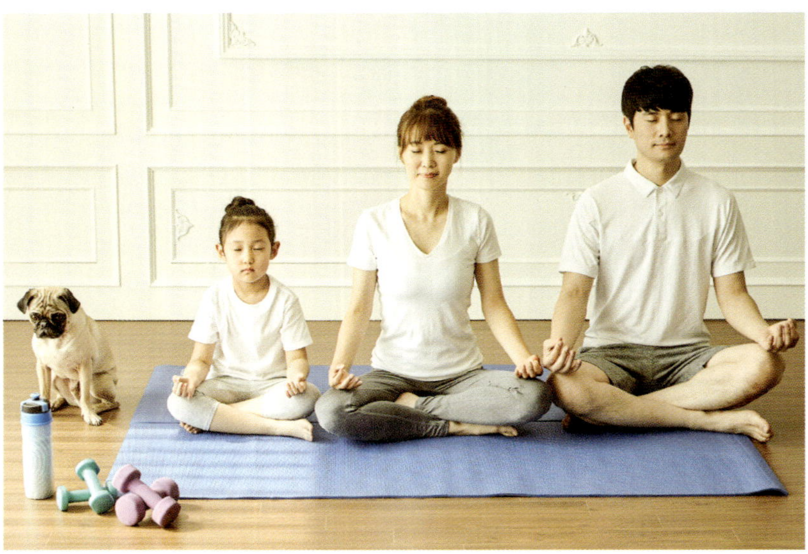

그림 2.1 건강의 개념

하며, 말하고 쓰는 것과 같은 활동을 포함한 학습능력과 지적인 도전에 성공적으로 대응하는 능력을 의미한다.

3) 정서적 건강

사고와 반대되는 것으로 감정의 안녕상태를 말한다. 자부심, 사랑, 감정이입 등 인생의 여러 측면이 포함되고 자신의 감정을 인식하고 통제하며 적절히 표현하는 능력을 의미한다.

4) 사회적 건강

다른 사람과의 상호작용을 함에 있어서의 안녕상태와 관련이 있다. 타인과 있을 때 편안함을 느끼는 정도, 사교술, 타인에 대한 관심, 차이를 받아들이는 능력이 포함된다. 사회적 건강에는 가족, 지역사회, 세계에 의미 있는 기여를 하는 것도 포함된다.

5) 영적 건강

우리가 사랑하고, 사랑받는 능력이라고 정의할 수 있다. 영적인 건강에는 신뢰, 성실성, 원칙과 윤리, 삶의 목적 또는 추진력, 기본적인 생존본능과 이기심이 없는 감정이 포함된다(그림 2.2).

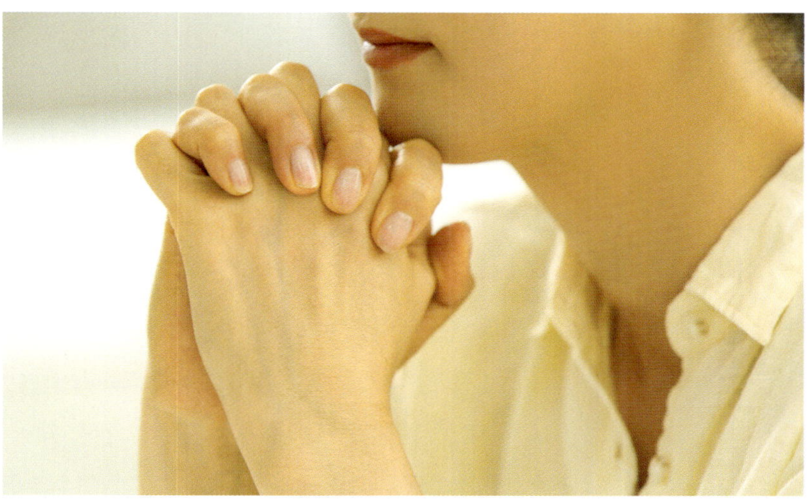

그림 2.2 영적 건강

2 신체적 건강증진 행위

1) 영양과 건강

(1) 영양의 중요성

세계보건기구(WHO)는 영양(nutrition)을 "생명을 유지시키고 장기나 조직의 정상적인 기능을 유지하기 위한 에너지 생산을 위하여 음식물을 이용하는 과정이다"라고 정의하였다.

다시 말해 영양은 생체가 외부로부터 음식물을 섭취하여 소화, 흡수하고 배설하는 과정을 통해 성장, 호흡, 심박동수 등의 생명유지와 생체활동에 필요한 에너지를 얻고 생체 구성성분을 갱신하여 몸의 기능을 유지 · 증진하는 것이다.

사회가 급속히 변화됨에 따라 생활양식도 많이 변하여 잦은 결식과 불규칙한 식사시간, 식품산업의 발달로 여러 가지 가공식품이 범람하고 있으며, 단체급식과 외식의 증가로 인해 섭취하는 음식이 다양해졌다. 이에 덧붙여 영양지식의 부족 혹은 왜곡 등으로 불균형 상태의 식사가 이루어지고 있어 현대사회는 영양결핍과 영양과잉이 공존하고 있는 실정이다. 그러나 모든 것이 풍부한 오늘날 우리가 당면하고 있는 영양문제는 영양결핍보다는 과잉섭취에서 비롯된다. 최근 영양소의 섭취 추이는 그림 2.3을 참고한다.

각각의 영양소는 인체 내에서 서로 작용하여 건강을 유지하도록 돕기도 하고 불균형 상태가 되면 질병을 유발하기도 한다. 그러므로 이러한 영양소를 현명하게 선택하여 올바른 방법으로 섭취하는 것은 건강한 생활을 영위해 나가는 데 중요한 요소가 된다.

(2) 영양소의 섭취요령

1981년 미국의 한 연구결과에 따른 지침서에는 모든 영양소들을 네 가지 식품군으로 분류하여 제I군은 채소와 과일, 제II군은 곡류, 제III군은 유제품, 육류, 단백질의 근원인 식품들, 제IV군은 후식으로 사탕, 지방, 알코올과 같은 사치식품으로 묶어 놓았다. 그리고 이 네 개 군의 영양소를 네 가지 섭취수준으로 제한하여 섭취할 것을 제안하였다. 제1수준은 자유로이, 제2수준은 적당량 제3수준은 적은 양만 그리고 제4수준은 절제하여 섭취하도록 하였다(그림 2.4).

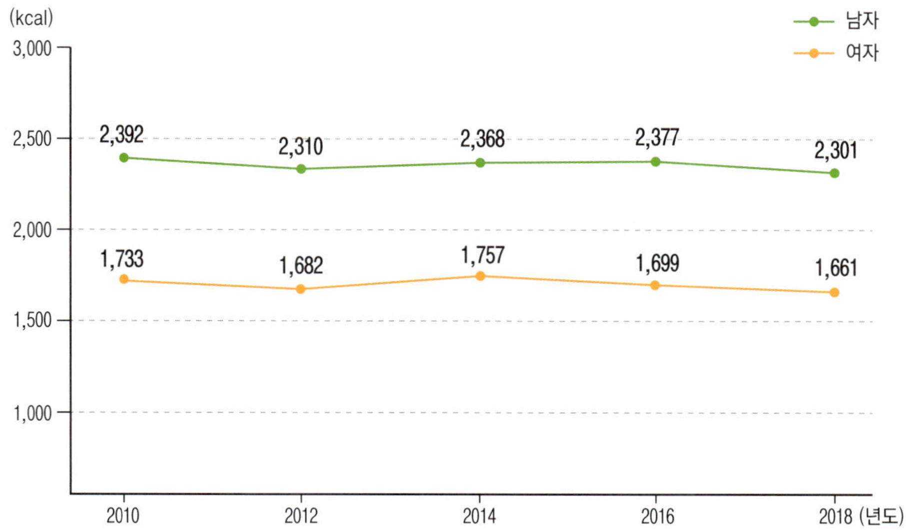

그림 2.3 영양소 섭취 추이

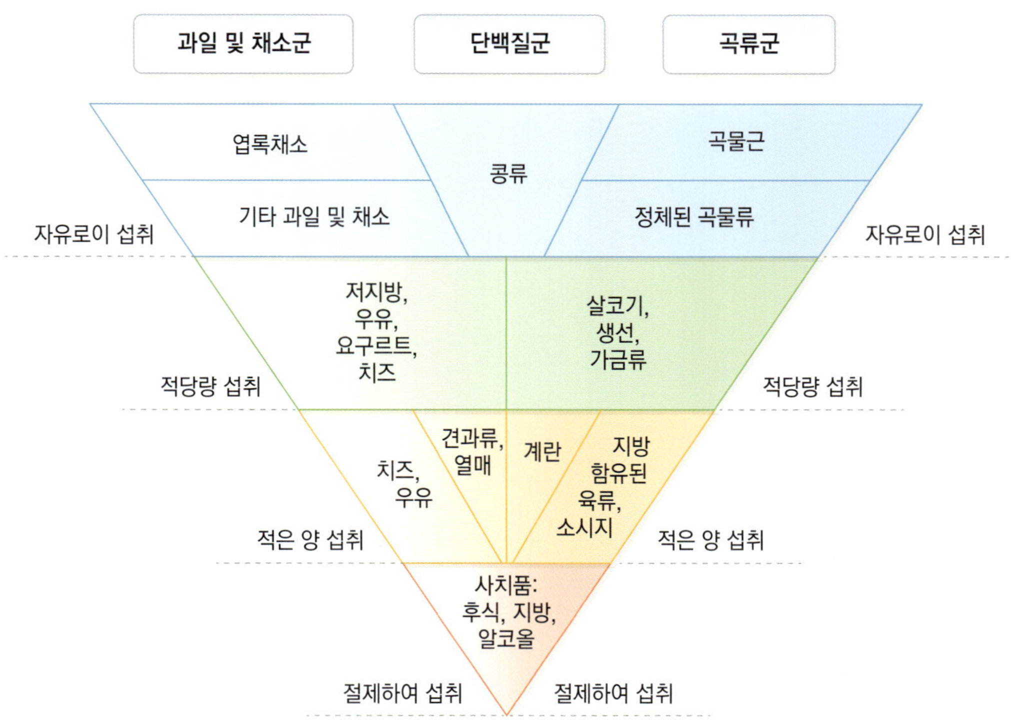

그림 2.4 영양소의 섭취요령

따라서 채소와 과일, 곡류 등이 포함된 제I군과 제II군의 영양소들은 자유롭게 섭취하도록 권장하는 반면, 우유제품과 살코기 등은 제2수준, 기름기가 많은 육류나 견과류, 땅콩, 계란, 가공된 육류 등은 제3수준에서 섭취하도록 하였다. 또한 사치식품인 제IV군의 식품은 절제하여 섭취하는 제4수준으로 권장하고 있어 육류나 당분이 다량 함유된 음식보다는 채소나 과일, 곡류 등의 식품으로 식단을 구성한다면 음식으로부터 생기는 여러 가지 문제들을 사전에 예방하여 만성질환의 발생을 감소시킬 뿐만 아니라, 건강을 증진할 수 있을 것으로 보았다.

최대의 영양효과를 얻을 수 있는 방법은 다음과 같다.

① 식사는 규칙적으로 하는 것이 좋다.

인체가 휴식을 필요로 하는 것과 같이 우리의 소화기관도 휴식이 필요하다. 불규칙적으로 식사를 하거나 간식을 먹으면 소화기관이 쉴 새 없이 일을 해야 하므로 쉽게 피로해져 기능의 장애가 올 수 있다. 가능한 식사와 식사 사이의 간격은 4~5시간을 유지하는 것이 바람직하다.

② 하루 세 끼 식사 중 아침식사가 주된 식사가 되어야 한다.

요즈음 현대인들은 아침식사를 거르거나 간단한 커피나 빵으로 대신하는 경우가 늘고 있는데 이는 바람직하지 않다. 아침식사를 하지 않으면 혈당이 감소되면서 오전의 작업능률이 떨어지고, 점심 식사량이 증가하여 오후에 식곤증으로 집중력이 감소된다. 저녁식사는 과식하지 않고 취침 약 4~5시간 전에 먹는 것이 좋다. 저녁에 과식하거나 너무 늦은 시간에 식사를 하면 소화기관에 장애가 초래되고, 비만(obesity)의 원인이 된다.

③ 물은 적절히 마셔야 한다.

식사 15분 전과 식사 후 1시간 동안은 피하는 것이 좋다. 식사와 함께 물을 많이 마시면 타액과 소화효소의 생산이 감소되고, 음식물의 소화가 지연되거나 장애를 유발할 수 있다. 따라서 식사 중 국물을 많이 먹거나 물을 마시는 일, 식후 즉시 수분을 많이 함유한 과일을 먹는 것 또한 바람직하지 않다.

④ 자극적인 음식물이나 음료는 좋지 않다.

매운 고추나 진한 양념, 식초나 식초제품, 발효식품, 후추, 너무 뜨겁거나 찬 음식 등이 과다하면 소화기관을 자극하여 장애를 유발할 수 있다.

고단백 식품이나 지방, 포화지방산, 콜레스테롤이 많이 함유된 음식은 암과 성인병의 위험인자이므로 피하는 것이 좋다. 대신 비타민 C를 함유한 과일과 야채, 당근, 시금치, 호박, 고구마 등의 적록색 야채는 섬유질이 풍부할 뿐만 아니라 잠재적 발암물질을 체외로 배출시키는 기능이 있어 충분히 섭취하는 것이 좋다.

⑤ 감사한 마음으로 음식물을 섭취하는 것이 좋다.

식사시간에 가족과 함께 앉아 서로 사랑하고 존경하는 분위기에서 영양소가 골고루 들어 있는 음식을 섭취한다면 하루생활을 즐겁게 만들 수 있는 원동력이 될 수 있다.

2) 체중조절

여성에 대한 매력의 기준은 시대에 따라 변화한다. 한 세대 전의 모델들은 평균 미국 여성들에 비해 체중이 약 8% 정도 적었으나, 오늘날은 무려 23%나 적다. 다시 말해 평균적인 모델이나 댄서 또는 여배우들은 95%의 여성들보다 마른 상태에 있다. 한 연구에 의하면 12~23세의 여성 중 75%는 자신의 체중에 대해, 50%는 자신의 체형에 대해 불만을 가지고 있었다.

(1) 바람직한 체중

자신의 신체에 대해 어떻게 느끼고 있는가 하는 것은 청소년기의 식사와 운동습관에 많은 영향을 미친다. 남녀 모두 건강상태보다는 몸매의 아름다움을 추구하고 있으며, 이것이 연간 4,000억 원에 이르는 다이어트 산업의 원동력임은 의심의 여지가 없다. 그러나 많은 사람들, 특히 10대 후반에서 20대 여성들 10명 중 4명이 다이어트를 시도하고 있는데도, 국가적으로는 계속 체중이 증가하고 있다는 점이다. 우리나라의 경우 2018년도에 실시한 국민영양조사 결과를 보면 체질량지수(Body Mass Index, BMI) 25 이상을 비만으로 보았을 때 19세 이상 남자 42.8%, 여자 25.5%가 비만인 것으로 나타났다. 1998년 남자 25.1%, 여자 26.2%인 최근 조사결과와 비교해보면, 오히려 남자의 비만율이 증가된 것을 볼 수 있다. 그렇다면 어떻게 최적의 체중에 도달할 것인가를 생각하기 전에, 적합한 체중이 얼마인지를 알아야 한다(그림 2.5)(그림 2.6).

① 건강한 체중

매력이라는 관점에서 보면 체중이 얼마쯤 되어야 하는지를 파악하기는 어려운데, 이는

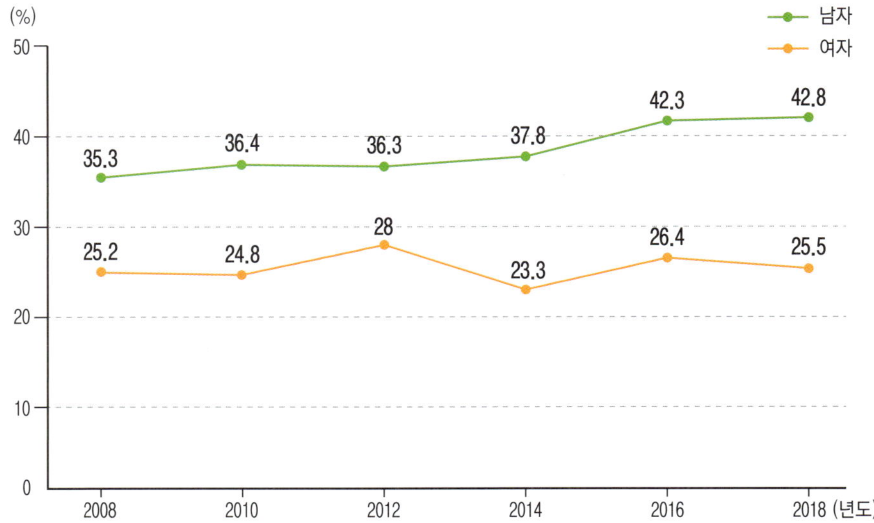

그림 2.5 비만 유병률 추이(체질량지수 기준)

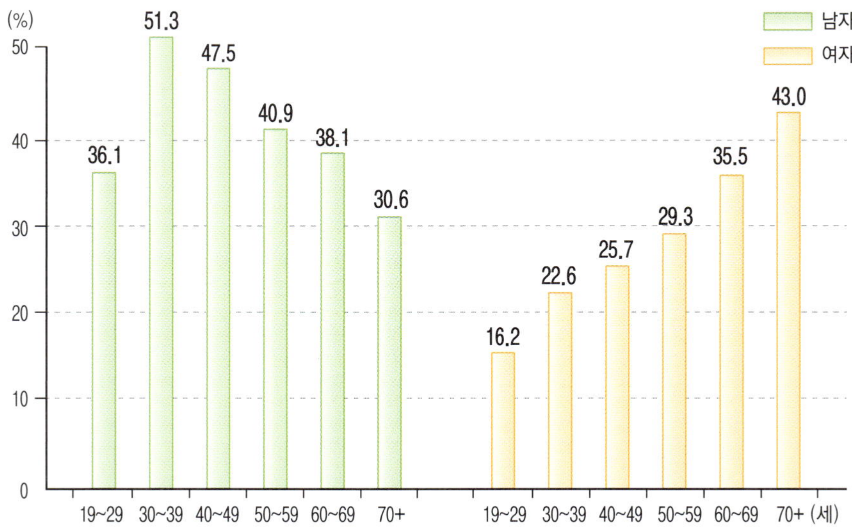

그림 2.6 연령별 비만 유병률(체질량지수, 2018년 기준)

문화에 따라 기준이 자주 바뀌기 때문이다. 이상적인 체중을 계산하기 위한 지침이나 공식들이 개발되었지만 각각의 장단점을 가지고 있다. 여기에서는 체중을 키로 나눈 다음, 계산된 수치를 가지고 판단한다.

표준체중과 비만도 측정공식은 다음과 같다.

- 표준체중=[신장(cm)−100]×0.9
- 비만도(%)=실제체중(kg)−표준체중(kg)/표준체중(kg)×100

② 신체구성: 체지방의 퍼센트 측정하기

체중이 몇 kg인가 하는 것만이 심각한 것은 아니다. 더 중요한 것은 체지방의 퍼센트로, 남성은 15~19%, 여성은 22~26%의 범위 내에 있어야 한다. 여성이 남성보다 지방을 더 많이 가지고 있어야 한다. 왜냐하면 여성들이 임신과 수유시에 필요한 추가 에너지를 지방의 형태로 엉덩이와 복부에 저장해두기 때문이다.

지방의 퍼센트를 정하는 방법은 여러 가지가 있다(BOX 2.1).

- 체질량지수=체중(kg)/[신장(m)]^2
- **꼬집기 테스트(pinch test)**: 엄지와 집게 손가락을 이용해서 상완부 위아래쪽에 늘어진 피부를 꼬집어본다. 피부가 2.5cm 이상 잡히면 체지방이 너무 많은 것이다. 꼬집기 테스트는 체지방을 평가하는 방법 중에서 가장 정확하지 않은 측정법이다.
- **허리둘레 측정법(girth test)**: 허리둘레 측정법은 남성은 허리둘레, 여성은 엉덩이 둘레를 잰 다음, 윌모어(Wilmore)의 표를 이용하여 체지방의 퍼센트를 알 수 있다.

(2) 체중의 유형

과체중(정상체중에서 약 10% 초과)을 건강하지 않다고 말할 수는 없지만, 비만은 다르다. 비만이란 정상체중보다 20% 이상이 초과된 상태이다. 비만이론에는 지방세포이론, 세트포인트이론, 외부신호이론 등이 있으나 가장 확실하게 기여하는 것은 활동부족이다.

① 저체중(underweight): 공식에서 나온 수치가 18 미만이면 저체중이다.

② 과체중(overweight): 공식에서 나온 수치가 20에서 25 사이면 과체중이다(BOX 2.2).

③ 비만(obesity): 공식에서 나온 수치가 25 이상이면 비만으로 분류한다.

약간의 과체중이나 체지방을 가지고 있는 것이 장기적인 건강에 큰 위협이 되지는 않는다. 그러나 비만은 허리와 무릎의 문제, 탈장, 고혈압, 심장 및 혈관질환을 유발하

BOX 2.1 자가진단 1

젊은 남성에서 대퇴 피부두겹 두께(왼쪽 눈금)와 견갑골하부 피부두겹 두께(오른쪽 눈금)로부터 체지방 %를 결정하는 도표. 두부 위의 피부두겹 두께에 점을 찍고 직선으로 연결하여 중앙눈금의 체지방 %를 읽는다.

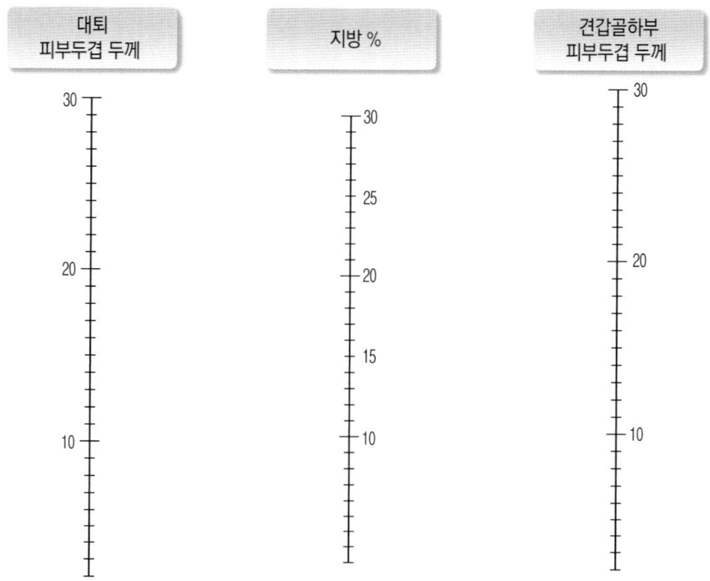

젊은 여성에서 장골상부 피부두겹 두께(왼쪽 눈금)와 삼두근 피부두겹 두께(오른쪽 눈금)로부터 체지방 %를 결정하는 도표

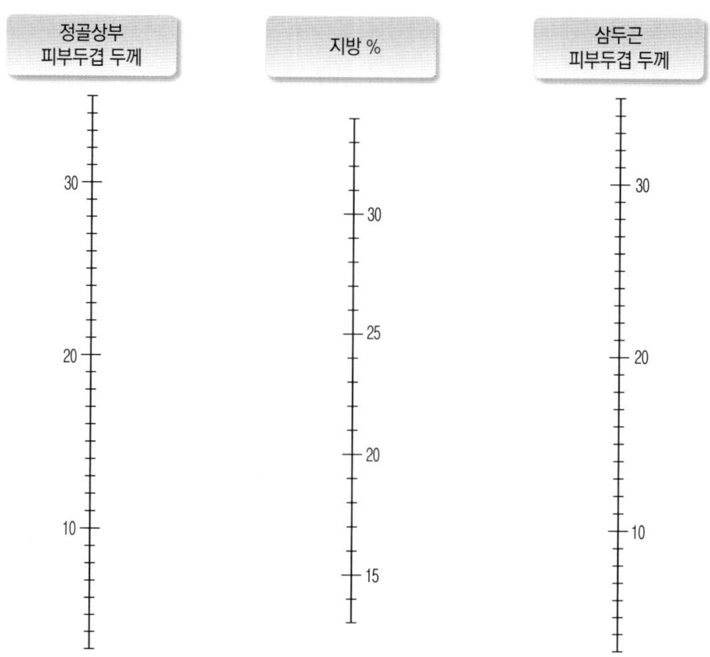

거나 악화시킨다. 그 밖에도 간의 이상, 담낭질환, 관절염, 호흡장애, 당뇨병, 외과적인 후유증과 특정 종류의 암과도 관련되어 있다. 여성의 경우 유방암, 자궁경부암, 남성의 경우 대장, 직장, 전립샘암 등이다. 아울러 사회적 · 심리학적 문제의 원인이 되기도 한다.

(3) 비만의 추정원인

비만은 체내, 체외 또는 양쪽 모두의 상황에 의해 일어난다. 실제로 많은 원인이 있을 것이고 많은 종류의 비만이 있을 수 있다. 유전적 소인이나 내분비계통의 이상을 제외하고 설명가능한 요인은 다음과 같다.

BOX 2.2 과체중 여성과 남성은 다른 모양으로 살이 찔까?

과식은 지방조직에 지방을 축적시킨다. 성호르몬인 에스트로겐과 테스토스테론은 지방대사에 영향을 준다. 남성의 경우, 과잉지방은 우선적으로 복부에 축적이 되는 반면, 여성은 과잉지방이 유방과 엉덩이에 저장된다. 특히 복부에 축적된 과잉의 지방조직은 왕성하게 대사되어 대사에 안 좋은 영향을 주는 호르몬을 분비한다. '예비 타이어'인 호르몬은 혈당과 인슐린 저항성을 높이고 혈압을 올리므로 어떠한 것도 건강에 좋지는 않다.

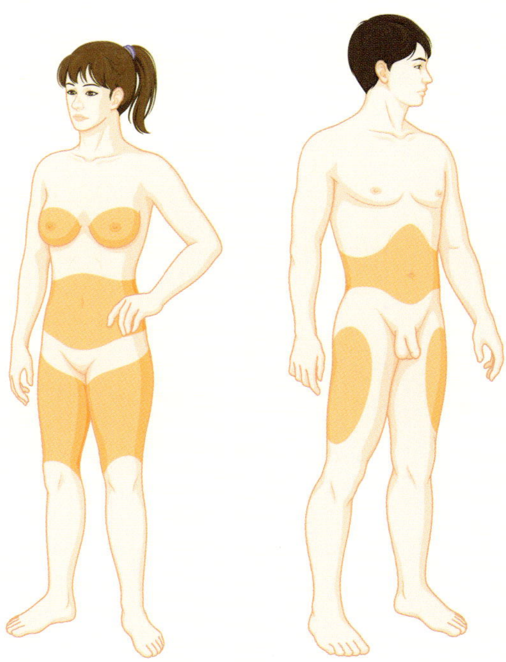

① 지방세포이론

비만인은 다른 사람에 비해 더 많은 지방세포를 가진 것으로 정의된다. 지방세포이론(fat cell theory)에서는 유아 초기의 과식이 지방세포의 수를 증가시킨다고 주장한다.

② 세트포인트이론

세트포인트이론(setpoint theory)은 우리 신체가 본질적으로 체중의 범위를 '선택한다'는 가정에 근거를 두고 있다. 세트포인트란 체중에 있어서의 신체 안정성으로 모든 사람에게는 자신이 가지고 있어야 하는 지방의 양을 결정하는 고유의 조절체계가 있다는 것이다.

③ 외부신호이론

외부신호이론(external cue theory)에서는 음식을 그 자체의 보상으로 본다. 예를 들어, 비만한 사람들은 "스트레스 때문에 먹는다"는 증상을 보이며 어떤 사람들은 더 많이 먹음으로써 불만을 완화하려 한다.

④ 운동부족

섭취량에 비해 활동량이 부족하면 비만해진다. 따라서 비만 원인의 약 1/4은 신체적으로 불충분한 활동성에서 기인한다.

(4) 비만치료

비만치료는 비만의 정도에 따라 달라진다.

① 경증 비만

경증 비만은 이상체중보다 20~40% 정도 많은 것이다. 과체중은 식생활 습관과 운동형태를 변화시킴으로써 치료할 수 있다.

② 중등도 비만

중등도 비만은 이상체중에서 41~100% 이상 초과하는 경우를 말한다. 이러한 체중 문제는 부분적으로는 경증 비만과 같은 방법으로 치료될 수 있으나, 실천의지와 자존감을 높이기 위한 상담과 보다 좋은 영양을 위한 교육도 포함되어야 한다.

③ 중증 비만

심각한 비만은 이상체중을 100% 이상 초과한 것으로 보건의료전문가의 도움을 필요로 한다. 이 상태는 건강에 너무 위협적이기 때문에 비상조치가 요구된다. 하나의 극단적인 해결방법은 흡수를 줄이기 위해 우회 외과술(bypass surgery)로 소장의 길이를 단축하는 시술도 포함된다. 또 다른 방법으로는 위장을 작게 만들기 위해 꺾쇠로 위장을 고정시키는 방법(gastric stapling)이 있다.

3) 운동과 건강

(1) 운동요법이 건강에 미치는 생리적 변화

① 운동은 세포의 기능을 원활하게 하고 정상에서 벗어난 세포의 기능도 정상화시켜 자연적인 치유를 촉진시킨다. 즉 인체는 정상에서 벗어난 경우에도 이를 정상으로 되돌리고 치유할 수 있는 능력을 스스로 가지고 있다.

② 심폐기능을 향상시킨다. 심장은 근육으로 구성되어 있기 때문에 운동으로 심박동수가 빨라지면 심장의 근섬유가 굵어져 1회 박출되는 혈액량이 증가될 뿐만 아니라 폐포의 신축성이 향상된다. 심폐기능이 강화되면 산소공급 능력이 증가하여 세포의 신진대사에 필요한 충분한 산소를 공급함으로써 세포기능이 원활해진다.

③ 불필요한 지방을 소모하여 제거해 준다. 운동으로 많은 에너지가 소모되므로 탄수화물과 지방을 사용한다. 그 결과 체중이 감소되고 지방 저장으로 인해 생기는 과산화현상을 방지한다. 그리고 인슐린의 감수성을 높여줌으로써 당뇨병의 발생률을 감소시키고, HDL 콜레스테롤이 증가되므로 고혈압 환자의 혈압을 낮추어 준다.

④ 혈관크기 증가 및 심근의 모세혈관 숫자를 증가시키고 혈관을 깨끗하게 청소해 준다. 따라서 동맥경화증이나 죽상경화증을 예방하고 관상동맥성 심질환의 위험성이 낮아지며 뇌경색 발생률을 낮춘다.

⑤ 무기염류가 뼈에 침착되면 Ca, P의 신진대사(metabolism)에 관여한다. 이 무기염류들이 뼈속에 침착되면 정기적으로 지속적인 운동을 하는 사람은 골다공증(osteoporosis)의 발생이 낮아진다.

⑥ 면역수준을 향상시킨다. 운동으로 세포기능이 원활해지면 각종 면역세포가 증대되고 활성화되기 때문에 면역기능도 동시에 강화된다. 면역수준이 높으면 외부에서 침입하는 세균의 방어능력이 강화되고 건강유지 및 증진, 악성종양(대장암, 직장암,

위암, 전립샘암) 및 성인병도 예방된다.

⑦ 스트레스에 대한 내성 증가로 우울증과 근심걱정이 감소되며, 건강에 자신감을 갖게 되고 적극적이고 긍정적인 태도를 갖게 한다.

(2) 운동요법의 진행절차

운동은 준비운동, 주운동 및 정리운동의 단계를 거쳐 진행되어야 한다.

① 준비운동

준비운동이란 운동 전에 체온을 높이고 호흡, 순환, 신경, 근골격계 등을 안정상태에서 운동에 알맞은 상태로 서서히 들어가도록 준비하는 운동으로 워밍업(warming up)이라고 한다.

준비운동인 신전운동은 대부분의 주요 근육군과 관절, 목, 등, 상하지, 가슴, 둔부, 서혜부, 척추, 어깨, 팔, 발목, 발에 사용된다. 각각의 신전운동을 5~6회 반복하여 근경련이 없는 상태에서 20~30초 동안 마지막 스트레칭(stretching) 자세를 유지한다.

ⓐ 아킬레스건(뒤꿈치)과 비복근 (종아리 또는 하퇴)

벽에서 90~120cm 떨어진 상태에서 발을 7.5~10cm 벌리고 벽 앞에 선다. 손을 뻗어 벽에 대고 발은 바닥에 편평하게 유지한다. 그 상태에서 조금씩 뒤로 물러나 벽에서 조금씩 떨어지며 마지막 스트레칭 자세를 유지한다. 매일 벽에서 떨어지는 거리를 증가시키도록 한다(그림 2.7).

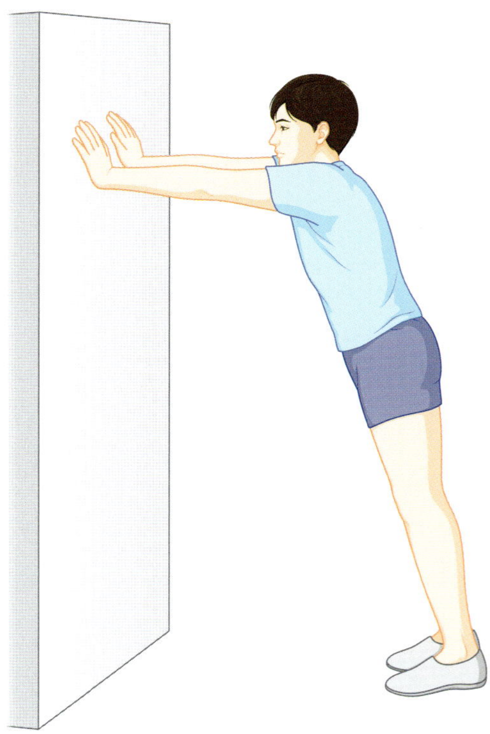

그림 2.7 아킬레스건과 비복근 스트레칭

ⓑ **목**

목을 스트레칭시키기 위해서는 한쪽 방향으로 그 다음 반대쪽 방향으로 머리를 회전시킨다. 이때 천천히 돌리고 몇 번 반복한다(그림 2.8).

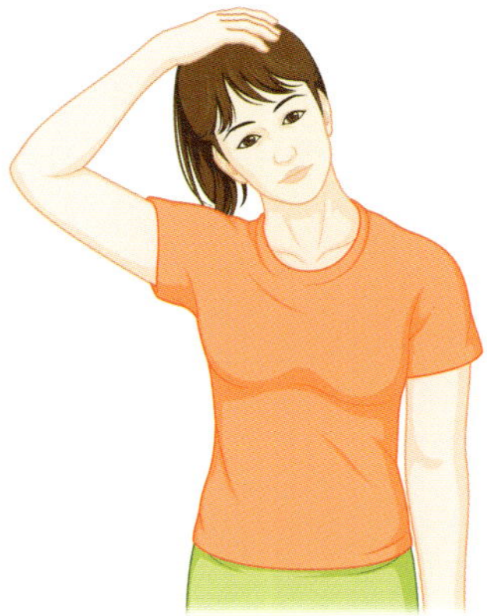

그림 2.8 목 스트레칭

ⓒ **등**

팔은 양옆으로 뻗고 똑바로 누운 상태에서 양팔을 바닥에 붙인 채 무릎을 가능한 턱에 가까이 당긴다. 이 자세를 유지한 후 반복한다(그림 2.9).

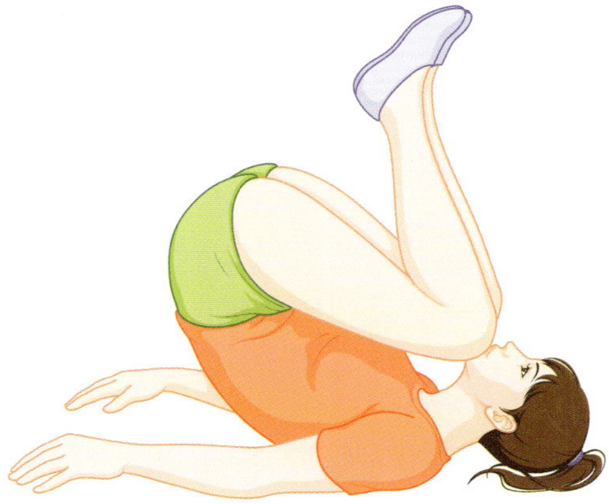

그림 2.9 등 스트레칭

ⓓ 슬건근(상지의 후면)

다리를 쭉 뻗은 상태로 바닥에 앉은 다음 먼저 양 팔을 한쪽 발에 닿게 한 후에 그 상태를 유지한다. 그리고 나서 다른 쪽 발에 똑같이 실시한다. 손이 발에 닿을 때마다 머리와 가슴이 가능한 대퇴에 근접하도록 한다(그림 2.10).

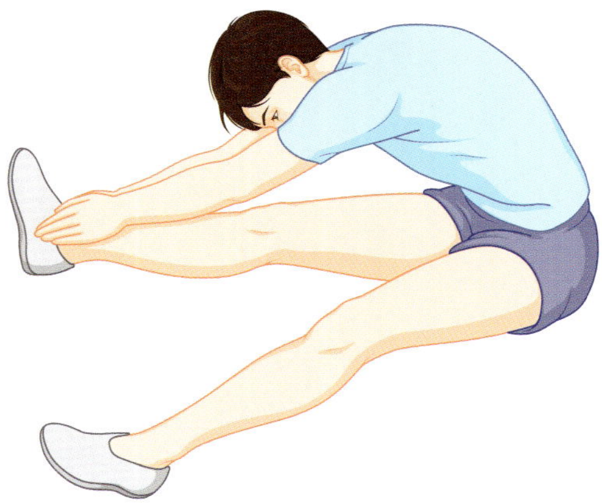

그림 2.10 슬건근 스트레칭

ⓔ 서혜부

발바닥이 맞닿도록 하여 바닥에 앉는다. 가능한 한 바닥에 가깝도록 조금씩 무릎을 아래로 누르며 마지막 스트레칭 자세를 유지한다. 매일 무릎이 바닥에 좀 더 가까워지도록 아래로 민다(그림 2.11).

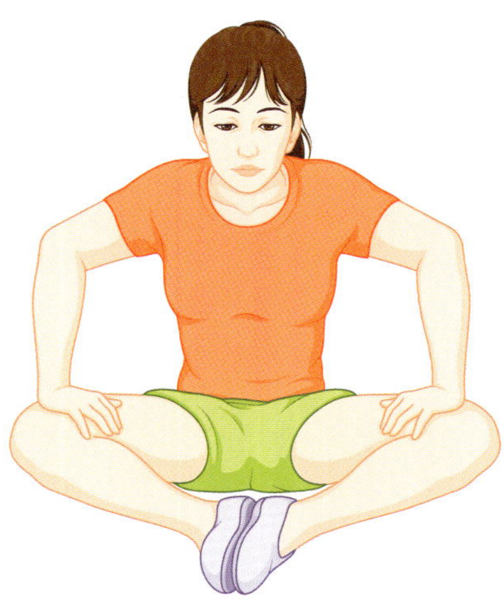

그림 2.11 서혜부 스트레칭

ⓕ **척추, 허리선**

오른다리를 쭉 뻗고 바닥에 앉아 왼다리는 오른다리 위로 가로 놓으며, 이때 왼쪽 발바닥은 바닥 위에 닿도록 한다. 오른손은 왼쪽 엉덩이를 향해 왼다리 주위에 놓는다. 왼팔을 등 뒤에 놓고 서서히 머리를 돌려 왼쪽 어깨너머로 바라본다. 이 상태를 유지한 후 다리를 반대편으로 바꾼다(그림 2.12).

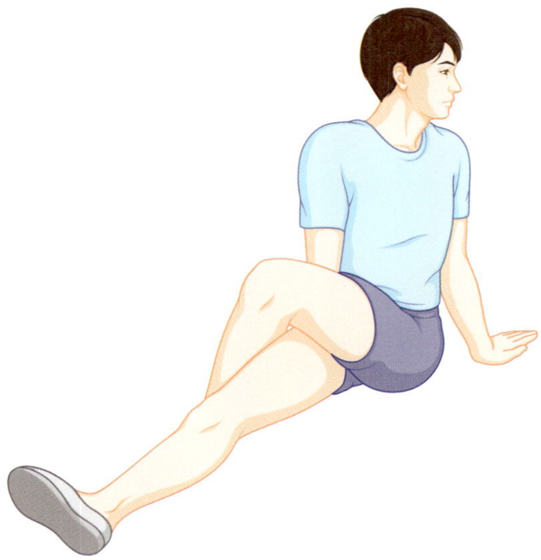

그림 2.12 척추와 허리선 스트레칭

ⓖ **대퇴사두근(하지전면)**

왼쪽으로 누워 오른다리의 무릎을 굴곡시키고 오른손으로 발목을 잡는다. 대퇴가 잘 뻗어졌다는 느낌이 들 때까지 엉덩이를 조금씩 앞쪽으로 움직인다. 오른쪽으로 누워 왼다리로 위의 동작을 반복한다(그림 2.13).

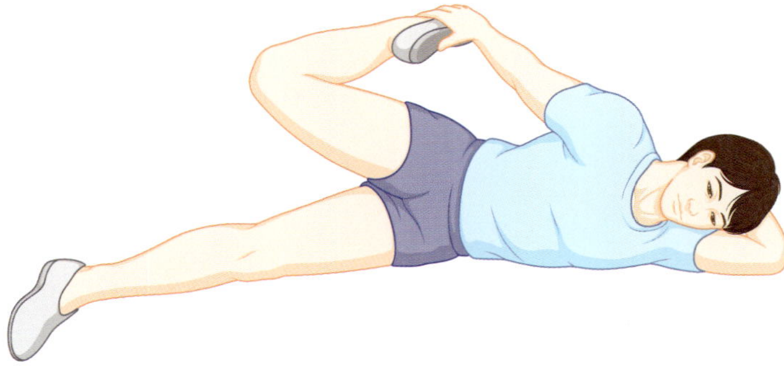

그림 2.13 대퇴사두근 스트레칭

ⓗ **어깨, 가슴**

발을 7.5~10cm 정도 벌려 선 자세를 취하고 손은 앞쪽에, 팔꿈치는 양 옆까지 든다. 머리를 똑바로 세우고 팔꿈치를 가능한 뒤로 당기며 이 자세를 유지한다. 이 동작을 몇 번 반복한다(그림 2.14).

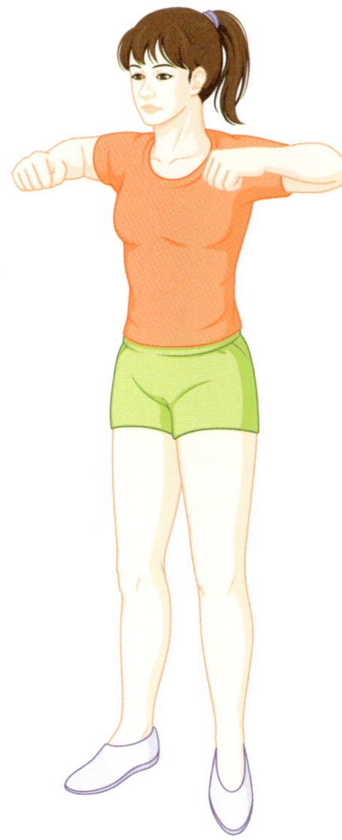

그림 2.14 어깨와 가슴 스트레칭

ⓘ **발목**

오른발에 체중을 싣고 선 자세로 왼발의 앞부분을 바닥에 댄 후 점차적으로 왼발로 체중을 옮긴다. 위와 같은 방법으로 다른 발도 되풀이한다. 점차적으로 바꾸는 속도를 빨리 한다(그림 2.15).

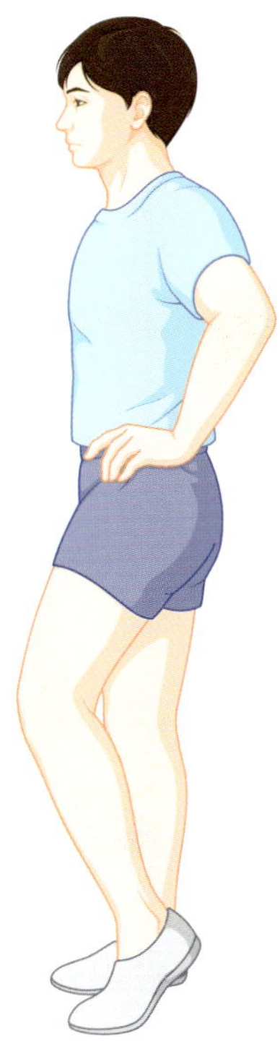

그림 2.15 발목 스트레칭

ⓙ **복부**

손을 바닥에 대고 무릎을 구부린다. 둔부가 발뒤꿈치에 닿도록 구부리고 팔을 뻗어 가슴이 바닥에 닿도록 하여 이 자세를 유지하며 3~4회 반복한다(그림 2.16).

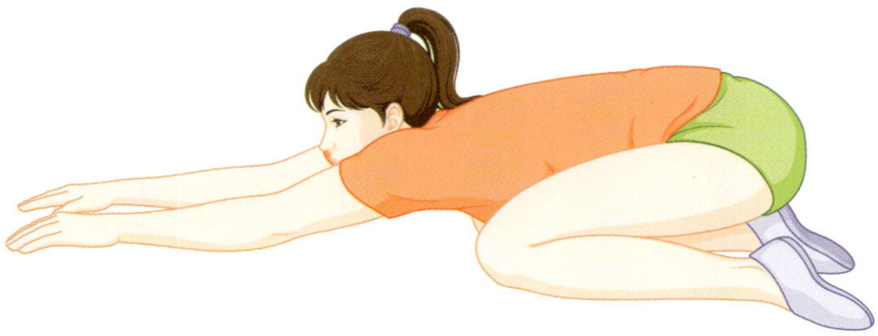

그림 2.16 복부 스트레칭

ⓚ **둔부**

등을 바닥에 대고 누워 발을 공중으로 똑바로 들며 손으로 둔부를 지지한다. 발가락을 쭉 펴면서 한쪽 발을 먼저 머리 위로 넘겨 바닥에 닿게 한 후 그 상태를 유지한다. 위와 같은 방법으로 다른 발도 되풀이한다(그림 2.17).

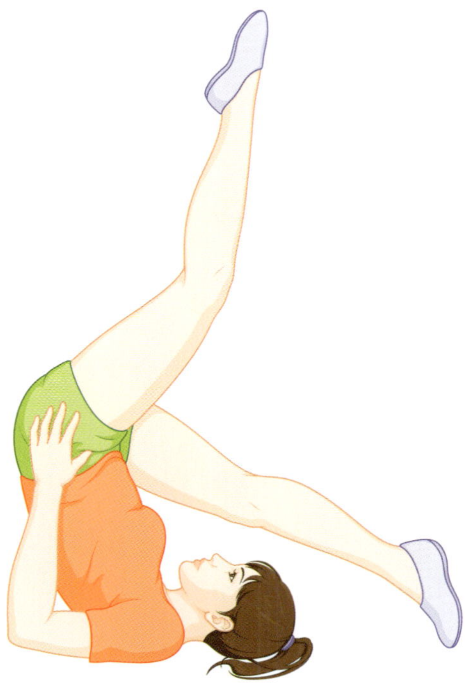

그림 2.17 둔부 스트레칭

② 주운동

운동은 규칙적으로 해야 한다. 따라서 주당, 3~5일, 즉 월, 수, 금 또는 월요일에서 금요일까지 운동을 하도록 한다.

가장 적당한 운동강도는 1회의 운동 동안 심박동수가 얼마인가를 아는 것이다. 목표 심박동수는 최대 심박동수나 연령에 따라 다르지만 최대 심박동수의 60~90%가 되어야 한다. 목표 심박동수는 안정시와 최대 심박동수의 퍼센트(%) 차이이고 여기에 안정시 심박동수를 더한다(BOX 2.3). 안정시 심박동수는 요골동맥, 측두동맥, 경동맥의 맥박을 재어 측정한다(그림 2.18).

목표 심박동수에 도달했는지를 알아보기 위해 훈련 동안에 맥박을 측정해보는 것이 좋다. 운동 중에 1분 동안 정확하게 맥박을 재는 것이 불가능한 경우, 운동 후 6~10초 동안 즉시 맥박을 측정한다. 즉 6초 동안 14회면 14×10=140회/분이고, 10초 동안에 25회이면 25×6=150회/분이 된다. 적어도 매주에 한 번 목표 심박동수를 확인해 보는 것이 중요하다.

운동은 하루에 15~60분 동안 적당한 강도하에서 계속적으로 수행해야 한다. 운동 기간은 훈련을 받지 않은 성인에게는 강도가 높은 활동을 짧은 기간 동안 하기보다 강도가 낮거나 중정도의 강도로 오랜 기간에 걸쳐 운동하는 것이 좋다. 즉 최대 심박동수의 90%에 해당하는 목표 심박동수로 15분 동안 운동하는 것보다 더 권장되고 있다.

운동방식은 참여자가 규칙적으로 계속 운동을 해 나갈 수 있도록 적당한 운동을 선택하는 것이 중요하다. 이러한 운동의 종류에는 무산소운동과 유산소운동이 있다. 무산소운동이란 움직이지 않고 무거운 힘을 사용하는 운동이 모두 포함되며(예: 역도), 유산소

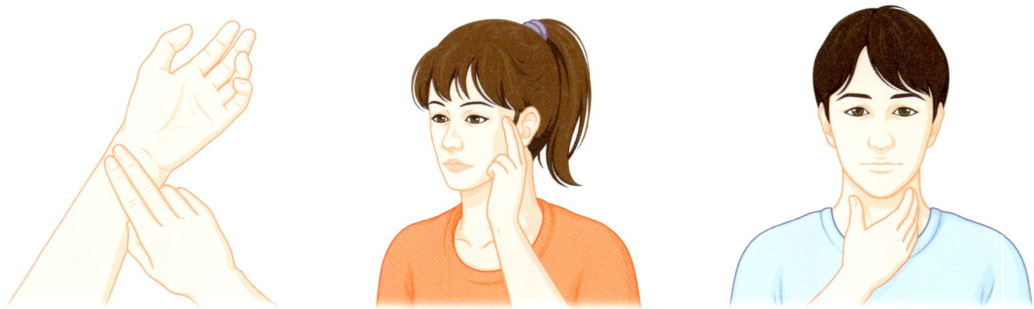

요골동맥(손목) 측두동맥(귀앞) 경동맥(목)

그림 2.18 심박동수의 측정 부위

운동은 전신을 율동적으로 움직이는 운동으로, 무산소운동보다 유산소운동을 권장한다. 그 이유는 심혈관에 무리를 주지 않고 자극하며 심장의 예비력을 높여주고 지구력을 증가시키고 젖산이 축적되지 않고 장시간 지속이 가능하며 소비 에너지가 많기 때문이다. 또한 안전성이 높고 지방소비가 많으며 운동부족으로 인한 질병 예방이나 치료에 효과적이다(BOX 2.4).

가장 인기 있는 운동은 걷기, 조깅, 달리기이다. 프로그램을 시작하려면 처음 1주 동안은 운동장을 돌거나 목표 심박동수에 도달하는 페이스를 정한 후에 얼마나 빨리 걷거나 조깅하고 있는지를 알아보기 위해 시간을 잰다.

③ 정리운동

운동을 시작하기에 앞서 준비운동을 하고 본운동 후 정리운동을 한다. 정리운동은 근력과 지구력을 개발시키기 위한 체조와 유산소운동이 가장 좋다. 정리운동의 종류는 가벼운 조깅과 보행, 하지의 유연체조와 뻗치는 운동, 하지근의 마사지 등이 포함되며 정리운동은 처음에는 강하게 하고 점차 가볍게 하는 것이 가장 효과적이다.

BOX 2.3 목표 심박동수 계산법

- 연령: 40세
- 안정시 심박동수: 75회/분
- 예측 최대 심박동수: 180회/분(220 − 40)
- 60% 목표 심박동수: (180 − 75) × 0.6 + 75 = 138회/분
- 90% 목표 심박동수: (180 − 75) × 0.9 + 75 = 169회/분

BOX 2.4 건강한 성인을 위한 운동요법

- 운동횟수: 주당 3~5일
- 운동강도: 목표 심박동수의 60~90%
- 운동 지속시간: 목표 심박동수에서 15~30분간의 지속적인 활동
- 운동종류: 큰 근육군을 사용하는 활동, 계속적으로 유지될 수 있는 반복적인 유산소성 활동

④ 운동요법시 유의사항

- 서서히 시작한다. 빨리 시작한 사람이 근육통이나 만성 피로 때문에 먼저 그만두는 경우가 많다. 대부분의 경우 단지 며칠이나 1주일 정도면 충분하지만, 3~4주 후에도 근육통이 사라지지 않는다면 의사에게 상담한다.
- 준비운동으로 스트레칭, 특히 활용할 근육의 신전운동을 실시해야 한다.
- 지속적으로 꾸준히 운동한다.
- 식후 경과시간을 지킨다. 식후에는 일시적으로 복통이나 위경련을 초래할 수 있으므로 가벼운 운동은 식후 1시간, 심한 운동은 2시간이 경과된 후에 실시하는 것이 좋다. 수분은 적은 양을 자주 마시는 것이 좋고, 운동을 하기 전 · 중 · 후에 마시도록 한다.
- 적절한 옷을 입는다.
- 하루 중 가장 서늘한 시간인 아침과 저녁에 운동을 한다.
- 다음과 같은 증상이 한 가지 이상 나타나면 운동을 멈춘다.
  - 불편한 압박, 답답함, 죄는 느낌, 흉통, 어깨, 목, 턱, 팔의 통증
  - 어떤 종류이든 심한 통증(예: 하지 경련)
  - 실신, 어지럼증, 호흡곤란
  - 갑작스런 허약감이나 얼굴, 팔다리의 무감각
  - 갑작스런 시력상실, 침침함, 불안정성
  - 갑작스런 언어상실이나 말하고 이해하는 것의 장해
  - 평상시와 다른 피로
  - 운동 요구량 증가에 따른 심박동수의 감소, 심계항진

이러한 증상이 운동을 멈춰도 없어지지 않는다면 즉시 의료기관을 방문한다.

- 항상 운동을 완전히 끝내기 전에 5~10분간 서서히 힘을 줄이는 정리운동을 한다. 운동 후 미온수 샤워는 기분을 상쾌하게 하고 피로회복을 촉진시키므로, 특히 땀을 흘린 운동 후에는 샤워와 목욕을 해야 한다.

또한 수면은 활동 중에 사용한 에너지 보충과 신경계에 휴식을 주어 새로운 활력을 재충전해 주므로 가장 좋은 피로 회복제이다.

3 정신적 건강증진 행위

정신과 신체를 분리할 수 있을까? 만일 그렇다면 어느 것이 더 중요할까? 이 말은 정신과 육체가 별개의 존재라고 믿고 있는 경향이 있음을 지적하고 있다. 사실 정신과 육체는 서로 연관되어 있다.

1) 심리적 건강

심리적 건강에는 정신적(지적) 건강과 정서적 건강이 포함된다. 정신적 또는 지적 건강이란 사고, 정서, 감정의 건강을 말한다. 일반적으로 '정신건강'이나 '정서적 건강'이라는 표현을 더 많이 쓰지만 여기서는 정신적, 정서적 안녕상태를 언급하고 있는 심리적 건강이라는 용어를 쓰기로 한다. 여기서 '정신적'이란 사고를 의미한다. 정신건강과 지적 건강이 좋은 상태라는 것은 현실을 터무니없이 왜곡하지 않으면서 합리적이고 명확하게 사고할 수 있다는 것이다. '정서적'이란 단어는 감정을 말한다. 정서적 건강이 좋다는 것은 감정을 인지하고 그것을 적절한 방식으로 표현할 수 있다는 것이다. 따라서 심리적 평가기준을 설정하여야 한다.

매슬로우(Maslow)에 의하면 심리적으로 건강한 사람의 특성은 스스로 방향을 설정하는 의식, 즉 인생의 목표가 있다는 것이다. 자신과 세상의 움직임에 대한 호기심을 만족시키기 위해 열심히 노력하는 것을 말한다.

자신의 인생에 있어서 중요한 목표를 구체화시키기 위해서는 자존감이 있어야 한다. 자존감이란 자신을 가치있게 생각하는 것 또는 자신이 의미 있고, 능력 있고, 가치 있다고 믿는 정도를 말한다(BOX 2.5).

자존감의 대부분은 자기 효용성에서 나온다. 자기 효용성이란 어떤 과제를 성공적으로 수행할 수 있다는 인식이다. 자기 효용성은 성공이 가능하다는 믿음에 뿌리를 두고 있다. 이것은 우리에게 장애물을 극복할 수 있는 능력이 있다는 신념을 준다. 이러한 신념은 이전의 성공경험에서 나올 수 있다. 예를 들어, 예전에 열심히 공부해서 성적이 오른 경험이 있다면, 열심히 공부하면 다시 도움이 된다고 믿을 것이다.

행복은 인생을 즐길 줄 아는 능력이며, 즐거움(매우 친절함, 접촉을 좋아함, 음악, 좋은 냄새 등)을 말한다. "음악, 성, 일, 가족생활을 즐기면 건강은 저절로 확보된다."라는 말과

BOX 2.5 자가진단 2

당신의 자화상: 자신에 대해 어떻게 느끼고 있는가?

이 척도는 당신이 셀프 이미지를 이해하도록 돕기 위해서 고안된 것이다.
자신에 대한 긍정적인 태도는 성숙과 정서적 안녕에 중요한 구성요소이다.

셀프 이미지 측면	강한 동의	동의	부정	강한 부정
1. 나는 가치있는 사람, 최소한 다른 사람과 동등한 위치에 있다고 느낀다.	A	B	C	D
2. 나는 여러 가지 좋은 자질을 가지고 있다고 느낀다.	A	B	C	D
3. 전체적으로, 나는 낙오자라고 느껴지는 경향이 있다.	A	B	C	D
4. 나는 다른 사람들만큼, 일을 잘할 수 있다.	A	B	C	D
5. 나는 다른 사람들만큼, 자랑할 게 없다고 느낀다.	A	B	C	D
6. 나는 나에 대해 긍정적인 태도를 취한다.	A	B	C	D
7. 전체적으로, 나는 나에게 만족한다.	A	B	C	D
8. 나는 나 자신을 더욱 더 존중하고 싶다.	A	B	C	D
9. 때때로 자신이 확실히 무용지물이라고 느낀다.	A	B	C	D
10. 때때로 나는 아무것도 잘 하는 것이 없다고 생각한다.	A	B	C	D

점수 계산법

다음의 표를 이용하여 각 대답에 할당된 점수를 정한다. 동그라미를 친 문자(A, B, C, D)에 해당한 모든 숫자를 더해 총점을 구한다.

문장	A	B	C	D
1.	4	3	2	1
2.	4	3	2	1
3.	1	2	3	4
4.	4	3	2	1
5.	1	2	3	4
6.	4	3	2	1
7.	4	3	2	1
8.	1	2	3	4
9.	1	2	3	4
10.	1	2	3	4

총점: ________

자존감 점수

점수 해석법: 적절한 점수의 범위 안에서 자신의 점수를 분류한다.

점수 범위	현재 자존감의 수준
20점 이하	낮은 자존감
20~29	평균 이하의 자존감
30~34	평균 이상의 자존감
35~39	높은 자존감
40	최고의 자존감

점수가 높을수록 자존감이 더 긍정적이다. 높은 자존감이란 각 개인이 자신을 존중하고 가치있다고 생각하는 것이지만, 자신이 반드시 남보다 더 낫다는 것은 아니다. 자신이 완벽하다고 느껴서는 안 되며, 오히려 자신의 한계를 알고 더 성장하고 향상하기를 기대한다.

자존감은 인간발달과 성숙에 가장 중요한 변수이다. 이는 개인의 인간적 잠재성을 실현시킬 수 있는 문을 열게 해주는 마스터 키이다.

같이 좋은 감정과 즐거움은 우리에게 두 배의 보상과 즉각적인 즐거움을 주고 건강을 향상시켜 준다.

창의성이란 자신을 독창적이고 상상력이 풍부한 방법으로 표현하는 인간의 능력이다. 이것은 어떤 정해진 예술가 집단에만 있는 것이 아니라, 우리 모두의 내부에 자리하고 있다. 창의력이란 발견의 과정으로 간주될 수도 있다. 발견이란 다른 사람과 같은 것을 보고, 무엇인가 다르게 생각하는 것이다. 즉, 다른 사람과 보조를 맞추라는 압력에 저항하는 것이다.

최상의 업무수행 능력을 보이는 사람들이 가지고 있는 하나의 특성은 계속적으로 자신을 재창조하고, 새로운 것을 성취하기 위해서 투쟁하며 자신들을 새롭게 정의해 나간다는 것이다. 이런 것은 감정적인 위험을 무릅쓰고 실패를 감수함으로써만 이루어질 수 있다.

사랑을 한마디로 정의하면, '충분한 관심을 갖고, 그대로의 상대를 수용하고 애정을 느끼며, 그럼으로써 그 사람이 가지고 있는 잠재성을 향상시켜 나가는 행위'이다. 우리는 확실히 사랑을 받아야 할 필요가 있다. 만일 우리가 완전한 인간으로 성장했다면, 사랑을 줄 필요도 있다.

물론, '사랑'과 '좋아하는 것'은 같은 정서적 연속체의 일부분이다. 왜 어떤 사람은 우리를 좋아하는 것같이 보이고, 어떤 사람은 그렇지 않은가? 일반적으로 우리가 믿는 사람은 우리를 좋아하고, 우리가 거부를 당할까 두려워하는 사람은 우리를 거부한다는 것은 관찰을 통해 알 수 있다.

상대가 우리를 좋아한다고 믿을 때 우리는 다정하게 반응한다. 자신을 좀 더 개방하게 되고, 덜 기분 나쁘게 대하며, 보다 긍정적인 어조로 이야기하게 된다. 이런 행동들이 다른 사람들로 하여금 우리를 좋아하도록 만든다.

2) 스트레스

스트레스란 원인이 되는 스트레스 인자에 대한 신체의 반응을 말한다. 스트레스는 나쁘며, 예방해야 하고 적어도 완화해야 한다는 생각 때문에 담배, 알코올, 기타 합법적 또는 불법적인 약물들에 의해 스트레스를 해소한다. 수백만 명의 초조한 사람들이 이것들을 자신의 스트레스를 완화시켜 주는 중요한 수단으로 생각하고 있기 때문이다.

그러나 스트레스가 언제나 불쾌한 것만은 아니다. 간혹 스트레스는 긍정적인 사건과 관련되어 있고, 우리에게 도전할 기회와 기력을 불어 넣어 준다. 예를 들어, 우리가 운동경기에서 경쟁을 하고 있거나 악기를 연주할 때 이런 것을 느낄 수 있다.

(1) 스트레스에 대한 신체적 반응: 일반적응증후군

한스 셀리에(Hans Selye)는 스트레스 인자에 대한 반응을 세 단계의 일반적응증후군으로 묘사하고 있다. 세 단계는 경계, 저항, 탈진단계이다. 이런 반응은 여러 상황에서 다양하게 일어나게 된다(BOX 2.6).

① 1단계: 경계단계

이 단계에서는 뇌가 잠재 의식적으로 스트레스를 인지한다. 뇌는 거의 즉각적으로 일어서서 싸우거나 돌아서서 도망갈 수 있게 신체의 방어력을 작동시킨다. 생리적인 반응으로는 신장과 내장으로부터 뇌나 근육으로 혈액공급을 바꾸고, 호흡과 심박동수를 증가시킨다. 또한 이것들은 체열을 감소시키기 위해 땀의 발생량을 증가시키고, 혈액응고 능력과 근육의 긴장도를 증가시키며, 스트레스는 뇌를 완전히 경계상태로 만든다. 더욱이 근육활동의 에너지로 사용하기 위해 간에 저장된 당의 형태인 포도당을 배출한다.

② 2단계: 저항단계

저항단계에서는 신체적으로 싸우거나 도피하는 반응을 계속하기보다는 심리적인 대응

BOX 2.6 스트레스에 따른 신체적 증상

1. **피부:** 피부에 문제가 생기면 원인은 온도, 습도, 화장품일 경우가 많다. 여드름, 두드러기, 습진, 건선 및 포진은 스트레스와 관련이 있는 피부상태이다.
2. **두통**
3. **위장관문제:** 스트레스와 관련된 반응 중 하나는 가슴 아래쪽 부분의 타는 듯한 불편감, 즉 가슴앓이로 나타난다. 그 밖에 위장점막의 염증상태인 위염과 수분이 많은 용변을 보게 되는 설사가 있다. 또한, 과민성 대장증상으로 만성적인 설사와 복통을 수반한 변비가 나타난다. 만일 이런 증상이 계속된다면 반드시 의사와 상의해야 한다.
4. **면역계통의 변화**
5. **고혈압과 심장질환:** 고혈압은 심장질환에 있어서 심각한 위험요인이다. 스트레스를 받으면 어떤 사람은 하루에 한 번, 어떤 사람은 여러 번 혈압이 오른다.

과 방어적인 행동에서 더 전심전력한다.

③ 3단계: 탈진단계

만약 스트레스가 매우 오래 지속된다면 우리의 신체와 심리적 에너지는 고갈될 것이고, 질병을 앓거나 심지어 사망할 수도 있으므로 휴식이 필요하게 된다. 따라서 오래 지속되는 스트레스에 대항할 방법을 찾아내는 것은 중요하다.

(2) 스트레스에 대한 심리적 반응

스트레스 반응에 영향을 미치는 요인들은 스트레스 인자의 횟수, 종류 및 크기, 정서적인 소인과 자존감, 성격 유형('A형' 대 'B형') 등이다. 이러한 요인들에 의한 심리적 반응은 다음과 같다.

① 신경질과 불안

작은 소리에도 긴장되고, 놀라며, 산만해지거나, 큰소리로 울거나, 도망치고 싶은 강한 충동이 느껴질만한 특별한 이유도 없는데 막연한 공포나 끔찍한 느낌을 경험한다면 이는 스트레스가 아주 심함을 나타내는 증상이다. 이러한 부정적인 감정은 부정적인 행동으로 표출되어 수면장애, 언어장애, 성적장애, 싸움, 직장에서의 실책, 사고 등으로 나타날 수 있다. 부정적인 감정은 TV 시청, 음식, 알코올이나 기타 약물을 포함하여 여러 가지 의존적 태도를 갖게 한다.

② 탈진

정서적인 압력이 반복되면 결국 신체적, 정서적, 정신적인 탈진상태가 된다.

③ 폭력과 괴롭히기

폭력은 특별한 종류의 스트레스 인자이다. 폭력은 신체적인 상처뿐만 아니라 평생 심리적인 상처를 남길 수도 있다. 폭력을 경험하지 않고 목격만 했을 때에도 스트레스는 강렬하게 남을 수 있다. 예를 들면, 폭력을 본 적이 있는 남자아이들은 학대를 받은 아이들과 유사한 적응문제를 보인다.

④ 외상후스트레스장애

외상후스트레스장애(post-traumatic stress disorder, PTSD)를 경험한 사람들은 비정상적인 폭력으로 고통받고, 계속적으로 그 사건을 정신적으로 다시 체험하며, 그와 유사한 상황은 피하려고 한다. 또한 희생자들은 수면장애, 분노와 산만함 같은 잔류효과를 보인다.

(3) 대학생활에서의 스트레스원

① 취직

대학에서 전공공부를 하는 목적이 보다 나은 생활조건과 직업을 얻는 데 있다고 믿는 학생들이 많다. 이들은 어떤 과목을 수강하는 것이 그들의 목적에 합당할 것인가하는 문제로 스트레스를 받고 있다. 높은 학점, 기술습득에 대한 압박감, 취직에 대한 불확실성은 취직해야 하는 시점에 다다랐을 때 더욱 압력으로 느껴진다.

② 학업에 대한 기대

대학은 학생들에게 연구와 학업에 대해 많은 것을 요구한다. 수강과목을 선택하고 취소하는 것, 원하는 학점을 받는 것, 대학원 진학 등이 모두 잠재적인 스트레스원일 수 있다.

③ 재정적인 지원

대학교육을 받기 위해서는 어느 정도의 비용이 요구된다. 대출을 받아 학비를 내야 하는 경우 같은 경제적인 어려움은 특히 큰 문제가 된다. 어떤 학생들에게는 경제적인 면이 전혀 문제가 되지 않을 수도 있겠지만, 이로 인해 곤란을 겪는 학생도 많다.

④ 개인의 기대

신입생으로 1년을 보내면서 학업에 의미를 발견하지 못하고 그만두는 경우도 있다. 학업을 계속해야 할 필요성을 찾아야 한다.

⑤ 가족의 기대

대학은 자유를 실험하는 곳이기도 하다. 학기 중에도 상대적으로 자유롭게 시간을 보내면서도 과제물을 완성하고 새로운 친구관계를 맺고 시간을 관리하는 것 등 모두 자신이 스스로 해야 한다. 그러나 이러한 자유에 대한 책임이 어렵게 느껴질 수도 있고 그로 인해 부적응을 느끼기도 한다. 이럴 때 가족들의 기대감은 더욱 스트레스로 작용한다.

BOX 2.7 자가진단 3

스트레스의 조사

스트레스의 측정을 위해서는 Holmes와 Rahe의 생활사건 척도를 변형시킨 방법을 사용한다. 이것은 학습용으로 대학생인 성인들에게 적용할 목적으로 수정된 것이다. 그래서 스트레스 수준과 건강생태의 개략적인 지표로 간주될 수 있다.

스트레스 측정법에서는, 예를 들면 학업의 시작과 종결 등 개개 사건은 생활하면서 개인이 변화의 결과로 적응해야 하는 적응의 양을 나타내고 있다. 어떤 연구에서는 중병을 앓고 있는 사람들이 유사한 척도에서 높은 점수가 나오는 것으로 밝혀졌다.

스트레스 점수를 결정하기 위해 지난 12개월간 경험한 사건에 상응하는 점수를 기록하고 이를 합산한다.

1. 가까운 가족의 죽음	______ 100	**17.** 과중한 학업 부담	______ 37
2. 가까운 친구의 죽음	______ 73	**18.** 개인의 뛰어난 업적	______ 36
3. 부모의 이혼	______ 65	**19.** 학교에서의 첫 학기	______ 36
4. 구속	______ 63	**20.** 생활환경의 변화	______ 31
5. 개인의 중대한 부상, 질병	______ 63	**21.** 교사와의 심한 논쟁	______ 30
6. 결혼	______ 58	**22.** 생각보다 낮은 학점	______ 29
7. 실직	______ 50	**23.** 수면습관의 변화	______ 29
8. 중요한 과정의 실패	______ 47	**24.** 사교활동의 변화	______ 29
9. 식구의 건강변화	______ 45	**25.** 식습관의 변화	______ 28
10. 임신	______ 45	**26.** 자동차의 잦은 고장	______ 26
11. 성적인 문제	______ 44	**27.** 동거 식구수의 변화	______ 26
12. 친한 친구와의 논쟁	______ 40	**28.** 결석을 너무 많이 함	______ 25
13. 재정상태의 변화	______ 39	**29.** 편입학	______ 24
14. 전공의 변경	______ 39	**30.** 한 강좌 이상의 취소	______ 23
15. 부모와의 불화	______ 39	**31.** 가벼운 교통위반	______ 20
16. 새로운 남자/여자 친구	______ 37	총점	______

점수 해석방법

만약 점수가 300점 이상이라면, 건강문제가 생길 위험이 높다. 150~300점이라면 2년 이내에 심각한 건강의 변화를 경험할 확률이 50 대 50이다. 점수가 150점 이하라면, 심각한 건강문제가 생길 확률이 1/3이다.

다음과 같은 내용이 그 위험을 줄이는 데 도움이 될 수 있다.

1. 복통이나 충동적인 과식과 같은 스트레스의 조기 증상에 주의한다.
2. 부정적인 생각을 피한다.
3. 영양가 있는 음식을 먹고, 규칙적인 운동을 함으로써 스트레스에 대한 신체 무장을 한다.
4. 이완기술을 규칙적으로 실행한다.
5. 도움이 필요할 때에는 친구나 친척에게 도움을 구한다.

⑥ 교수의 기대

대부분의 교수들은 그들이 가르치는 내용을 중요하게 생각하고, 학생들도 그만큼 중요하게 받아들이기를 기대한다. 학생들이 학문에 대한 교수들의 기대를 무시한다면 나쁜 학점에 추천서조차도 받기 힘들어질 수가 있다. 교수들의 기대는 실제 대학생활에서 학생들의 주된 스트레스원이다(BOX 2.7).

(4) 스트레스에 대처하기

연령에 관계없이 우리는 삶에 있어 스트레스를 어떻게 대처할 것인가를 이미 알고 있다. 문제는 스트레스를 감소시키는 기존의 방법을 개선할 수 있을까 하는 것이다. 스트레스를 관리할 두 가지의 중요한 방법은 적응과 대처하기이다. 적응(adaptation)이란 스트레스나 스트레스 인자를 바꾸지는 않는다. 반면에 대처하기(coping)란 스트레스나 스트레스 인자에 대한 우리들의 반응을 바꾸는 것이다(BOX 2.8)(BOX 2.9).

3) 예술치료

(1) 예술치료의 정의와 목적

예술치료란 여러 분야의 예술과 의학, 심리학 이론이 통합된 치료기법을 말한다. 몸이 아픈 사람뿐만 아니라 마음이 아프거나 심적으로 힘든 사람, 본인이 자각하지 못하더라도 스트레스나 아픔을 안고 사는 모든 사람들에게 적용될 수 있는 기법이다.

기본적으로 예술치료의 진행에는 도움이 필요한 내담자와 도움을 주는 상담자가 존재하며, 이 둘이 소통을 통해서 만들어가는 상담 관계가 존재한다. 그러나 예술 활동 자체에도 어느정도 치유 효과가 있기 때문에 상담 과정이 따로 없는 예술치료 과정도 존재한다.

예술치료는 어떤 것을 매개로 사용하느냐에 따라 미술, 음악, 연극, 무용, 문학 등으로 다양하게 나누어질 수 있으며, 각 매개마다 장단점과 특징이 존재한다. 그러나 매개는 다를지 몰라도 예술치료의 가장 본질적인 목표는 매개를 통해 내담자의 마음을 쉽게 열도록 이끌고, 창조적 활동을 통해 내담자의 내적 치유를 이끌어 나가는 것이다. 따라서 예술치료에서는 어떤 매개를 통해서 어떤 행위를 하느냐보다는 매개를 통해서 내담자와 상담자가 어떻게 소통하느냐가 더욱 중요하다고 볼 수 있다.

BOX 2.8 다섯 가지 스트레스 대처방법

1. 스트레스 요인을 감소시킨다.
2. 정서적인 반응을 관리한다.
   - 자신의 감정을 이해하고 표현한다.
   - 긍정적으로 느끼고 행동한다.
   - 유머감각을 유지하고 희망을 가진다.
3. 지원체계를 개발한다.
   - 친구나 가족과 함께 이야기를 하거나 일을 해서 자신을 격리시키려는 유혹과 싸운다.
   - 대학 보건소 담당자에게 상담을 요청한다.
   - 스스로 하는 것이든 집단치료이든 지원 그룹과 함께한다.
4. 자신의 신체를 잘 관리한다.
   스트레스를 받을 때 신체를 학대하면 자신의 마음을 더욱 악화시킬 뿐이다. 몸을 잘 관리한다는 것은 잘 먹고 운동하며 잘 자고 약물을 피하는 것이다.
5. 이완방법을 개발한다.
   이완반응의 상태에 도달하기 위해서 여러 가지 기술이 사용될 수 있다. 이완반응은 신체가 진정으로 이완되었을 때 몸과 마음에 일어나는 예측 가능하고 이로운 생리적인 변화이다.

BOX 2.9 이완요법을 위한 훈련법

1. 조용하고 편안한 자리에 앉는다.
2. 눈을 감는다.
3. 모든 근육을 머리에서 발끝까지 긴장시킨다.
4. 모든 근육을 발끝에서 얼굴까지 이완시키고, 그 상태를 유지시킨다.
5. 코로 숨을 쉬도록 한다.
6. 약 10~20분 정도 반복한 후 조용히 앉아 있는다.

(2) 예술치료의 종류

① 미술치료

미술치료는 심신이 어려운 사람들을 대상으로, 미술활동과 상담을 통해 내담자의 마음을 치료하는 과정이다. 말로써 표현하기 힘든 느낌과 생각들을 미술활동을 통해 표현하여 안도감과 감정의 정화를 경험하게 하고, 내면의 마음을 돌아볼 수 있도록 하며, 자아성장을 촉진시키는 치료법이다. 미술치료를 바라보는 대표적인 시각에는 세 가지가 존재한다. 가장 먼저, 내담자와 상담자가 원활한 관계를 형성하고, 내담자의 내면을 투영하기 위한 도구로서, 즉 치료를 위한 도구로서 미술을 바라보는 시각과 미술활동 그 자체를 치료활동이자 치료과정으로서 바라보는 시각, 그리고 마지막으로 기존 두 가지 견해를 모두 수용하여 미술활동을 치료를 위한 도구이자 치료활동 그 자체로 바라본 통합적 시각이다. 현재는 통합적인 견해로 미술치료를 바라보는 시각이 대다수이며 내담자에 따라서 보다 치료에 초점을 맞출지, 미술활동에 초점을 맞출 것인지 유동적으로 선택하는 경우가 많다.

미술은 말로서 형용하기 힘든 것들을 표현하는데 용이하며, 내담자의 방어를 감소시킨다는 점에서 언어능력이 성인보다 발달하지 않은 아동들을 대상으로 특히 유용하다. 미술활동을 통해 얻을 수 있는 미술작품은 영속성을 지니는 자료로 남아 치료과정을 눈으로 확인할 수 있다는 큰 장점이 있다. 미술활동은 부정적인 에너지를 환기시키고 긍정적인 에너지를 생성시키는 행위이기 때문에 남녀노소를 불문하고 적용될 수 있는 치료기법이다.

미술치료는 주로 우울증, 불안증, 외상후스트레스장애, 발달장애, 기타 정신과적 질환, 만성질환을 비롯한 신체질환을 앓고 있는 경우에 효과적이다. 이외에도 주의력결핍과잉행동장애, 분리불안을 가진 아동, 치매를 앓고 있는 노인, 이주 가정에서 어려움을 겪는 가족에게도 미술치료가 도움이 될 수 있다.

② 음악치료

음악치료는 치료적인 목적, 즉 정신과 신체 건강을 복원 및 유지시키거나 향상시키기 위해 음악을 사용하는 것이다. 이것은 치료적인 환경 속에서 치료대상자의 행동을 바람직한 방향으로 변화시키기 위한 목적으로 음악을 단계적으로 사용하는 것이다. 이러한 변화는 치료를 받는 개인으로 하여금 자신과 주변의 세계를 깊이 있게 이해하게 하여 사회에 보다 잘 적응할 수 있도록 도와준다.

특히 음악치료는 정신질환자병동, 양로원, 신체재활원, 학교, 감호소, 지역사회 정신건강센터, 성인 주간보호센터, 입원환자병동, 호스피스, 가정건강상담소 등에서 정신질환, 행동장애, 약물남용, 노인집단, 노인성 치매, 발달장애, 학생, 신체장애, 성적 손상, 신경손상, 언어손상, 시각장애, 학습장애, 자폐, 청각장애, 의학적 문제, 식욕장애, 감호환자를 대상으로 효과가 있는 것으로 밝혀졌다.

③ 연극치료

연극치료는 사이코드라마, 심리극이라고도 하며, 연극을 이용하는 심리치료 기법이다. 기본적인 몸놀이와 연극을 활용해 신체적 감각을 일깨우고 억압된 내면을 표현할 수 있도록 도와준다. 내담자는 무대 위에서 과거의 자신이 되기도 하고, 내가 아닌 내가 되기도 하면서 자신과 타인을 이해해 나가며 사회성을 증진시키기도 한다. 또한 상황극을 통해 과거 상처가 있는 내담자가 그 당시 상황을 직접 재현해내고, 그 경험을 변형함으로서 상처를 마주하며 트라우마를 이겨낼 수 있다.

④ 무용치료

몸을 이용하는 의사소통은 가장 오래되고 자연스러운 소통방법이자 자기 표현의 수단으로서 언어능력이 제한된 내담자도 몸짓을 통해서 자신의 감정을 표현해낼 수 있다. 신체적 감각을 이용해서 자신을 표현하는 방식은 곧 새로운 자아인식으로 연결되고, 자아인식과 연결된 자기 표현은 정신치료집단 속에서 새로운 사회적 교류로 이어지게 된다.

⑤ 문학치료

문학치료는 독서치료라고도 한다. 문학에는 인쇄된 글, 영화, 비디오, 일기 등의 작품들이 포함될 수 있다. 문학 작품 속에는 글쓴이의 철학, 가치관, 체험했던 삶들이 녹여져있다. 문학치료는 이러한 점을 치유로 활용하여 내담자가 직접 글을 쓰면서 말하지 못하고 묻어둔 상처나 아픔들을 해소할 수 있도록 도와준다. 그리고 비슷한 상처를 지닌 작가가 쓴 글을 읽으며 자신을 투영해 자신의 상처를 바라볼 수 있도록 하며, 자기 삶을 이해해나가고 치유해나갈 수 있도록 도와준다.

행복의 지름길

- 장미를 보기 위해 걸음을 멈춘다.
- 셀카를 찍는다.
- 상상해본다.
- 청바지를 드레스로 바꾼다.
- 소셜미디어를 중단한다.
- 자연 속을 산책한다.
- 스스로 선택한다.
- 기부를 한다.
- 좋은 소식을 공유한다.
- 육아에서 즐거움을 찾는다.
- 자신의 뿌리에 대해 공부한다.
- 행복한 친구들과 어울린다.
- 작거나 큰 변화를 준다.
- 거울을 보고 웃는다.
- 이미 자신이 가지고 있는 것을 원한다.
- 5분 휴식을 갖는다.
- 자기 자신을 대접한다.
- 요거트를 먹는다.
- 일찍 퇴근한다.
- 대출금을 갚는다.
- 오랜 친구와 통화한다.
- 자기 자신을 칭찬한다.
- 노숙자를 도와준다.
- 예배에 참석한다.
- 자신만의 고유 특성 목록을 적는다.
- 평범한 곳에서 특별한 것을 발견한다.
- 짧게 조깅한다.
- 춤을 춘다.
- 심호흡을 크게 한다.
- 긍정적인 면을 바라본다.
- 물건 대신 경험을 선택한다.
- 거절한다.
- 다른 사람을 믿는다.
- 과일과 채소를 먹는다.
- 신선한 공기를 마신다.
- 포옹을 한다.
- 감사하다고 말해준다.
- 저녁 식사 후에는 핸드폰을 꺼둔다.
- 요가 수업을 받는다.
- 술을 마시고 싶다는 생각을 멈춘다.
- 우연히 친절을 베푼다.
- 일출을 바라본다.
- 파란색 옷을 입는다.
- 담배를 끊는다.
- 민트 껌을 씹는다.
- 새 친구를 만든다.
- 멋지게 나이든다.
- 패스트 푸드를 멀리한다.
- 점잖게 행동한다.

토의할 문제

1. 자신이 건강을 유지하기 위해 실천하고 있는 신체적, 정신적 건강행위가 있다면 무엇이며, 어떻게 하고 있는지 말해보세요.

2. 생활 속에서 경험하게 되는 스트레스에 대해 어떻게 대처하는지 서로 토의해 보세요.

Human Health and Sexuality

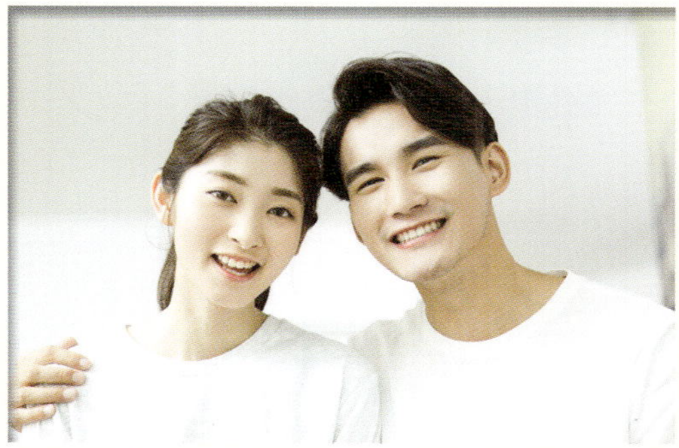

CHAPTER

3

인간과 성

인간은 성적인 존재로서 우리자신이 경험하고 표현하는 방법을 인간의 성적 특성(human sexuality)이라고 한다. 남성과 여성이라는 자신에 대한 자각은 에로틱한 경험과 반응이 갖고 있는 자신들의 수용능력과 함께 성적 특성의 한 부분이다. 우리의 문화적 관점에서 성별 역할에 대한 지식은 개인들의 가치관에 중요한 영향을 미친다.

1 성 개념

성에 대한 개념은 크게 생물학적인 성(sex)과 사회, 문화적인 젠더(gender)로 구분되는데, 성은 생물학적 접근에서의 성과 달리, 사회적 상호작용 속에서 남성과 여성의 관계 설정 및 남성상과 여성상의 사회적 정체성을 포괄하는 사회적 관계의 구성체인 젠더를 의미한다. 섹스는 성행위 또는 성관계가 먼저 떠오르듯이, 여성과 남성의 결합을 성기의 결합이라는 관점으로 성을 규정하는 것으로, 생물학적 본능 또는 신체 기관에 한정된 개념이자, 남성 중심적이고 이성 중심적인 개념이다. 젠더는 사회문화적 특성을 지니게 된 개인의 성적 정체성을 일컫는 용어로 사용된다. 따라서 섹스가 육체적인 성의 개념이라면, 젠더는 문화적 영향에 의한 성 차이라는 뜻에서 정신적 성 또는 사회적 성이라고 볼 수 있다.

다른 관점에서의 성은 성행위 및 생리학적 반응들을 넘어서 인문 · 사회적인 의미를 내포하는 포괄적인 영역의 섹슈얼리티(sexuality)로서의 개념화라고 할 수 있다. 섹슈얼리티의 개념은 첫 번째, 성적 욕망이나 정서, 판타지, 성적 매력을 의미하는 것으로 신체적 영역을 넘어서 정서, 심리, 무의식 차원의 심층적 의미로 성의 범위를 확대하고 있다. 두 번째, 성적 정체성이 동성애인지, 이성애자인지, 트렌스젠더인지와 같이 성과 관련된 자기규정과 성적 측면에서의 생활방식과 다양한 패턴을 의미하는 것이다. 세 번째, 성적 지위를 의미하는데 사회적으로 특정한 성적 정체성이나 관행, 욕망에 부여되는 지위 등을 말한다. 예를 들어 제도 내에서 이성애자는 동성애자보다 사회적으로 특권을 누리게 된다. 가부장적 성 규범에서는 성적으로 개방적인 여성보다는 성경험이 없고 순진한 여성이 높은 가치를 인정받는다. 섹슈얼리티는 이와 같은 성과 관련된 위계와 차별화된 지위를 포함하며 섹스와 젠더에 의하여 영향을 받는다. 따라서 섹슈얼리티 개념은 이러한 성에 대한 특정한 사회문화적 규범과 관행들이 지배하는 것에 대해 다른 의미를 제기할 수 있도록 하는 것이다.

1) 성역할

성은 생물학적으로 육체적인 성관계뿐만 아니라 감정, 의지, 행동양식과 같은 사회심리적 요인이 포함되는 총괄적 개념이다. 이는 생물학적 기능에서 인간행위로 나타나고, 인간관계 속에서 체험하는 것이기 때문에 육체적, 정신적, 인격적인 관계 속에서 보아야 한다. 이러한 성의 이중적 구조에 비추어 보아 성적 욕구는 많은 부분에 있어 인간의 의지에 의해 조정될 수 있는 자율성을 갖고 있다. 성역할의 문제는 역할이론에 의해 설명할 수 있다.

- ❖ 인간의 행동은 사회규범에 의해 구성되고 평가된다. 즉, 성인들의 행위는 다른 사람의 기대에 의해 결정되는 경우가 많으며, 아동의 행위와 달리 계통적이고 목표지향적이다.
- ❖ 행동유형으로서의 역할은 중요한 타인의 요구나 기대에 부응해서 구성된다.
- ❖ 어떤 개인의 내재화된 역할기대를 모으면 사회적 자아가 되고, 내재화된 역할체계의 하나로 사회적 자아에 덧붙여 개인의 전체적인 성격에서 유일성, 자립성, 창조성은 중요한 요소가 된다. 또한 사회적 자아가 일단 확립되면 개인의 행동방향을 결정한다.
- ❖ 결혼이나 가정생활과 같은 계속적인 사회상황에서 적응성이 높은 행동은 그 상황에 관여하는 사람들 간의 역할기대의 적합도와 조화에 관계된다.

성역할은 해부학적 차이, 행동양식, 내용 및 범위, 가족 간의 상호작용 및 영향력, 의복, 예의규범, 대중매체의 유형과 사회구조에 따라 구분되기도 한다. 또한 성역할은 남성이든, 여성이든 각 성의 특성을 나타내는 사회적 역할 내지는 행위를 말하는 것으로, 각각의 성에 대해 적절하다고 생각되는 행위에 관한 사회의 문화적 기대라 할 수 있다.

2) 성정체성

성정체성은 인간의 생물학적인 면을 바탕으로 한 사회적 상호작용을 통해 자신의 성적 특성을 있는 그대로 수용하느냐, 아니냐에 따른 내면적 정신기전이 통합되는 과정에서 형성된다. 이는 인간적 존재로서 모든 생활방식의 근거가 되는데, 중요한 타인으로부터 자신이 적절히 수용되지 않으면 자아가 손상을 받고, 자부심이 낮아지며, 자신의 성정체성을 왜곡하게 될 수 있다. 올바른 성정체성을 확립하기 위해서는 성장과정에서부터 자신의 성적 존재로서의 특성이 타인으로부터 인정되고 존중되면 자부심이 높아지며, 자신의 성정체성을 긍정적인 방향으로 나아갈 수 있을 것이다.

한 개인을 성적인 존재로 보았을 때, 다음과 같은 성정체성의 표현양식이 있다.

- ❖ 그들이 생각하는 양친의 태도는 어떠한가?
- ❖ 지금까지 남자, 여자로서 어떠한 인생경험을 하였는가?
- ❖ 가족 내에서의 위치는 어떠한가?
- ❖ 생명을 존중하는가?
- ❖ 자신의 감정, 느낌과 생각을 표현할 수 있는가?
- ❖ 타인을 도울 수 있는 능력이 있는가?

2 사랑

사랑은 인간이 생각하고 느끼고 반응할 수 있는 정신적 생명의 근원으로 사랑이 실현되지 않거나 실패할 때는 좌절하며 삶에 대한 의욕을 잃고 자신을 유지하고 발전시킬 수 없어 정신적으로 황폐해질 수 있다. 많은 학자들이 사랑이란 단어를 다양하게 정의하고 있으며, 존 앨런 리(John Alan Lee)는 사랑을 다음과 같은 유형으로 분류하였다.

1) 에로스 사랑

에로스(eros) 사랑은 낭만적이고 육체적인 관계를 토대로 상대방의 몸을 만지고 감각적인 느낌을 갖기를 원하는 유형으로 헌신과 치밀성 및 최대한의 정열을 원한다. 남녀관계에서도 많이, 강렬하게 무언가를 주려고 하여 상대방을 부담스럽게 만들기도 하고, 흔히 격렬하게 타오르지만, 성적 관계에 집중되기 때문에 쉽사리 꺼지기도 한다.

❖ 그이와 나는 첫눈에 서로에게 끌렸어.

2) 루두스 사랑

루두스(ludus) 사랑은 사랑을 게임이라고 생각하는 유형으로, 감성이 결핍된 경우가 많아 남녀관계는 그리 깊어지지도 않고 오래가는 경우도 드물다. 사랑을 즐겁고 일상적인 게임이라고 생각하기 때문에 동시에 여러 사람과 만날 수도 있다.

❖ 그이와 나는 서로의 헌신에 대해 결정을 못하고 있어, 나는 연애를 꽤 쉽게 극복할 수 있어.

3) 스토르게(필리아) 사랑

스토르게(storge) 사랑은 필리아적 사랑이라고도 하며, 사랑을 우정이라고 생각하는 유형이다. 사랑에 대한 감정의 변화가 아주 더디며, 사랑을 마치 진화하고 발전하는 것으로 여긴다. 그러므로 관계가 진전되는 데에는 오랜 시간이 걸리지만 오랜 시간 관계가 지속될 수 있다. 대개는 우정으로 시작하여 애정으로 변할 수 있다.

❖ 최고의 사랑이란 오래된 우정에서부터 시작되는 거야.

4) 프래그마 사랑

프래그마(pragma) 사랑은 이성적, 합리적, 논리적인 사랑의 유형이다. 상대의 성격 중 좋은 점을 제대로 파악하고, 관계가 지속될수록 더욱 만족감을 느끼며, 일단 관계가 지속되면 다른 여러 감정들로 변할 수도 있다. 사랑이 마치 일을 처리하듯이 상투적이기는 하지만 실용적이기 때문에 일상 속에서 삶을 향상시키는 능력이 있다.

❖ 나는 그이가 좋은 부모가 될 수 있는지를 생각해.

5) 마니아 사랑

마니아(mania) 사랑은 사랑에 대한 커다란 감성을 가지고 있고, 소유욕도 강하며, 의지하려는 유형이다. 종종 마음 속 깊은 곳에는 자신에 대한 존경이나 자부심이 감추어져 있을 수도 있다. 광적이고, 격정적이며, 뒤죽박죽의 사랑 때문에 남녀관계에 있어서 밤잠을 못 이룰 정도지만 충분한 만족을 느끼지 못하는 경우가 많아 오래 지속하지 못하며 상처가 크게 남을 수 있다.

❖ 나는 그이만 생각하면 잠을 이룰 수 없을 정도로 흥분되고 좋아, 그러나 그가 나를 무시한다는 건 생각하기도 싫어.

6) 동반자 사랑

동반자(companionate) 사랑은 마치 친구처럼 늘 함께 있으며, 정을 나누기를 원하고 질투를 하거나 비난은 적고 상대방의 발전을 도모하며 상호간에 나눔으로써 유익을 도모하는 유형이다. 동반자 사랑은 가장 안정적인 관계를 이루고, 둘만으로 향했던 관심이 결혼 후에는 가정과 아이, 일, 친척, 사회 등으로 폭을 넓혀가면서 성장해 나갈 수 있는 힘이 된다.

❖ 나는 그이와 함께 결혼하여 행복한 가정을 이룰거야.

7) 아가페 사랑

아가페(agape) 사랑은 절대적이고 참아주고 아무것도 요구하지 않는다. 또한 정중하게 대하며 무조건적으로 배려하고 돌보아주는 이타적이고 헌신적인 유형으로 기독교적 사랑이라고도 한다.

❖ 나는 그이를 위해 무엇이든지 해줄 수 있어, 그의 요구와 소원은 내 자신보다 더 소중하게 느껴져.

이러한 유형의 사랑의 공통적인 특성은 그들이 하나같이 사랑하는 사람과 정신적으로나 육체적으로 더욱 가깝게 되려는 근접성을 가지고 있다는 점이다. 멀리 미국에 있는 연인보다 가까이 우리나라에 있는 연인이 더욱 좋고, 서울과 시골에서 교제하기보다는 직접 자주 만날 수 있는 근접한 관계를 더욱 좋아한다. 기쁠 때만 만날 수 있는 사람보다는 슬플 때에도 만날 수 있는 연인을 원하고, 그냥 걷기보다는 손을 잡기를 원하며, 손만 잡기보다는 육체의 만남을 원하는 본질을 갖고 있다.

3 성과 사랑의 관계

인간의 본질이 정신과 육체 중 어느 한쪽으로 치우치거나 이성과 감성 중 어느 한 부분만 과도하게 발달되어도 인간의 통합성은 깨어진다. 따라서 성과 사랑의 관계도 이러한 통합성의 개념에서 보아야 한다. 즉 성적 관계가 없어도 사랑은 가능하며 사랑 없이도 성적 관계가 가능하다. 하지만 성과 사랑은 다양한 형태 중 매우 중요한 의미가 있으므로 사랑과 정신 모두를 포함해야만 한다(그림 3.1).

첫 번째, 성은 인생의 전부가 아니다. 인생에는 여러 가지 중요한 것이 있음을 인식해야 한다. 사춘기 또는 성인 시절에 친밀함의 위기는 언제라도 일어날 수 있다. 특히 이성과 친밀하고자 하는 욕구가 강하게 느껴질 때, 그리고 친밀해지는 기간이 길다고 느껴질 때 성이 인생의 전부인 것처럼 생각할 수 있다.

두 번째, 성에는 남녀 차별이 있을 수 없다. 생리적 차이를 차별로 여기는 그릇된 성개념을 가져서는 안 된다. 일부는 남성이 사회적으로 성공하면 여자와 성을 함께 얻을 수 있고, 공격적이고 주도적이어야 남자답다고 생각한다. 사랑하는 사람과의 관계에서 여성은 성관계를 중요시하지 않고 남성과의 친밀함을 더 요구하며, 절대적인 표현을 자제해야 한다는 관점과 남성은 남성 위주로 이루어지는 것이 당연한 것으로 인식하는 것은 남녀 차별에서 비롯된 사고라고 할 수 있다. 동등한 관계에서 서로 발전하고 사랑하는 관계로 타인을 이해하는 시각을 가져야 할 필요성이 있다.

세 번째, 성이 사랑을 만드는 것이 아니라, 사랑이 성을 만드는 것이다. 성숙한 성은 사랑을 도울 수도 있으며 사랑이 존재한 다음이어야 성이 만족할 수 있다.

그렇다면 사랑의 본질은 무엇인가? 때때로 우리는 사랑에 대한 환상이나 비현실적 오류를 가질 때가 많다. 사랑이란 두 사람의 개인적 공간이 겹쳐지는 부분을 포함한다. 상대가 행복하지 않으면 나도 행복할 수 없다. 성공적인 애정 관계는 각자가 상대방을 행복하게 해주고 싶어 한다. 이것이 곧 자신의 행복을 증가시킬 수 있기 때문이다. 덜 성공적이고 덜 상호적인 관계에서조차도 사랑의 감정은 사랑으로 인한 정신적 고통이 너무 커서 차라리 외로움을 택하는 것이 더 나은 경우가 아닌 한, 인간의 실존적 외로움과 공허함을 감소시킨다.

사랑은 삶에 의미를 부여하고 외로움을 감소시키므로 우리가 종종 사랑하는 사람에게 심리적으로 의존하게 되는 것은 당연하다. 우리가 누군가를 사랑하면 할수록 의존경향은 더욱 커진다. 이것이 비록 당연하다 할지라도 의존의 정도가 부담스러울 정도로 너무 심하면, 애정관계를 파괴할 수 있다. 사랑하기 위해 의존성과 독립성의 조화는 필요하다고 할 수 있다.

따라서 남녀의 사랑과 성의 유사점과 차이점을 파악하여 자신과 상호조화를 잘 이룰 수 있는 사랑을 선택해야 한다. 우선 사랑과 성의 유사점은 양자 모두 격렬한 감정과 생리적 변화를 수반한다. 누군가 다른 사람이 자신을 사랑한다는 것을 알면 행복감과 기쁨이 생기며, 성 역시 오르가즘을 통해 강렬한 기쁨과 쾌락의 절정을 경험할 수 있는 것이다. 또한 사

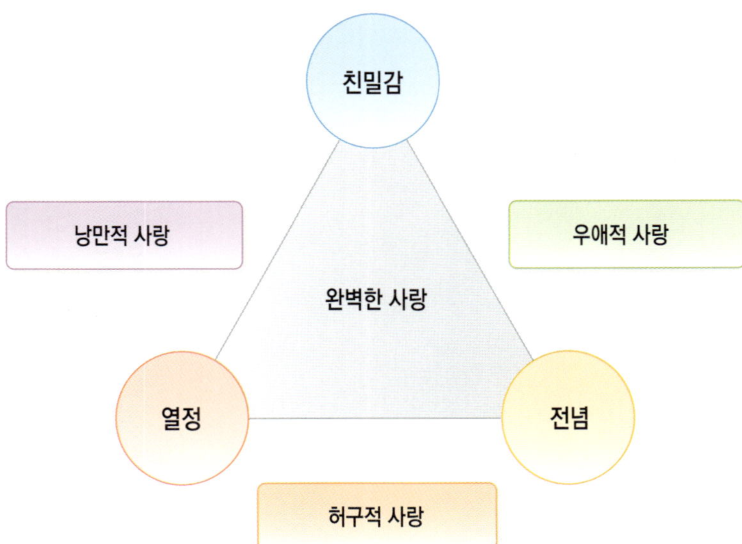

그림 3.1 사랑의 삼각형 모델

랑은 선물이나 포옹, 키스, 애무 등의 행동으로 표현한다. 일반적으로 남녀의 사랑과 성의 차이는 여성인 경우 감정적인 면을 더욱 강조하는데 반해 남성은 성적인 측면에 더 관심을 갖는 경향이 있다.

4 성의식

1) 올바른 성의식

성의식은 인격 형성의 중심이 된다. 태생기부터 발달되어 온 성의식은 청소년기에 접어들면서 생물학적, 생리적 및 심리적 변화로 인해 잠복되어 있던 성본능이 눈을 뜨기 시작하여 점차적으로 성인기적 성의식으로 발달한다. 청소년기에는 생식기능이 급격히 성숙되면서 성본능이 생기고, 정신적 · 성적 발달이 왕성해지면서 이성에 대한 강한 성적 욕구표출을 원하게 된다. 따라서 이러한 성본능을 적절하게 표출, 억압 또는 승화할 수 있도록 자아의 기능이 갖추어져 있어야 한다.

올바른 성의식을 갖고 이성을 사랑하기 위해서는 이성에 대한 존중, 이해 및 책임이 있는 행동이 뒤따라야 한다. 성에 대한 태도는 자신에 대한 의식과 밀접한 관계를 가진다. 즉, 스스로 긍정적으로 생각하며 받아들일 때 타인과 원만하게 지낼 수 있고 가족, 친구, 연인 나아가서는 배우자를 진정으로 사랑하게 된다(그림 3.2).

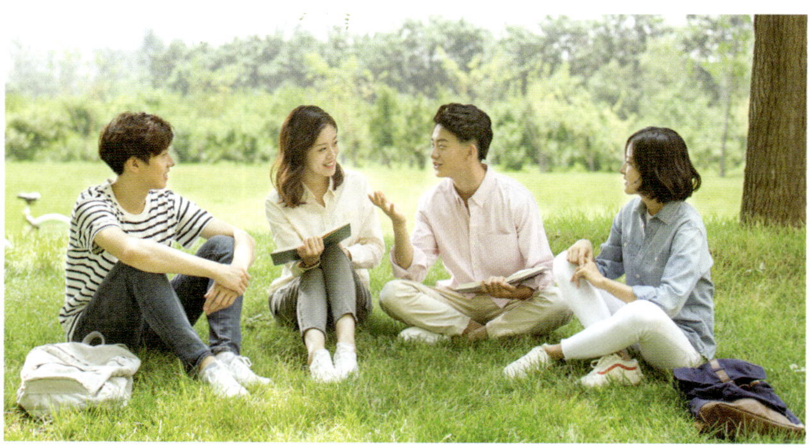

그림 3.2 올바른 성의식

2) 성욕구

성욕구는 인간의 전인적 발달과 인격 형성에 중요한 역할을 하는 핵심요소이며 인간의 성욕구는 의지로 조절이 가능하다. 인간의 사랑은 자연 발생적인 것이 아니라, 출생시부터 성장하여 성인이 되어 가는 과정에서 습득하고 학습되는 것이다. 먼저 자기 자신을 사랑할 수 있어야 하고, 그 다음에 부모의 사랑을 알고, 친구를 사랑하게 되다가 점차 이성을 사랑할 수 있게 된다. 이러한 발달과정에 문제가 생기면, 이성을 사랑할 때 잘 적응하지 못하여 서로 만족할 수 없게 된다.

사랑과 성이 분리된다면 죄악감, 불안, 불만이 따를 수 있다. 사랑과 성이 조화를 이루기 위해서는 솔직한 대화, 상대의 성에 따른 차이 인정, 책임감, 존경심, 이해심이 바탕이 되어야 한다.

성생활이란 단순히 긴장이나 욕구의 완화 수단으로 그치는 것이 아니라, 상대방에 대한 사랑과 관심에 근거하여 서로 만족감과 책임감을 느끼게 하는 행위여야 한다. 사랑이 동반되지 않은 성생활을 하면 허무, 죄악, 분노, 적대감, 불안 등을 느낄 수 있다.

3) 성행동

인간의 성행동은 생식과 본능의 생물학적인 차원을 넘어서 사회문화적인 영향을 통해 학습되며, 종족보존의 욕구와 함께 사랑의 표현, 긴장해소, 감정이완, 만족감 등 여러 요소가 함축되어 있다. 베너와 스튜어트(Vener & Stewart)는 성행동을 이성 간의 신체접촉으로 정의하였고, 낮은 접촉 단계에서부터 높은 단계에 이르기까지 다양한 수준의 행동을 포함하는 포괄적인 개념으로 정의하였다. 성행동은 본인이 가지고 있는 성과 관련된 경험을 말하며 단순히 육체적인 성행동뿐만 아니라 정신적 · 사회적 의미도 함께 포함한다.

청소년 대상의 성행동은 신체적 · 정신적 건강에 부정적 영향을 주는 위험요소를 포함하는 측면도 있다. 예를 들어, 혼전임신, 성병 감염, 원하지 않는 성관계 및 성폭력 등은 장단기적으로 나쁜 영향을 끼칠 수 있다. 따라서 이러한 위험요소를 내포한 성행동에 이성과의 성관계, 동성과의 키스나 애무, 동성과의 성행위, 술을 마신 후의 성관계, 피임하지 않고 하는 성관계, 임신 경험, 성병 감염 경험, 성폭력 가해 경험 등을 포함한다. 현대사회로 오면서 과거보다 이성교제와 성행동이 증가하고 있으며, 성행동에 대해서도 훨씬 자유롭고 허용적으로 증가하고 있는 추세이다.

(1) 성적 고민과 자위

자위행위는 지나치지 않다면 도덕적인 면에서나 의학적, 정신적인 면에서 그렇게 염려할 문제는 아니다. 그러나 보다 건전한 정신작용으로 승화시킬 필요가 있다. 그러므로 자신들의 심신관리를 잘하고 성적 충동을 주는 매체를 되도록 멀리하는 등 성적 충동이 올 수 있는 조건을 미리 예방할 필요가 있다.

(2) 책임감 있는 성생활

책임감 있는 성생활을 위해서는 인간을 존중하고 참을성이 필요하며 자기 행동에 책임을 질 줄 알고, 예의바르게 자기 의사표현과 주장을 할 수 있어야 한다.

4) 성생리

성적 반응은 정신과 신체의 밀접한 상호관계에 의해 결정된다. 남녀 간에 생식기의 구조와 기능의 차이는 뚜렷하지만, 성적 흥분에 대한 신체적 반응과정에는 유사점과 차이점이 있다. 남녀 간에 유사점은 정신적 요인에 의하여 흥분될 수 있는 것이며, 차이점은 여성에 비하여 남성은 어떠한 자극에 대하여 반사적으로 흥분이 되는 것이다.

성적 흥분의 자극적 요소인 정신적 요인이란 상대방에 대한 존경, 호감, 사랑, 절정, 집중, 좋아함, 상상, 사모함 등을 말한다. 반사적 흥분반응이란 정신적 요인과는 전혀 관계없는 단순한 물리적 자극이나 감각적 자극에 의하여 흥분되는 것이다. 남성의 경우 정신적 흥분도 나타나지만 영화, 음악 등을 통한 단순한 자극(예: 시각, 청각, 후각, 촉각)에 의해서도 관심이나 정서의 개입 없이 반사적인 성적 흥분이 일어날 수 있으나, 주로 여성은 심리적으로 정서가 개입된 정신적 흥분이 일어난다.

성욕의 표현은 남성의 경우 음경이 발기되고 사정함으로써 절정감을 느낀다. 반면 여성의 경우 키스, 접촉, 애무 등의 사랑을 표현하는 방법의 자극 등을 받을 때 유두와 음핵이 발기되며 질내에 분비물이 나오고 질이 수축하면서 흥분되는 절정기가 된다. 절정기 이후에는 몸이 휴식을 취하는 이완기를 거치게 되며, 남녀의 성 흥분상태의 차이가 있다(BOX 3.1).

5) 성발달

성은 수정 후 첫 2~3주부터 생식기관의 발생과정이 다르다. 성의 주관적인 구별은 유아기

BOX 3.1 성충동의 남녀 차이

남성호르몬의 분비가 여성보다 상대적으로 많은 남성은 여성보다 성충동이 강하다고 본다. 그러나 생리적인 점보다는 심리적인 점에 의한 차이가 크다. 또한 문화와 전통적 관념에 따라 남녀가 다르게 나타난다.

1. **월경과 사정의 차이:** 남성의 사정현상에는 성적 쾌감이 따르며, 자신의 의지로 조절할 수 있다. 그러나 여성의 월경현상은 단순히 생리현상으로 쾌감이 없다.
2. **성충동의 동기:** 남성의 성충동을 일으키는 동기는 방출충동과 접촉충동이 모두 작용한다. 그러나 여성의 경우에는 방출효과는 약하고 접촉충동이 더 강하게 작용한다.
   - 방출충동: 정액을 몸 밖으로 배출하고자 하는 욕구
   - 접촉충동: 이성에 대한 존재를 명확하게 의식하고, 상대에게 육체적으로나 정신적으로 가까이 하려는 욕구
3. **성충동 유발요인:** 남성의 성충동은 성기능과 함께 시작되며 시각적 자극(예: 주간지나 잡지, 성행동을 묘사하는 사진, 그림 등)에서 온다. 그러나 여성의 성충동은 정서적 자극에서 온다.

인 3~4세 때부터 시작된다. 그러므로 이 시기부터 일생을 통하여 자신을 여자, 남자로 인식하고 또한 믿고 표현한다. 사춘기는 신체적, 정신적으로 어릴 때와 전혀 다른 특징을 가진 성인의 모습으로 성장해가면서 성에 관해 눈을 뜨게 되는 시기이다.

청소년은 점차 성인으로 이미지가 바뀌어지므로 사춘기의 변화를 긍정적으로 경험하느냐 부정적으로 경험하느냐에 따라 많은 영향을 받는다. 따라서 가족이나 가까운 동료, 선생님은 청소년의 이차성징 발현에 대해 이해하고 자랑스럽게 여기며 변화에 대응할 수 있도록 지도하여야 한다. 개인이 한 시기의 변화를 잘 수용하려면 자신의 성장발달에 대한 적절한 지식, 성역할에 대한 긍정적인 동일시와 가족 및 동년배의 지지적 분위기가 필수적이다.

6) 성에 대한 오해

(1) 큰 것이 더 좋다는 생각

여성들 사이에 유방이 큰 경우, 작은 것이 정상이라고 생각한다면, 작게 성형수술하는 것 외에 무슨 생각을 할 수 있겠는가? 남성들의 경우 음경의 크기가 최대의 관심사인

데, 음경이 다른 사람보다 더 크다고 하더라도 어느 정도가 적당한 크기인지는 알 수 없다. 음경의 크기가 정상을 가늠하는 기준이 되는 것이 아닐 뿐 아니라, 성적인 쾌감과 비례하는 것도 아니다.

(2) 처녀막과 섹스의 오해

처녀막이 있어야 성경험이 없다고 생각한다. 아동기 때 활동적인 놀이를 하거나 자전거 타기 등 심한 운동을 해서 처녀막이 손상을 받을 수도 있다. 일부 여성은 태어날 때부터 처녀막이 없기도 하므로, 첫 성행위를 하더라도 처녀막이 파열되지 않는 경우도 있다.

(3) 성행위에 대한 태도

성행위에 있어서 남성은 항상 능동적이고 여성은 수동적이라고 봄으로써, 성행위는 남성이 여성에 대해서 하는 것으로 알려져 온 것이 사실이다. 하지만 성행위를 하고자 할 때 여성이 능동적으로 해도 남성이 능동적으로 했던 것과 똑같은 성적인 만족감을 얻을 수 있다.

(4) 성 오르가즘

성교를 멋지게 하려고 특별한 기교를 배워 상대방에게 최고의 오르가즘을, 자신에게도 최고의 절정감을 맛볼 수 있다고 생각하는데, 특별한 성적인 기교를 개발하기보다는 즐겁고 편하게 서로를 아껴주면서 몰입하는 것이 더 최상의 결과를 얻을 수 있다.

7) 성적 충동의 조절

건전한 육체를 가진 사람이라면 당연히 가질 수 있는 욕망이 바로 성에 대한 갈구이다. 그러나 성욕은 충족될수록 더욱 바라게 되므로 주위의 충족시킬 여러 대상물에 유혹되지 말아야 하며, 마음뿐만 아니라 행동도 수반되어야 한다.

따라서 성적 충동을 조절하기 위해서는 훈련과 결심이 필요하다. 예를 들어, 성적 자극이 강한 곳(예: 가슴, 유두, 대퇴, 성기, 귀밑 근처)을 상대방이 더듬거리면 부드럽고 단호하게 밀어내어야 하며, 이성간의 관계에서 성적 충동에 대한 시행착오를 자주 거듭하게 된다. 이러한 행동이 잦게 일어나면 사랑하는 사람에게 깊은 상처를 주어 결국 고통의 수렁에 빠지게 된다.

인간의 성욕구 해결방법은 성적인 접촉을 통해서만 가능한 것이 아니라 운동, 음악, 미술, 창작활동, 학업, 노동 등 여러 가지 방법으로 성욕구를 승화시킬 수 있다. 성충동에 승화적 방법은 BOX 3.2를 참고한다.

BOX 3.2 성충동에 대한 승화적 해결방법

1. 공부는 미래의 자아실현을 위한 과정의 하나이다. 성적인 욕구에 대한 관심을 공부하는 일에 주의를 돌려 성에너지의 승화를 통해 인간능력을 극대화한다.
2. 이성에 대한 연모의 표현으로써 연애감정을 경험하게 될 때는 연애감정에만 치우치지 말고, 사람의 진정한 의미를 문학작품과 영화감상 등을 통해 심화하도록 한다.
3. 다양한 운동, 책읽기, 취미생활과 운동경기 관람 등을 통해 성충동적 에너지를 건전한 활동으로 바꾸는 것이 바람직하다.
4. 과외활동을 선용한다. 학교 내에서의 집단활동, 동아리활동, 종교활동 등을 통해서 자기의 특기를 연마하는 데 힘쓴다.

8) 성범죄

(1) 성폭력

성폭력은 성과 관련된 모든 범죄라는 의미이며 이와 관련된 것은 성범죄(sexual offence), 성폭행(sexual assault), 강간(rape), 성폭력(sexual violence), 성희롱(sexual harassment), 성추행(sexual molestation harassment) 등 다양하다.

한국성폭력상담소에서 성폭력이란 성을 매개로 가해지는 신체적, 언어적, 심리적 폭력을 의미한다. 성폭력의 개념은 다양한 측면에서 규정되고 있으나 법적인 관점에서 규정짓는 가장 중요한 요인은 개인의 성적 자기결정의 자유를 침해하였는지에 대한 행위의 강제성 유무에 있다. 성폭력 행위는 유형, 정도 그리고 일반적 인식에 따라 성희롱, 성추행, 성폭행 등이 있지만 그 가운데 성폭력은 이들을 포괄하는 가장 넓은 개념이다.

여성가족부는 성폭력의 정의를 권력이나 힘의 차이를 이용하여 동의 없이 상대방의 성적 자기결정권을 침해하는 신체적 · 언어적 · 정신적 폭력으로 정의하였다. 이는 음란전화나 문자, 메일 등의 통신매체 또는 카메라를 이용한 행위, 성기노출이나 성희롱 등의 신체접촉 없이 행해지는 성적행위, 성추행 강간미수 등을 포함하고 있다. 성폭력이라고 하면 흔히 강간을 먼저 떠올리는데 신체접촉 없이 행해지는 성적행위도 성폭력에 포함된다. 흔히 신체접촉이 없이 행해지는 성적행위를 성희롱으로, 신체접촉의 형태를 성폭력으로 잘못 생각하고 있는데, 성희롱과 성폭력은 상대방이 원치 않는 성적 언동으로 성적 자기결정권을 침해하거나 성적 불쾌감을 유발하는 행위라는 점에서는 같을 수 있다. 다만 성희롱은 직장 내 지위 또는 업무와 관련하여 상대방에게 불쾌감이나 굴욕감을 주거나, 그에 따르지 않았다는 이유로 불이익을 주는 행위로 법에서 따로 규정하고 있을 뿐이다. 대학 내에서는 주로 교수와 학생 사이에서 발생되는데 행위자의 고의성은 성립요건에 포함되지 않기 때문에 행위자의 성적 언동으로 학생들의 학습권이 침해되었다면 성희롱으로 간주한다.

최근에는 아동, 청소년 대상의 성으로 인한 사회적 문제가 제기되며, 성매매 알선 및 성폭력 범죄와 미혼모가 증가하고 있다. 아직 인격적으로 성숙하지 못한 청소년들이 주변으로부터의 유혹을 쉽게 뿌리치지 못하고 공격적인 성향을 드러내어 타인의 인권을 침해하거나 자신의 인권을 포기하기도 한다. 이는 사회적 · 성적인 문제, 폭력이나 정신질환 등의 여러 가지 요소가 복잡하게 얽혀 있어 단순히 한 가지 요소만으로 이야기하기는 어렵다.

일반적인 원인을 살펴보면 사회적인 분위기, 정조관과 순결론, 남녀의 불평등 구조, 왜곡된 성문화, 성교육의 부재 등이 있으나, 개인마다 차이가 있어 다양한 원인이 나타날 수 있다. 한국성폭력상담소와 여성가족부에서 성폭력 관련 대응단계 및 지침을 안내하고 있다.

한국성폭력상담소에서는 성폭력의 대응 단계를 다음과 같이 나누었다.

첫 번째, 상황인식하기: 나의 건강상태와 피해 상황 살피기

❖ 피해로 인해 발생한 나의 감정은? 피해가 일상생활에 미친 영향은?

❖ 피해로 입은 외상이나 내상은? 식사나 수면 등의 건강은?

❖ 피해 극복에 발휘할 수 있는 나의 힘은? 피해 대응에 쓸 수 있는 나의 시간은?

❖ 가해자로부터 지속적인 성폭력이나 협박 등의 피해를 입고 있는지?

❖ 다른 사람들이 나를 해치거나 비난할 것이라는 불안이 있는지?

❖ 피해 후 관계가 깨진 주변인은? 피해로 인한 물질적인 손해는?

❖ 가해자에게 받아내야 할 약속이 있는지?

두 번째, 원하는 해결에 집중하기: 필요한 지원, 가해자에게 요구할 내용, 처벌 유무, 바꾸고 싶은 환경 생각하기

❖ 심리적 지지 또는 치유, 손해배상, 가해자의 법적 처벌, 가해자의 사과, 소속집단의 문화 바꾸기

세 번째, 사건 해결의 목표와 한계 결정하기: 다양한 가능성 열어두기

네 번째, 해결방법의 장점과 어려움 검토: 다양한 정보 수집

❖ 사건의 의미, 감당할 수 있는 정도, 일상생활에 미칠 영향은?

❖ 사건 해결에 쏟을 수 있는 시간, 체력, 정신력은?

❖ 직장, 학교, 가족 등의 주변상황은?

❖ 원하는 해결이 어려울 때 받아들일 수 있는 정도는?

다섯 번째, 주변 지지체계 검토, 자신의 강점 파악: 신뢰할 수 있는 사람, 자신이 어려운 문제를 해결해 온 방식과 자신의 강점 찾기

❖ 사과문 받기 등의 개인적 해결: 구체적 방법과 약속을 어길 시 대처는?

❖ 법적 해결: 절차, 공소시효, 증거수집 가능성과 방법은?

❖ 소속집단 내의 해결: 소속집단 내 절차, 근거규정, 지지집단은?

❖ 나의 말을 지지하며 들어줄 사람은?

❖ 가해자 대응과정에서 도와줄 사람은? 도움을 받을 수 있는 기관은?

성폭력상담소는 비밀을 보장할 의무가 있으므로 피해시기, 장소, 당시 정황, 지속성, 의료적 필요 여부, 가해자와 피해자의 관계, 증인, 증거 유무와 내용을 알리고 논의할 수 있다. 혹시 자신의 대응이 부족했다고 생각하기보다, 자신이 해온 모든 것들이 자신의 힘을 발휘했던 과정이라는 것을 먼저 생각하고, 내 안에 숨어있는 힘과 강점을 발견하여 앞으로 할 수 있는 일을 그려보도록 지침 가이드를 안내하고 있다.

다음은 여성가족부에서 성폭력의 대응에 대한 안내는 BOX 3.3과 BOX 3.4를 참고한다.

BOX 3.3 성폭력 발생 직후 대응

- 최대한 신속히 수사기관에 신고: 원스톱 센터(해바라기 센터), 여성긴급전화(1366), 112
- 상담 및 지원: 성희롱 · 성폭력 근절 종합지원센터(02-735-7544), 한국성폭력상담소(02-338-5801), 한국여성민우회(02-335-1858), 한국여성의전화(02-2263-6464~5), 다누리콜센터(1577-1366), 디지털성범죄 피해자지원센터(02-735-8994)
- 전문 상담기관과 연계하여 사건 해결: 학내 성폭력상담소, 인권센터, 학외 성폭력 상담소
- 사건발생 직후 수사기관에 신고하는 것이 중요하며, 성폭력 사건의 경우 신속한 처리와 증거 보존이 중요하기 때문에 수사기관의 도움을 받도록 한다.
- 학내에서 발생된 사건의 경우, 학내 성폭력상담소 인권센터와 연계하여 사건을 해결하면 보다 전문적인 도움을 받을 수 있다.
- 외부 성폭력 전문 상담기관과의 연계도 가능하다.

BOX 3.4 성폭력 주변인의 역할

- 성적인 대화나 문제의 소지가 있는 행동을 목격했다면 적극적으로 개입한다.
- 성차별적 농담에 함께 웃지 않는다.
- 피해자를 정서적으로 지지해 준다.
- 가해자에 대한 판단을 자제하지만, 과도한 행동으로 본인이 사건을 해결하려고 하지 않는다.
- 피해자들의 증언에 의하면 2차 피해가 더 심각한 트라우마를 남긴다. 성폭력 피해자를 마주하게 되었을 때 주변인으로써 할 수 있는 역할에 대한 고민이 필요하다. 피해자의 이야기를 경청하고 함부로 피해자의 대처에 대해 평가하지 않으며, 당신의 잘못이 아니라고 말해줘야 한다.
- 성폭력 사건은 신속한 대처가 중요함으로 빠른 시일 내에 전문기관의 도움을 받아 신고할 수 있도록 안내하는 것이 필요하다.

다음은 여성가족부에 제시한 대학생을 위한 성폭력 예방교육 자료의 Q&A에 관한 내용을 발췌한 것이다.

성폭력 예방교육을 위한 Q & A

Q 여자의 야한 옷차림이나 성경험 여부가 성폭력 판단에 영향을 미치나요?

A 실제로 노출이 많은 여름이나 그렇지 않은 겨울에 발생되는 성폭력 비율의 차이는 없다. 오히려 이러한 통념 때문에 여성들은 몸과 행동에 제한을 받게 된다. 다른 범죄에 대해서는 그렇지 않으면서 유독 성폭력에 대해서만 피해자에게 혐의를 두는 것은 남성의 성욕에 대한 관대한 시선과 여성에게만 순결과 정숙을 강요하는 성 규범이 바탕이 된다. 피해자의 노출을 성폭력의 원인으로 이야기하는 것은 가해 행위의 책임을 피해자에게 돌리는 핑계일 뿐이며, 피해자의 성경험에 대한 이야기는 성폭력을 여성의 성적 자기결정권의 침해로 보지 않고 순결의 문제로 접근하는 편견에서 비롯된 것이다. 성폭력을 이야기하면서 피해자의 행동이나 외모를 관련짓는 것은 성폭력의 원인을 피해자에게 돌려 2차 피해를 유발하므로 주의해야 한다. 성폭력의 예방은 여성이 어떤 옷차림이든 성폭력에 노출되지 않는 안전한 사회를 만드는 것이다.

Q 최근 꽃뱀에 대한 허위신고가 늘어나고 있는 것 같은데요?

A 성폭력 피해자에 대한 전형적인 이미지에 미심쩍은 부분이 있으면 "꽃뱀 아니야?"라고 생각하게 하는 사회적 통념이다. 최근 발생한 연예인 성폭력 피해자의 경우에도 성매매 여성이라는 점 때문에 처음부터 꽃뱀으로 몰렸다. 사람들이 만들어 놓은 피해자 상에 부합하지 않으면 모두 꽃뱀으로 생각하는 경향이 여기서 드러난다. 이로 인해 피해자는 성폭력 피해 사건에 더해 꽃뱀이라는 의심을 벗기 위해 스스로를 증명해야 하는 상황에 놓이게 된다. 특히 피해자가 돈이나 합의에 대한 이야기를 꺼내면 "처음부터 돈을 노린 것 아니냐"며 꽃뱀으로 몰리게 된다. 상대의 잘못으로 피해가 발생했을 때 보상을 요구할 수 있는 것은 피해자의 정당한 권리이다. 개인 간 합의가 아니라 사법 절차에 의한 배상이 활성화된다면 이러한 문제도 해결될 것이다. 2013년 친고죄가 폐지되어 성범죄를 저지르면 피해자가 고소하지 않거나 피해자와 합의하더라도 처벌받도록 법이 개정되었다. 더이상 합의유무가 중요하지 않게 되었다는 뜻이다. 그러나 꽃뱀 통념은 여전히 견고하다. 이와 같은 통념이 사라지지 않으면 성폭력 피해는 더더욱 드러내기 어려운 문제가 될 것이다.

Q 단톡방을 공개하는 것은 사생활을 침해하는 것이 아닌가?

A 단톡방은 폐쇄성이 높다. 대화방에 참여하지 않으면 내용을 알기 어렵기 때문에 흔히 개인 메신저라고 생각한다. 하지만 법원은 대화 내용이 보존되고 손쉽게 내용을 복사 유포할 수 있다는 점에서 공개적인 공간으로 본다. 지난해 대학 학생들이 단톡방에서 "얼굴은 별로니 봉지 씌워서 하자" "여자 낚아서 회 치자" 등의 대화를 나눴다가 공개되어 학교는 학생 2명에게 무기정학 4명에게 근신 처분을 내렸다. 학생들은 학교의 처벌에 불복해 서울행정법원에 "무기정학 처분이 부당하다"며 소송을 냈다. 그러나 법원은 "채팅방이 남학생만으로 구성되었어도 가해학생들 의견에 동조하지 않은 학생이 있어 대화 내용이 언제든 외부로 유출될 위험성이 있었다."며 학교 측 손을 들어주었다. 즉 단톡방은 열린 공간이며 공개적으로 비방을 한 것이기 때문에 명예훼손이나 모욕죄가 성립한다는 의미이다.

Q 대학 남학생 00명이 00개월간 카톡방에서 급우들을 대상으로 심한 음담패설을 나눴는데, 성희롱으로 처벌되나요?

A 단톡방에 가입된 상대를 화제로 삼아 성적인 농담을 하고, 음란물을 보낸다면 원칙적으로 "통신매체를 이용한 음란"(행위 2년 이하의 징역 500만원 이하의 벌금)으로 처벌받을 수 있다. 하지만 이 경우 단톡방에 당사자가 없는 상황에서 이뤄진 대화라는 점에서 성범죄는 성립하지 않고 제3자 명예훼손이나 모욕죄로 처벌 받게 된다.

(2) 강간

강간이란 가학증처럼 공격성과 음란성이 결합되어 있는 복합적 개념으로 원하지 않는 사람과 강제 또는 사기로 성교하는 일종의 폭력행위이다. 법률적 해석에서 '강제'라는 것은 육체적인 힘을 사용하든가, 심리적인 협박으로 또는 성행위가 불가능한 자(정신병자)를 통해서 자기만의 성적 욕구를 충족시키는 행위를 말하는 것이다.

미성년자 강간은 형사상 13세 미만의 미성년자 여성을 가해자가 자신의 성적 쾌락을 위해 애무하거나 성기의 자극, 성교 그리고 항문이나 구강 성교의 대상으로 이용하는 것 모두를 포함한다. 연령별로 보면 6~13세의 어린이가 피해를 가장 많이 입는 것으로 나타났다. 가해자는 어린이를 잘 아는 사람들로, 초등학생에서부터 70대 노인에 이르기까지 다양하다. 이 중 단지 20~30% 정도만 전혀 모르는 사람이다. 피해 장소로는 가해자의 집이나 피해자의 집이 가장 흔하고, 산이나 숲 그리고 한적한 곳 순이며, 유인 방법으로는 평범한 질문이나 사소한 물건을 주는 선심공세로 나가는 것이 특징이다.

어린이 강간은 신고율이 높다. 그러나 문제는 어린이가 자신이 당한 피해 사실을 부모에게 야단을 맞을까 봐 알리지 않는 경우이다. 이런 경우 먼저 아이를 안심시키고 쉬운 말로 차근차근 물어 보는 것이 좋다. 아이들은 커가면서 자연스럽게 성폭행 당했던 걸 잊어버릴 수도 있고 그렇게 되는 것이 바람직하다.

또 다른 강간유형인 친근자 강간은 희생자와 공격자가 서로 알고 있는 사이라는 점에서 낯선자 강간과 구분된다. '근친상간'이란 결혼이 허락되지 않는 한 가족 내 상호간의 성관계로 현재 전세계 문화권에서 금지하고 있는 성관계이다. 하지만 인종, 민족, 계급, 연령을 불문하고 발생되고 있다.

가족구성원이라도 어느 정도 서로 성적 매력을 느끼는 것은 사실이지만, 이러한 매력에 의해서 성적인 행동을 취하는 것은 그리 흔한 일이 아니다. 일반적으로 근친상간은 친부나 의부, 형제자매, 삼촌, 사촌, 이모부, 고모부, 시부모나 할아버지에 의해 발생되며, 오빠와 누이동생이나 사촌 간의 근친상간이 아버지와 딸 사이의 근친상간보다 5배나 더 많이 발생한다.

특히 아버지와 딸 사이에 근친상간이 발생하는 가족의 경우, 보통 가해자인 아버지는 가족 내에서 절대권력을 가지고 권력을 휘두르는 폭력적인 가장이며, 대개 심한 알코올 중독자이기도 하다. 어머니는 남편과의 완충지대로 딸을 교묘하게 이용하여 딸과 역할을 바꾸는 것을 암묵적으로 허용하거나 적극적으로 지지한다. 따라서 가족 전체가 암묵적으로 비밀을 지킴으로써 가정이 유지됨을 강조한다.

반면, 딸은 부모의 요구를 들어줄 때만 사랑과 보호를 받을 수 있다고 믿고 그대로 수용한다. 즉, 부모의 사랑을 받기 위해서는 무엇을 해 주어야 한다고 믿기 때문에 무조건적인 사랑이나 헌신 등은 믿지 않는 경향이 있다. 이러한 이유에서 친근자 강간 희생자들은 낯선자 강간 희생자에 비해 강간을 제대로 신고하지 못하고, 피해자인 자신도 이를 신고하거나 다른 사람에게 이야기해도 아무도 믿어 주지 않을 것이라고 생각한다. 그래서 친근자 강간은 강간 형태 중 신고비율이 가장 낮고 심리적으로 가장 심한 상처를 입는다.

강간자의 동기는 첫 번째, 대상자에 대한 적대감이 강간으로 나타나는 공격성이다. 피해자를 구타하거나 목을 조르고 질식하게 하는 등의 신체적인 폭행으로 강간 피해자는 단순한 강간의 피해뿐만 아니라 심지어 생명까지도 잃는 경우가 많다. 두 번째, 성적 무력감을 보상하기 위한 강간자의 성욕으로 강간 동기는 심리 질환적인 성변태성을 들 수 있다. 세 번째, 성적 흥분을 위해 상대에게 폭행을 표현하는 가학성을 들 수 있다. 이러한 강간 범죄자는 자신들의 강간행위를 복수나 처벌행위였다고 정당화시킨다. 이는 강도행위로 금품갈취나 도둑질을 한 후 입막음을 하기 위한 방책으로 사용된다.

강간의 반응 단계는 다음과 같다.

① 강간 직전의 반응단계

대부분 여자들은 위험이 다가오고 있음을 공포감으로 직감할 수 있고 긴장감도 느낄 수 있다. 그래서 말로 설득하려고도 하고 언어적인 위협을 가하거나 시간을 끌거나 다른 긴급한 일을 호소하며 핑계를 대기도 하고, 비위 맞추는 말이나 농담 등을 하기도 한다.

② 강간 중의 반응단계

일부는 몸부림치고 싸우기도 하지만, 이미 불가항력이라고 느끼거나 자신의 몸부림이 강간자를 더 자극하여 공격적이 되게 한다고 느끼게 될 때는 반항을 그치는 경향이 있다.

③ 강간 직후의 반응단계

이 반응은 혼란상태로 신체적인 고통이나 상처, 일반적인 긴장상태, 수면장애, 위장장애, 음부의 상처나 통증을 포함한다. 또한 여러 가지의 정서적인 반응도 보이는데 폭행과 죽음에 대한 공포 등이며, 다음으로는 자기에 대한 비난이다. 강간 직후의 감정으로는 죄의식과 수치심이 보편적으로 일어난다.

④ 강간 후의 장기반응단계

강간 후에는 오랫동안 후유증을 겪게 되는데 기분의 침체, 우울증이나 정서적 혼란이 계속되며 지속적으로 놀라는 반응을 보인다든지, 악몽을 꾸거나, 공포증으로 발전되기도 한다. 음독이나 투신자살 등의 극한 반응을 보이기도 한다. 사회적 피해로는 일에 지장을 받거나 남성에 대한 혐오감 외에도 인간관계 손상, 행동장애, 결혼 기회차단이 있다. 자신의 잘못이 아닌데도 부정적인 심리영향이 심각하며, 장기간의 후유증을 보일 신체적 상해와 성병 감염 및 임신 등이 있다. 어린아이 성폭행의 경우는 성기구조의 변형, 늑골이 부러지고 폐가 파열하는 경우도 있다.

특히, 성인 여성인 경우 이러한 후유증은 남편이나 연인의 태도에 따라 크게 좌우된다. 남성측도 고통스럽겠지만, 남성은 여성으로 하여금 희망을 갖고 새로운 출발을 할 수 있도록 감싸주는 것이 매우 바람직하다. 그렇지 않으면 여성은 심한 심리적 갈등과 모욕감으로 고민하게 되고, 성관계를 절대적으로 회피하게 될 수도 있다. 반면에 강간당한 반발심에서 오히려 충동적인 성욕충족에 매달려, 이 남자 저 남자와 마구 성관계를 가지면서 강간당할 때의 기억을 떨쳐 버리려고 하는 여성도 있다.

(3) 성희롱

성희롱은 권한이나 지위가 대등하지 못한 사이에서 바라지 않는 성적인 접근이 일어나게 되는 행위이며, '원하지 않는 성적인 접근, 육체적 접촉의 요구 및 기타 성적인 성격을 띤 언어적 육체적 행위'로, 시각적(곁눈질하기, 응시하기), 언어적(외설적인 언급, 암시, 농담), 육체적(건드리기, 애무하기, 강간), 사진 및 낙서 등의 성에 기초한 원하지 않는 행위를 포함할 수 있다.

직장 내에서 일상적인 성희롱이 자행되며, 이것이 지속이 가능한 이유는 무엇일까? 성희롱은 다양한 요인이 서로 복합적으로 얽혀서 나타나는 현상이지만, 편의상 사회문화적 배경과 여성의 의식 및 심리적 배경을 생각할 수 있다.

가해자 중 어떤 사람들은 성희롱의 잘잘못이 과장되었다고 생각하며, 피해자가 과잉반응을 한다거나 너무 심각하게 받아들인다고 여긴다. 우리 사회는 아직도 여성들이 자기주장 없이 순종적인 모습으로 다소곳해야 한다고 생각한다. 또한 자기의 권리를 강하게 주장하는 여성은 강하다고 생각하거나 이상하고, 혐오스럽고, 문제아로 치부한다. 성희롱은 성적인 욕구보다 가해자가 권력을 남용하는 것과 밀접한 관련이 있으며, 성희롱의 사례 중 직접적으로 성행위를 요구하는 경우는 드물다(Chaiyavei & Morash, 2009). 성희롱은 직장이나 대학 내에서만 일어나는 것이 아니라 의사와 환자 사이 또는 치료사와 환자 사이에서도 일어날 수 있다. 치료사는 자신들의 권력과 영향력을 이용하여 환자와 성관계를 맺으려고 압력을 가할 수도 있다. 이때 성희롱은 다른 방식으로 나

표 3.1 성희롱의 오해와 진실

오해	진실
성희롱은 드물다.	성희롱은 매우 광범위하게 일어난다.
성희롱의 심각성은 과장되었다. 성희롱이라고 부르는 것 대부분은 따지고 보면 보잘 것 없고, 해가 없는 구애과정이다.	성희롱은 파괴적일 수 있다. 대부분의 성희롱은 구애과정과 상관없거나 진실한 성적 또는 사회적 관심과 아무 관련이 없다. 성희롱은 여성들을 불쾌하게 한다. 여성들은 성희롱 때문에 학교나 직장을 그만두는 경우도 있다. 많은 사람들이 심각한 정신적 및 건강상의 문제를 겪는다.
많은 여성들은 자신에게 피해를 주는 직장상사나 다른 사람들에게 앙갚음을 하기 위해 허위 신고한다.	성희롱의 거짓 신고는 1% 미만이다. 여성은 거짓 신고를 거의 하지 않으며, 정당하게 신고해야 할 때도 거의 불평을 신고하지 않는다.
성희롱을 당한 여성들은 일반적으로 자신들의 겉모습, 복장, 행동으로 성희롱을 유발한다.	여성이 야한 옷을 입거나 승진이나 경력에 이롭게 하기 위해 성행위를 유발했기 때문에 성희롱이 발생하는 것이 아니다. 연구에 의하면 성희롱의 피해자는 외모, 복장, 연령, 행동 등에서 다양한 모습을 보인다.
성희롱을 무시하고 지내면 자연스럽게 없어진다.	성희롱은 무시한다고 해서 없어지지는 않는다. 일반적으로 가해자는 자발적으로 그만두지 않는다. 이러한 행동을 무시하는 것은 오히려 동의하거나 권장하는 것으로 비춰질 수 있다.

출처: American Psychological Association.

타날 수 있으며, 성행위 자체가 치유하는데 효험이 있다는 것으로 생각되어 성직자에서도 악마 치료를 위한 목적으로 성희롱과 성폭력이 있을 수 있다(표 3.1) (BOX 3.5).

BOX 3.5 성희롱의 대처방법

- 전문적인 태도를 유지한다.
- 성희롱 행위를 단호하게 거절한다.
- 의의신청을 한다.
- 가해자와 단둘이 있는 자리를 피한다.
- 가해자와 얘기를 한다.
- 가해자에게 편지를 쓴다.
- 지원군을 찾는다.
- 기록을 한다.
- 법적 해법을 찾는다.

9) 건전한 성윤리

인간의 윤리와 정체성의 관계는 중요하다(BOX 3.6). 윤리는 사회규범으로서 삶의 방향을 제시해 주는 길이며, 성윤리는 성적 존재로 특정 지어진 인간의 본질적인 사회규범이다. 오늘날 사회구조적 모순 속에서 고민하고 방황하며 물질 만능주의와 성적 쾌락에 젖어 있는 청소년들의 생각과 결혼 전 성행위를 부정적으로 보는 사회적 시각과의 괴리는 성윤리에 대한 표준 모델의 부재에서 비롯된다. 이러한 사회 환경은 젊은이들에게 갈등과 긴장감을 더하게 한다(BOX 3.7) (BOX 3.8).

BOX 3.6 성생활 규범

- 자존심과 자부심을 갖는 성생활
- 자기 인정과 자기 사랑
- 보람있고 활기찬 애정관계
- 사랑하고 존중하는 관계
- 공동생활에 대한 책임과 관심
- 건전하고 적극적인 자세

BOX 3.7 조직문화 개선 노력

1. 직장 내 성희롱 실태조사 등을 통한 조직문화 점검
   - 사업주는 직장 내 성희롱 예방 정책 및 처리절차 등에 대해 전체 직원이 숙지할 수 있도록 교육하여야 하고, 필요시 전체 직원에 대한 성희롱 실태조사를 통해 조직문화를 점검하여 문제를 조기에 발견하고 시정할 수 있도록 한다.
   - 직장 내 성희롱은 개인의 특성에 의해서 보다는 직장 내 성희롱이 허용되는 권위주의적이고 성 차별적인 조직문화에서 기인하는 경우가 많다. 따라서 직장 내 성희롱이 발생된 경우 특히 조직 문화에 대한 재점검이 필요하다.
2. 직장 내 성희롱 판단력 및 직장 내 성희롱 감수성 자가진단 체크리스트 앱 활용
   - 조직문화 점검 및 교육을 위해서는 스스로 직장 내 성희롱 판단력 및 직장 내 성희롱 감수성을 진단해 볼 수 있는 "직장 내 성희롱 자가진단 앱"을 활용하도록 한다.

BOX 3.7 조직문화 개선 노력 (계속)

3. 조직문화의 개선

조직문화 개선을 위해서는 다음과 같은 노력이 필요하다.

- 음주 위주의 회식문화, 접대문화를 건전하게 바꾼다.
- 고용의 전체 과정에서 성평등한 인사관리를 하여 직원 중 여성 비율, 관리자 중 여성 비율, 여성의 근속년수, 여성의 직급, 여성의 연령이 높아지도록 하여 남성편향적 불균형을 해소한다.
- 직급, 성별을 불문하고 서로를 존중하고 존칭하는 언어 문화를 확립한다.
- 근무 시 공사를 명확히 구분하고 품위있는 태도를 유지하도록 한다.
- 타인의 사생활을 존중하고 사생활, 신체, 외모에 간섭하지 않는 태도를 장려한다.
- 직장 내 성희롱 관련 규칙을 수립하고 교육하여 회사에서 직장 내 성희롱이 허용되지 않는다는 점을 직원들이 인식하도록 한다.
- 직장 내 성희롱 예방 및 해결방법을 직원들에게 주지시켜 직장 내 성희롱 피해자로 하여금 회사가 문제를 공정하게 해결할 수 있을 것이라고 신뢰하도록 한다. 이러한 신뢰가 형성되면 피해자는 직장 내 성희롱 발생 초기에 문제를 제기하여 분쟁이 악화되는 것을 방지할 수 있다.
- 행위자에 대해서는 공정하고 명확한 징계조치를 하여 직장 내 성희롱이 허용되지 않는다는 점을 인식하도록 한다. 1회의 직장 내 성희롱 행위에 대해서도 경고 등을 통해 재발되지 않도록 해야 향후 더 심각한 수준의 직장 내 성희롱이 발생되는 것을 방지할 수 있다.

4. 구성원 전체의 인식 개선을 위한 교육

- 직장 내 성희롱 당사자가 아닌 다른 구성원들은 직장 내 성희롱을 인정하지 않으려고 하거나 피해자를 따돌리고 오히려 행위자 편을 드는 경우가 있다. 이러한 행위는 피해자에 대한 2차 가해라는 점, 행위자와 같은 가해자로서 징계 사유가 된다는 점, 구성원들이 피해자와 공동대처하여 직장 내 성희롱이 공정하게 해결되어야만 직장 내 성희롱이 근절될 수 있다는 점을 구성원들에게 교육해야 한다.
- 교육을 통해 다음과 같은 잘못된 고정관념이 바뀌도록 해야 한다.
  - 성적인 농담이나 가벼운 신체접촉은 직장생활의 활력소이다.
    (vs 불쾌감을 유발하는 불법행위이다)
  - 직장 내 성희롱은 사소하고 개인적인 문제이다.
    (vs 직장 내 성희롱은 피해자의 근로환경을 악화시키는 심각한 문제이며 조직문화의 문제이다)
  - 직장 내 성희롱은 순간적인 성적 충동으로 인해 일어난다.
    (vs 직장 내 성희롱은 직장 내 우월한 지위를 이용하여 발생한다)

5. 사업주의 강력한 의지 표명

- 기업의 조직문화는 절대적으로 사업주의 의지, 성향에 좌우된다. 사업주가 성희롱 금지 및 예방에 대한 강력한 의지를 표명하고 이를 주도적으로 실천하는 모습을 보이는 것이 중요하다.

BOX 3.8 직장 내 성희롱 예방을 위한 남녀 직장인 10계명

1. 음담패설을 삼간다.
2. 평소 동료들 간에 존칭을 사용한다.
3. 성희롱으로 인한 불쾌한 감정은 분명히 표현한다.
4. 상대방의 싫다는 표현을 진지하게 받아들인다.
5. 회식 때 술시중을 강요하지 않는다.
6. 직장에서 인터넷 음란 사이트를 보지 않는다.
7. 직장동료의 신체에 대해 성적인 평가나 비유를 하지 않는다.
8. 불필요한 신체접촉을 삼간다.
9. 고정된 성역할을 강조하는 말을 하지 않는다.
10. 주위에 피해자가 있을 때는 적극적으로 돕는다.

5 성과 사랑의 미래

성과 사랑의 문화는 이제까지 남성이 여성의 세계를 압도하는 관계로 형성되었기 때문에, 남녀 간의 대등한 인격적 교류를 불가능하게 한다. 이것이 성과 사랑의 갈등과 좌절, 남녀 간의 대립과 반목, 그리고 여성의 고통과 피해를 야기하는 근원이며 상처를 낳을 수 있다.

성과 사랑의 이데올로기는 성차별적 사회원리와 문화에 개인의 본능, 감정과 심리를 깊숙이 동화시켜 자연스럽고 당연한 것으로 수용하게 만드는 기능을 한다.

오늘날 성과 사랑은 상업주의와 물질 만능주의에 의해 인간적인 본질이 파괴당하는 위험에 처해 있다. 사회에서 한 인간의 소외가 사랑의 부재로 나타나며, 특히 성이 범죄와 폭력의 무기로 전락되어 인권을 침해하는 위협적인 요소로 변질되고 있다. 미래의 성과 사랑이 권력과 자본의 제물로 만드는 사회구조로부터 해방되어 인간의 상호 의사소통을 풍부하게 하는 진정한 언어가 되어야 한다.

첫째, 남녀가 성과 사랑의 대등한 주체가 되어야 한다.

둘째, 여성이 사랑을 받는 수동적인 존재로 규정되는 문화를 지양해야 한다.

셋째, 성과 사랑이 결합되고, 육체와 정신, 감성과 이성이 조화롭게 통합되는 성문화를 지향해야 한다.

넷째, 시장의 원리가 배제된 성과 사랑의 문화를 정립해야 한다. 자본주의의 논리가 배제된 새로운 성과 사랑의 문화 속에서 이성교제나 결혼이 이루어질 수 있도록 해야 한다.

사랑은 서로를 소유하지 않고, 구속하지 않는 관계에서 사랑은 힘을 얻을 수 있다. 사랑은 자유의 소산이지 지배의 소산이 아니다. 즉 상대의 자유를 구속하거나 간섭할 권리를 의미하는 것이 아니며, 더욱이 상대의 소유물로 예속되는 구실을 주는 것은 아니다.

기존의 성과 사랑의 문화 간의 모순과 파괴적인 요소들을 제거하기 위한 변화를 시도해야 하며, 이는 개인적인 차원뿐 아니라 사회개혁과 문화운동 차원에서 동시에 이루어져야 한다. 그 구체적인 실천 과제와 방법들을 모색하고 행동에 직접 옮기는 것은 남녀평등의 사회를 추구하는 우리 모두에게 의욕적이고 중대한 의미를 갖는 일임에 틀림없다.

토의할 문제

1. 본인이 추구하고 싶은 성문화가 무엇인지 생각해 보세요.
2. 여러분이 생각하는 사랑은 무엇인지 생각해 보세요.
3. 이성교제에서 성과 사랑에 대한 남녀의 공통점이 있다면 무엇이며, 차이점이 있다면 무엇인지 각각 생각해 보세요.
4. 이성교제로 인한 좋은점이 있다면 무엇이며, 해결되어야 할 점이 있다면 무엇인지 각각 생각해 보세요.

Human Health and Sexuality

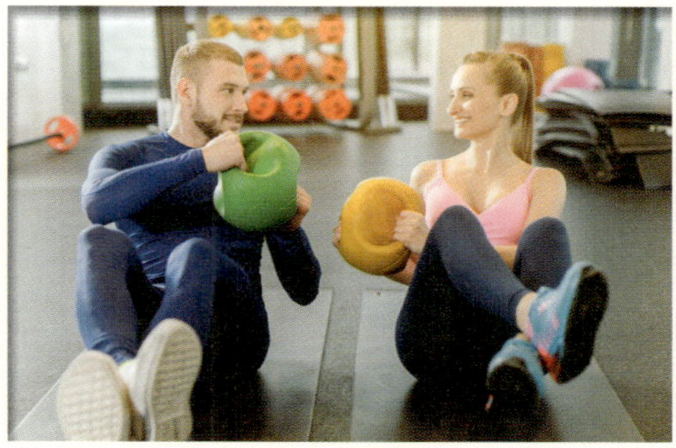

CHAPTER

4

내 몸 탐구

남녀의 생식기가 다르다는 것과 자신의 성기 구조에 대해 말한다는 것은 종종 편견과 오해를 낳게 된다. 특히 여성이 자신의 이런 부위를 호기심을 가지고 물어보거나 지칭한다면 더 많은 오해를 가져오며, 우리 사회에서 생식기는 부정적인 측면으로 타부 시 되어온 것이 사실이다. 남자는 차게 키우고 여자는 따뜻하게 키우라는 선인들의 이야기가 지혜로 느껴지지만, 우리들이 내 몸에 대하여 올바르게 알 때, 성적인 즐거움과 수치심 없이 건강과 즐거움을 향유할 수 있다.

1 남성의 생식기

외관상 남성의 외부 생식기에는 음경과 음낭이 있다. 음경은 단단하며 정액과 소변의 배출관이다. 음경에는 정자와 정액을 운반하는 요도가 있고 음낭은 고환을 감싸고 있다. 내부 생식기에는 고환과 그 외 부속기관(부고환, 정관, 정낭, 전립샘, 사정관) 등이 있다.

1) 외부 생식기

(1) 음경

음경은 원주형으로, 요도를 통하여 소변과 정액이 배출되는 통로이다. 2개의 음경해면체와 하나의 요도해면체인 특수 조직이 있어 발기에 관여하여 성교 시 삽입을 가능하게 한다. 음경(penis)의 가장 앞부위를 귀두(glans)라고 하는데, 음경해면체의 전단에 모자처럼 씌워져 있다. 귀두 전체를 덮고 있는 피부를 포피(prepuce)라고 한다(그림 4.1).

(2) 음낭

피부와 피하조직 사이의 주머니로 고환과 그 부속기를 둘러싸며, 성기 뒤쪽 아래복부에 매달려 있다. 음낭(scrotum)의 가장 바깥층 피부 밑층에는 육양막이라는 엷은 불수의근층이 있다. 이것은 온도에 민감하게 수축 · 이완을 함으로써 고환 내 온도조절에 영향을 미친다.

2) 내부 생식기

남성은 정자와 테스토스테론이라는 호르몬을 만들어내는 기관인 고환을 가지고 있다. 고환은 남성 생식계를 통하여 정자를 수송하는 관과 도관으로 이루어져 있다.

(1) 고환

고환(testis)은 길이 약 5cm, 지름 3cm이며 거칠고 백색의 섬유성분으로 이루어진 외피로 둘러싸여 있으며 정자라고 하는 남성세포를 생산하고 유지하는 것이 주 기능이다. 이 기관은 성호르몬(테스토스테론)을 생산하고 분비할 뿐만 아니라 다양한 액체

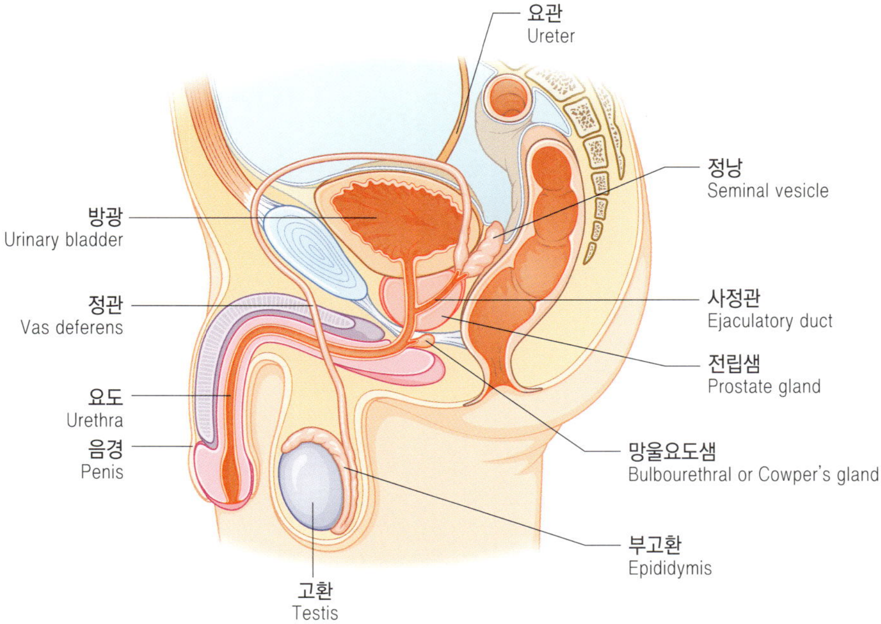

A: 남성 생식기의 속면

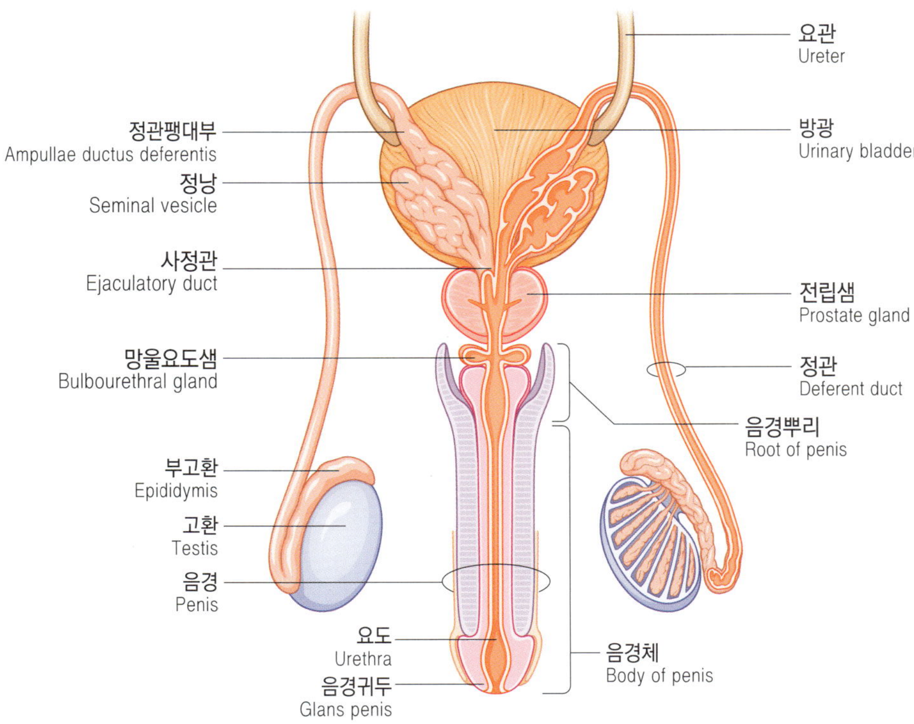

B: 남성 생식관의 정면

그림 4.1 남성 생식기의 외부 구조

와 더불어 정자세포를 바깥으로 내보낸다. 정자의 생산은 평생 지속적으로 이루어진다. 성숙한 정자는 가늘고 0.06mm 길이의 올챙이 모양이며, 납작한 머리부위와 원통형의 몸체와 꼬리부로 구성되어 있고, 23개의 염색체를 포함하고 있다(그림 4.2). 각각의 고환은 여러 개의 엽으로 나눠져 있고, 이는 정세관으로 채워져 있다. 정자발생을 통해 이러한 실 같은 구조물이 일생동안 수천억 개의 정자를 생산하고 저장한다.

(2) 부고환

고환 내의 관과 연결되는 밀집된 코일 모양으로, 실처럼 가는 관으로 구성되어 있다. 부고환(epididymis)은 고환에서 만들어진 정자를 정관을 통해 내보내기까지 보관하면서

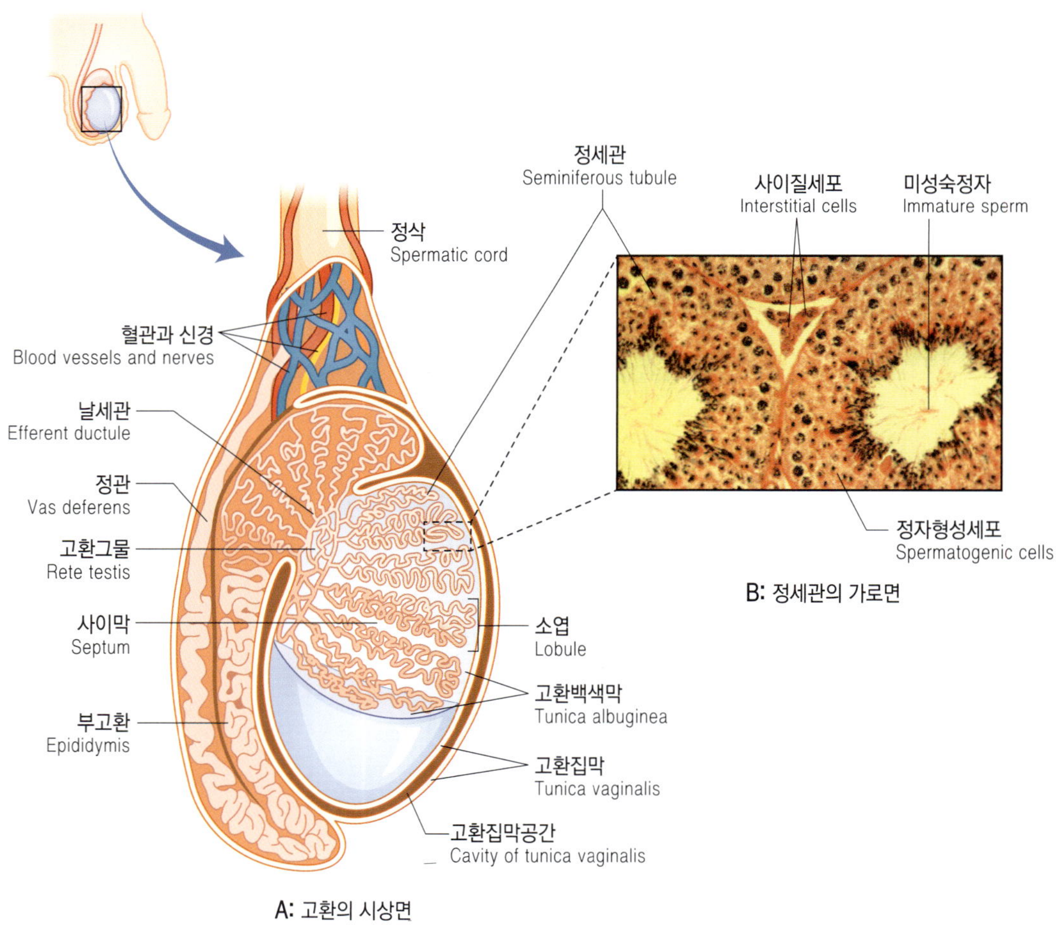

그림 4.2 남성 생식기의 내부 구조

정자의 활동성을 활성화시키는 역할을 한다.

(3) 정관

정관(ductus deferens)은 고환의 내측을 따라 상방으로 주행하는 45cm 길이로 이루어진 정자의 통로이다. 주로 정관절제술이 시행되는 곳이다.

(4) 사정관

사정관(ejaculatory duct)은 정관 팽대부 하단의 정낭의 도관이 연결되어 요도에 개구하는 부분이다.

(5) 요도

요도(urethra)는 사정관과 연결되어 있으며, 소변과 정액이 배출되는 통로이다.

(6) 정낭

정낭(seminal vesicle)은 굴곡형이며 주머니처럼 생긴 구조로 5cm 정도이며, 방광 아래 정관에 붙어 있다. 운반되어 온 정자가 보관되는 곳이다.

(7) 전립샘

전립샘(prostate gland)은 밤 모양의 구조로 폭 4cm, 두께 3cm로 요도의 기시부를 둘러싸고 있으며 방광 바로 아래 위치한다. 이곳에서 정액 성분 중 유백색의 분비액이 만들어진다.

(8) 정액

정액은 정자와 정낭, 전립샘 그리고 쿠퍼샘에서 분비한 액체가 정액 또는 정액의 액체이다. 이는 사정 시 음경의 끝을 통해 배출된다. 정액은 남성의 생식계를 통해 정자를 여성의 생식관으로 운반한다. 정액의 염기는 여성 질의 산성 환경으로부터 정자를 보호한다.

2 남성의 생식장애

1) 남성불임

(1) 남성불임의 원인

① 정액이나 정자의 이상

남성불임의 절반 이상을 차지하는 원인인 정액이나 정자의 이상은 선천적 이상(약 7%)과 후천적 이상[고온인 장소에서 오랫동안 일을 하거나, 화학섬유가 섞인 내의를 너무 많이 입어 몸을 너무 따뜻하게 한 경우, 어렸을 때 유행선 이하선염이나 홍역과 같이 고열을 내는 병에 걸렸을 경우, 정계정맥류(약 30%), 내분비장애]으로 나뉘며, 고환에서의 정자생산에 장애가 발생한다.

② 정자의 이동장애

정자의 이동장애는 정자의 통과 경로에 문제가 있는 것으로 주로 정관의 이상으로 인해 발생한다.

③ 사정 불능

건강한 성인이 되어 정상적으로 질 내에 사정을 할 수 없는 경우도 불임의 원인이 되는데, 정상경로를 가지고 있다하더라도 임포텐스나 지루, 조루 등이 원인이 된다. 고환에서 정자가 만들어져서 전립샘 부근까지 정관을 통해 운반되었다고 하더라도 실제로 성기가 발기하여 귀두가 물리적인 자극을 받지 않으면 사정할 수 없으므로 임신이 어렵게 된다.

(2) 불임의 종류

- **감정자증:** 정자의 수가 2,000만 마리 이하인 경우
- **무력 정자증:** 전체 정자의 50% 이하가 운동성이 없는 경우
- **기형 정자증:** 고배율의 현미경으로 볼 때, 정상 형태의 정자가 14% 이하인 경우
- **무정자증:** 정관이 막히거나 정자생성이 제대로 이루어지지 못해서 사정된 정액에 정자가 없는 사람

(3) 검사방법

남성불임을 진단하기 위한 검사방법으로는 정자의 이상(수, 운동성, 형태, 정액의 양) 정자검사, 항정자 항체검사, 특수 정자검사, 무정자증 고환조직검사, 호르몬검사, 사정액 부족 정관 촬영, 초음파 촬영, 성기능 장애, 성기 기형, 생식세포 형성 장애 호르몬검사 등이 있다.

(4) 치료방법

치료방법에는 약물요법, 정관복원술, 정자 수정능력치료, 전립샘치료, 정자 직접 주입술(ICSI), 정모세포 주입술(ROSI) 등이 있다.

2) 전립샘비대증

우리나라도 인구의 고령화와 식생활의 서구화로인해 전립샘비대증 환자가 증가하는 경향을 보이고 있다. 청장년층에는 전립샘염과 전립샘 통증이 많이 발생하고 50대는 50%, 60~70대는 60~80%가 비대증 환자로 고령남성의 대표적인 질병이다.

또한 최근에는 양성전립샘비대증으로 나이에 따른 호르몬변화로 전립샘비대, 빈뇨, 뇨절박, 소변을 보기 힘듦 등의 증상이 있다(그림 4.3).

(1) 정의 및 원인

전립샘비대증은 전립샘이 비대해지는 질환으로, 전립샘 한가운데를 통과하는 요도를 압박하여 소변이 잘 안 나오게 되거나 성기능장애를 일으키기도 한다. 중년 이후 소변

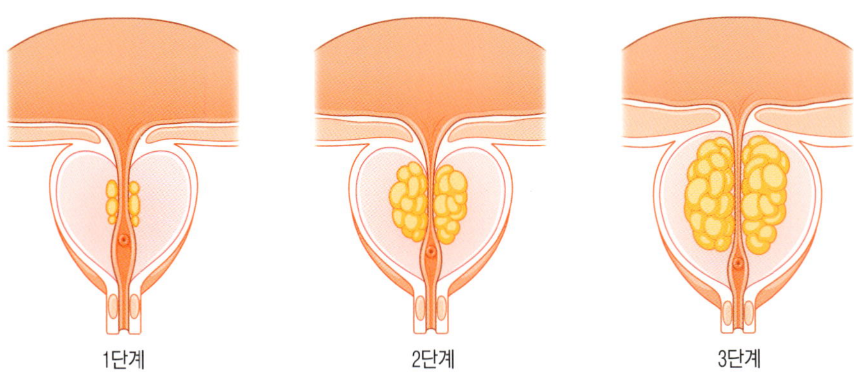

그림 4.3 전립샘비대증

때문에 밤에 자다가 한두 번 이상 일어나 소변을 자주 보게 되는 빈뇨 증상이 있으면 전립샘비대증을 의심해야 한다.

원인은 유전적 인자, 체질, 영양(육식이나 우유 섭취자), 동맥경화, 인종간 차이(백인), 남성호르몬, 동반질환(당뇨병, 고혈압이나 심질환) 등 여러 가지로 거론되고 있으나 명확히 규정되어 있지는 않다.

(2) 증상

- **1단계(초기 또는 자극기):** 빈뇨, 지연뇨, 세뇨(소변줄기가 힘차지 못하고 점차 가늘어지고 아랫배에 힘을 주어야 소변이 나오거나 중간에 끊긴다. 배뇨시간이 길어진다), 요실금, 회음부의 불쾌감이나 하복부의 긴장감, 성기능장애(발기부전, 조루증) 등이 일어난다. 이런 증상은 차를 오래 타거나 과로, 과음, 과격한 성생활 등으로 인해 증상이 갑자기 악화될 수 있다.
- **2단계:** 잔뇨감, 소변을 본 뒤 또 보고 싶거나 개운하지 않거나, 심할 경우 소변이 방울방울 떨어지게 되거나, 어느 날 갑자기 소변이 한 방울도 나오지 않아 응급실을 찾는 경우도 있다.
- **3단계:** 잔뇨량이 증가하여 방광의 배뇨력이 더욱 악화되며 방광은 늘어나고 이차적으로 방광의 소변이 거꾸로 신장으로 올라가는 역류현상이 나타난다. 이로 인해 신장이 늘어나 수신증(신장에 소변이 고이게 되는 것)을 일으키고, 심한 겨우 요독증을 일으키게 되어 신장이 아주 못쓰게 되는 경우가 있으므로 비대증은 조기치료가 바람직하다.

(3) 진단방법

진단방법으로는 병력, 증상점수표검사, 직장수지검사, 오줌발검사(요속검사) 및 잔뇨측정, 경직장 전립샘 초음파검사, PSA(전립샘특이항원) 측정, 소변 검사, 혈청 크레아티닌검사(신기능검사)가 있다. 이외에 배설성 요도조영술, 복부 초음파검사, 방광경검사 등을 시행할 수 있다(그림 4.4).

(4) 치료방법

치료방법이 매우 다양하기 때문에 환자의 상태(전립샘, 방광상태, 증상 정도, 나이 등)

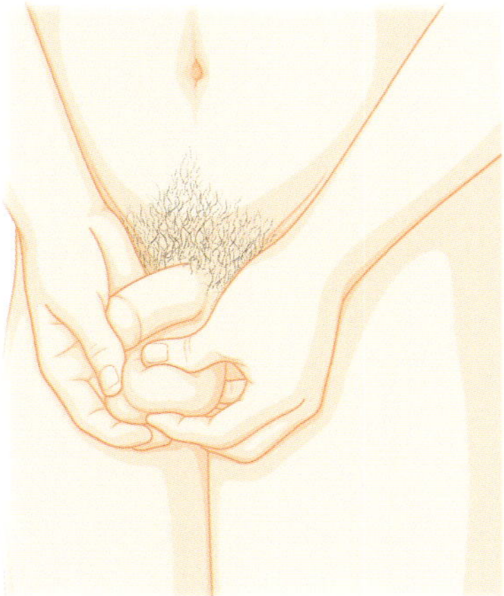

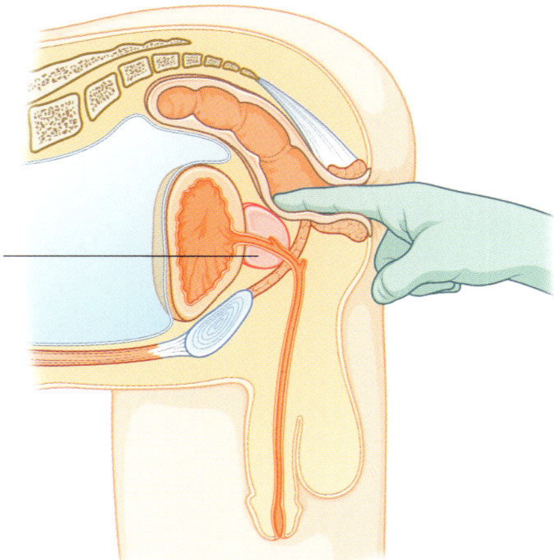

그림 4.4 남성 성기와 전립샘 자가검진

와 선호도에 따라 크게 4가지로 결정을 하게 된다. 환자의 상태 변화에 따라 그때그때 가장 적절한 방법을 선택하지만 최근에는 효과적인 약제의 개발로 인해 약물치료를 일차적으로 선택하는 추세이다. 특히 비대증 환자의 50~80%는 불안정 방광을 가지고 있어 수술적인 치료 후에도 배뇨장애 증상이 지속되는 경우가 많으며, 어떤 수술을 하더라도 전립샘 조직의 재성장으로 수년 후 재수술이 필요할 수도 있다.

3) 발기부전

(1) 정의 및 원인

남녀 모두 만족스러울 정도의 성행위를 할 수 있도록 발기가 충분하지 않거나, 발기가 되더라도 유지되지 못하는 경우가 전체 성생활 중 25% 이상 일어날 때를 의미한다.

발기부전은 주로 정신적 원인(불안, 우울증, 정신분열증, 성기능에 대한 잘못된 정보, 무의식적인 죄의식, 상대방을 즐겁게 하는 데만 지나치게 관심을 쏟는 경우), 신체적 원인(신경계, 혈관계, 내분비계 중 어느 하나에 이상이 생기는 경우), 약물의 부작용(혈압강하제, 이뇨제, 신경안정제, 항우울제, 항암제, 부신피질호르몬, 위궤양치료제, 여성호르몬, 만성알코올중독 등), 질병(당뇨, 고혈압, 신장질환) 등이 원인이다.

(2) 진단방법

과거력, 기형 여부, 질병의 동반 여부 확인, 약물을 이용한 인공발기검사, 리지스캔검사

(발기 시 팽창 정도 및 강직도를 컴퓨터로 측정하는 방법), 도플러검사(혈류속도 및 혈관의 크기 변화 관찰), 야간 음경발기검사 등이 있다.

(3) 치료방법

① 심리요법

정신과의사, 심리학자 및 성상담자와 함께 치료에 참여한다.

② 비수술적 요법

- 약물(비아그라, 테스토스테론 주사)
- 음경해면체 내의 발기 유발제(자가주사): 가장 보편화된 치료법이며, 음경해면체에 가는 주사바늘을 이용하여 혈관확장제를 주사하여 인위적으로 발기시키는 방법으로 주사 후 5분이 지나면 발기가 최대가 되고, 1~2시간 정도 지속된다.
- 발기 유발제의 요도 내 투입(요도 좌약 투입법)
- 진공 음경 흡입기: 진공상태의 실린더 내에 음경을 가두어 혈류를 발기조직으로 빨아들여 발기시킨 후 고무밴드로 음경을 조여 발기를 유도한다. 이 요법은 30분 이상 유지하기 어렵다.

③ 수술적 요법

- 음경정맥 결찰술
- 음경동맥 재건술
- 반영구적 음경보형술 삽입술

3 여성의 생식기

여성의 생식기는 대부분 신체 내부에 위치한다. 여성은 난자가 정자를 만나 수정하고 착상을 할 때 따뜻해야 한다. 여성의 몸이 너무 차가우면 불임의 원인이 되기도 한다. 여성의 외부에 있는 외음부는 치구, 음순, 음핵과 질 및 요도 입구로 구성되어 있으며, 내부 생식기에는 질, 자궁경부, 자궁 또는 아기집, 난관, 난소가 포함된다(그림 4.5).

1) 외부 생식기

여성의 외부 생식기에는 외음부라고 하는 치구(恥丘), 대음순, 소음순, 음핵 등이 있다. 대음순의 내측에 소음순이 있고, 좌우에 소음순이 결합한 부분에 작은 콩알 크기의 음핵

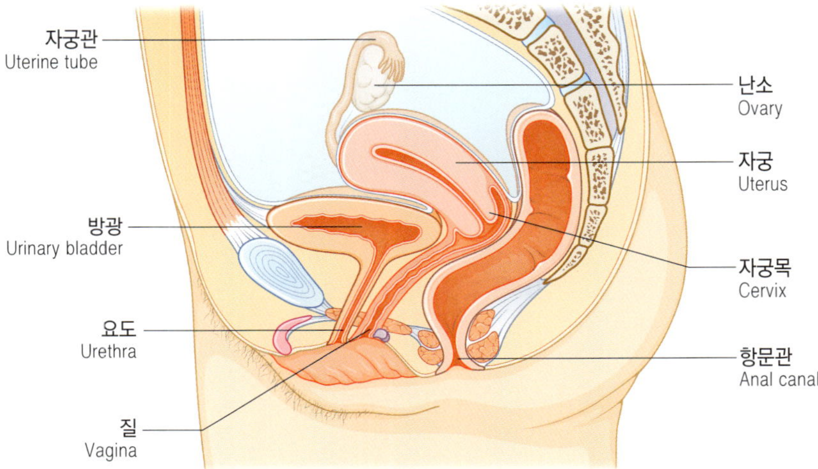

A: 여성 골반의 측면

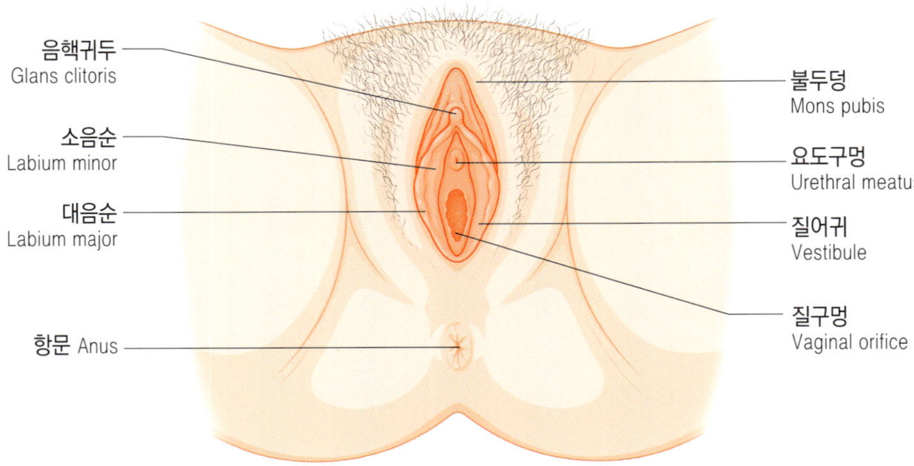

B: 여성의 외부 생식기

그림 4.5 여성 생식기의 구조

이 위치한다. 음핵은 남성의 음경에 해당되며 혈관과 신경이 있어 무척 예민한 곳으로 그리스어로 '언덕' 또는 '경사'를 뜻한다. 음핵의 1~2cm 하방에 외요도가 있고, 그 하방에 질구가 있다. 질구에는 처녀막이 있고 이것은 외부 생식기와 내부 생식기 사이에 위치하며 작은 궁(穹)으로 형성되어, 이곳을 통해 월경이 체외로 배출되며, 이 처녀막은 과도한 운동이나 성교에 의해 파괴되기도 한다.

2) 내부 생식기

(1) 질

외부 생식기의 입구에서 자궁입구까지를 말하며, 그 길이는 7~10cm의 관으로 신축성이 강하고, 질점막에는 주름이 많다. 월경 시에는 이곳을 통하여 혈액이 자궁으로부터 체외로 배출되며, 분만 시에는 태아를 통과시키기 위해 크게 늘어난다. 질(vagina)의 전방에는 요도가 있고 후방에는 직장이 있다.

(2) 자궁

골반의 중앙에 있고, 형태는 서양 배와 비슷하며 크기는 계란보다 약간 작다. 길이는 약 8cm정도이며, 폭이 큰 상부 2/3 부분을 자궁체부라 하고, 하부의 좁아진 1/3을 자궁경부라고 한다. 자궁(uterus)의 가장 상부를 자궁저라고 하는데 이곳의 양쪽으로 난관이 나오며, 난관의 양단에는 난소가 있다. 자궁체부의 내면에는 삼각형의 공간이 있는데, 이를 자궁강이라고 하고, 자궁내막이라는 자궁점막으로 둘러싸여 있다. 자궁내막은 주기적으로 변화하여 두꺼워지고, 자궁체부는 임신되었을 때 태아가 발육하는 곳이다. 자궁경부는 분만할 때 커지는 부분으로 경부의 하방은 자궁질부라 하고 질 내에 돌출되어 있다.

(3) 난관

난관은 난자를 난소에서 자궁으로 운반하는 관으로 자궁저에서 좌우로 퍼져 있는 좁고 긴 관으로 길이는 11~13cm이다. 난관(fallopian tubes)은 팽대부쪽으로 갈수록 굵어지며 나팔 모양으로 복강에 열려 있다. 그 부위를 난관체 혹은 나팔관이라고 한다. 난관의 내측에는 섬모가 있어 난관근층의 수축작용과 함께 난소에서 나온 난자를 난관으로 끌어들여 자궁으로 보내는 역할을 한다.

(4) 난소

난소는 자궁의 외측, 난관의 후하방에 좌우 한 개씩 있고, 인대에 의해 자궁에 연결되어 있다. 난소(ovary)는 사춘기가 되면 난소호르몬을 분비한다. 난소에는 수만 개의 난포가 있고 그 내부에는 난자가 있어 매월 1개씩 배출되는데, 이것을 배란(排卵)이라고 한다.

4 여성의 생리

여성의 생리주기는 세 단계로 나눌 수 있다. 생리와 관련된 문제에는 월경 경련, 생리전증후군, 무월경이 포함된다. 중년기에는 여성의 출산 주기가 서서히 종료되면서 난포호르몬(에스트로겐) 생산의 감소와 관련 있는 폐경의 과정에 들어서게 된다.

1) 배란기

난자가 성숙 분열한 후 난포막을 파열하여 난소를 떠나는 현상을 배란(ovulation)이라고 한다. 사람의 성주기는 28일로 배란기는 그 중간인 14~15일에 해당되며, 배란은 28일 간격으로 양쪽 난소에서 교대로 일어난다. 이를 배란주기(ovulation cycle)라고 한다.

배란의 과정을 살펴보면, 뇌하수체전엽에서 난포자극호르몬(FSH)이 분비되고, 난소에서 난포가 발달하며, 그 속의 난포세포가 성숙해 간다. 이때 에스트로겐이 분비되고 이것이 뇌하수체로 하여금 황체형성호르몬(LH)을 분비시키게 되면 난포가 배출되면서 배란을 일으킨다. 또한 배란기간 동안 기초체온의 변화가 일어나는데, 배란 전까지 36.5℃를 유지하다가 배란이 되면서 기초체온이 0.3~0.5℃ 가량 상승한다. 이러한 기초체온 변화를 통해 배란시기를 알기 위해서 아침에 일어나자마자 안정된 상태에서 구강이나 직장 내에 체온기를 삽입하여 측정하기도 한다.

2) 수정기

난자는 배란 후 8~24시간 내에 정자와 수정되지 못하면 자연 소멸된다. 한편 정자가 여성 생식기 내에서 생존할 수 있는 기간은 24~72시간이다. 그러므로 수정이 되기 위해서는 배란 전 몇 시간부터 배란 후 몇 시간 사이에 성교가 이루어져야 한다.

배란은 월경주기가 28일이면, 14~15일경이 가장 많으나 개개인의 차이에 따라서 여러 형태가 있고, 또한 주기가 매우 불규칙하여 배란일을 측정하기가 힘들다.

정자 생존기간이 3일 정도 되므로 예정 월경 전 11~17일(배란일 14+정자생존 3일=17일) 사이가 가장 수정률이 높다.

3) 월경주기

월경주기(menstrual cycle)는 수정, 임신, 폐경 및 여성 건강을 이해하는 데 있어 중요한 부분이다. 이 주기는 12~14세에 시작하며, 첫 월경을 초경(menarche)이라고 한다. 자궁내막의 주기적인 출혈은 45~55세경의 폐경 때까지 계속된다.

약 한 달에 한 번 여성의 신체는 남성의 정자에 의해 수정될 수 있도록 하나의 난자를 성숙시킨다. 동시에 여성의 자궁내막은 수정란의 착상을 위해 준비한다.

월경주기는 월경기(menstrual phase), 증식기(proliferative phase), 분비기(secretory phase)의 세 단계로 이루어지며, 21~34일(약 28일)을 주기로 일어난다. 월경주기는 월경 첫째 날부터 다음 월경 첫째 날까지를 세어 계산한다(그림 4.6).

(1) 월경기

수정이 되지 않거나 수정란이 착상되지 못하면 황체세포는 배란 후 약 10일에 프로게스테론 생산을 감소시키기 시작하고, 4~5일이 지나면 자궁내막이 떨어져 나가기 시작한다. 이때 자궁내막의 출혈액, 죽은 조직, 장액성 삼출액 등이 3~5일 동안에 걸쳐 약 50mL 정도 질 외로 배출되는데, 이것을 월경(menstruation)이라고 한다. 월경은 수정란의 착상이 실패하였음을 알려주는 것이다.

월경은 자궁에만 그치는 국소적인 현상뿐만 아니라 시상하부, 뇌하수체와 난소의 작용을 비롯하여 온몸의 여러 호르몬의 미묘한 작용에 의하여 나타나는 연속적이고도 전신적인 생리현상이다.

자궁내막의 깊은 곳에 있는 자궁선은 파괴되지 않고 남아서 월경 후 증식하기 시작한다. 정상 여성은 초경 후 1~2년이 지나면 여성의 체내에서 점차 일련의 내분비기능이 갖추어져 사춘기(puberty)에 이르고 배란(ovulation)과 월경이 시작되는데, 성인 여성은 일생을 통하여 300~400회의 월경을 경험하게 된다.

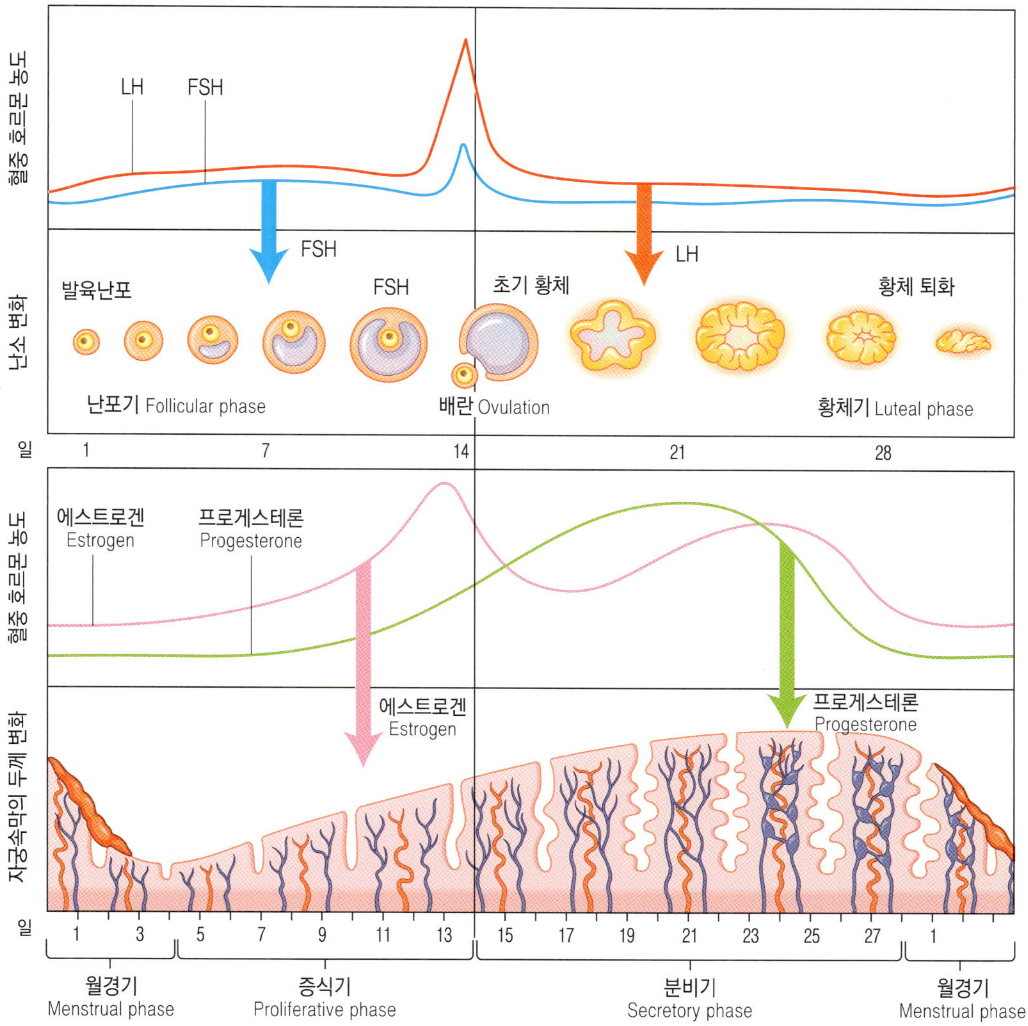

그림 4.6 월경주기

초경(menarche)은 대체로 10~12세에 시작하며, 폐경(menopause)은 대략 45~50세인데, 이 시기를 갱년기(climacterium)라고 한다.

(2) 증식기

월경이 끝나면 자궁내막은 다시 혈액과 점막으로 구성된 스펀지형의 막으로 발달해 가는 증식기로 접어든다. 자궁내막은 수정란이 착상해서 발달할 환경을 만드는 것이다.

이 시기에 난자세포는 난소에서 성숙하기 시작한다. 여성의 체내에 있는 난소는 각 난자가 발달한 주머니인 수천 개의 난포를 가지고 있다. 이 단계에서는 약 20개의 난포가 자라고 에스트로겐이 생산되기 시작한다. 그 후, 발육난포가 빨리 성장하면서 그 외의 다른 난포는 퇴화한다. 마지막으로 발육난포가 터지고 성숙란이 배출되는데 이것을 배란(ovulation)이라고 하며, 뒤에 남겨진 발육난포를 황체(corpus luteum)라고 한다. 황체는 황체호르몬(progesterone)을 분비하는 것으로 황체호르몬(프로게스테론)은 성숙란이 잘 착상되도록 하고, 임신이 유지되도록 도와준다.

(3) 분비기

대개 월경주기의 후반기인 분비기에는 배출된 난자가 난관 안으로 들어와 움직여 내려오면서 24~36시간 내에 성숙된다. 정자와 난자의 수정은 난관 안에서 일어난다. 자궁내막은 계속 증식하여 수정란을 받아들일 준비를 한다. 이러한 주기가 끝날 무렵 난자가 수정되지 않았다면 자궁내막은 월경기 동안 출혈을 일으킨다. 즉 제1일에 월경주기가 다시 시작된다.

5 월경장애

월경주기와 관련된 대부분의 증상들은 경미한 것이다. 그러나 월경성 경련, 월경전 증후군, 무월경은 일부 여성에게는 심각하다.

1) 월경통

월경통(dysmenorrhea)은 월경을 하는 동안의 불편감이나 통증을 말한다. 가장 흔한 증세는 골반성 경련으로 프로스타글란딘(prostaglandin)의 수준이 너무 높아서 일어난다. 이 호르몬은 자궁근육을 수축하게 한다. 월경통은 월경 중 약 절반에 영향을 미치고 나머지 10~20%는 1~2일간 활동에 지장을 받는다.

2) 월경전증후군

월경전증후군(premenstrual syndrome, PMS)은 월경기간이 시작되기 1주일 전부터 일어난다. 이것은 약 15% 여성에게 심각한 신체적 · 정신적 스트레스를 일으킨다. 어떤 여성들은 기분의 흔들림, 정신 산만, 짜증, 호전성을 포함한 극단적인 불편감을 경험한다. 또한 근육통, 골반성 경련, 유방 팽만감, 어지러움, 피로감, 설사 등을 경험하기도 한다.

3) 무월경

무월경(amenorrhea)이란 임신 중이나 폐경 후 정상적으로 일어나는 월경이 없어지는 현상이다. 그러나 식이장애, 격심한 운동, 환경의 변화, 호르몬의 변화와 같은 다른 문제의 증상일 수도 있다. 만일 무월경이 오랜 기간 동안 계속되면 골다공증(osteoporosis)이 올 수도 있다.

6 갱년기

1) 폐경

(1) 정의 및 원인

폐경은 난소에서 난자를 더 이상 배출하지 않게 됨에 따라 생기는 호르몬의 변화에 의해 더 이상 자궁이 임신할 준비를 할 필요가 없어져서 오는 생리정지 현상이다. 대부분 점차적으로 오지만 갑자기 오기도 한다. 이러한 현상은 여성의 호르몬, 신체의 느낌(스트레스 등)에 영향을 미치게 된다. 여성이 불임기로 접어들 때를 갱년기라고도 한다(그림 4.7). 난소에서 에스트로겐의 생산이 적어지고 호르몬 변화가 심해지면 사춘기에 겪었던 것과 유사한 변화가 생긴다.

'외과적 폐경'은 난소를 제거하거나 일시적 '스트레스 폐경'이 30대 후반에도 올 수 있는 경우로, 스트레스 외에도 항암요법, 슬픔, 질병, 빈혈, 과도한 운동 등에 의해 올 수 있다.

폐경을 경험하는 여성들은 아이들이 집을 떠나는 것, 영향력, 사회적 · 인간적 관계의 변화, 주체성과 신체 이미지의 변화, 이혼이나 사별, 퇴직, 노화와 죽음에 대한 걱정, 친구나 사랑하는 사람의 상실, 경제적인 능력 상실, 늙은 부모 봉양, 독립성 상실, 무능,

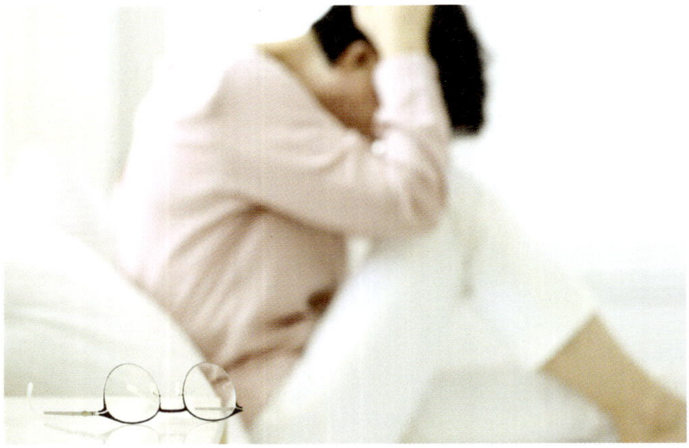

그림 4.7 갱년기

우울증, 고독에 대한 염려 등으로 인한 심리적인 문제를 경험하게 된다(BOX 4.1).

(2) 증상 및 치료

대부분의 여성은 폐경이 가까워지면서 생리주기가 불규칙해진다. 관절통, 집중력 감퇴, 두통, 작열감, 불면, 아침에 일찍 일어남, 야간발한, 성욕의 변화, 잦은 배뇨, 질점막의 건조, 감정변화 등을 경험하게 된다.

특히 얼굴에 작열감이 생기게 되는데, 얼굴의 작열감이나 가슴의 두근거림은 30초에서 5분 정도 지속되는데 이러한 현상은 혈중 호르몬 양의 변화에 의해 생긴다. 얼굴의

BOX 4.1 폐경과 성

폐경 이후에 많은 여성들이 원하지 않은 임신을 할 염려가 없어지기 때문에 자유롭다고 생각하고 성욕이 증가한다. 반면 1/3은 성욕이 감퇴하기도 한다. 폐경의 증세가 있는 동안 성욕이 자주 감퇴되지만, 증세가 호전되면 다시 되돌아온다. 질의 건조와 성기부위가 얇아져서 성교나 자위 중에 불편함이 생길 수 있다. 수용성 질 윤활제나 에스트로겐 크림을 처방받아 사용하면 도움이 된다. 폐경은 자연적인 피임이다. 그러나 마지막 생리 이후 최소 1년 동안은 피임을 해야 한다. 간혹 폐경 무렵에 생리가 간헐적으로 비치기 때문이다. 폐경기에 피임약을 복용하면 주기적인 출혈을 하기 때문에 폐경이 가려질 수 있다. 피임약을 복용하는 여성은 폐경에 도달했는지 알기 위해 호르몬검사를 해야 한다.

작열감은 대개 손가락이 떨리는 증세로 시작하는데, 그 후 체온이 가슴에서 얼굴방향으로 오르면서 두근거리는 증세가 뒤따른다. 폐경기 여성의 75%가 얼굴에 작열감을 느낀다. 절반이 하루에 한 번꼴로 경험하며, 밤에 이러한 증세가 나타나면 침대가 젖을 정도로 땀을 흘리기도 한다. 일반적으로 얼굴에 작열감을 느끼는 여성이 그렇지 않은 여성에 비해 체중이 더 적은 편이다.

이런 경우 규칙적인 운동, 바이오피드백, 찬물 샤워, 스트레스 회피, 방의 온도를 낮게 유지하며 생활한다. 차, 술, 뜨거운 음료, 매운 음식의 섭취를 줄이고, 얇은 면을 착용하거나 증세를 유발하는 것을 알기 위해 일기를 쓰는 것도 좋은 방법이 될 수 있다.

2) 골다공증

골다공증은 대사성 골질환 중 가장 흔한 질환이며, 그 원인 중 하나가 폐경 후의 에스트로겐의 소실이다. 골량이 감소되고 경미한 충격에도 쉽게 골절이 발생할 수 있다. 뼈의 소실은 35세 이후에 시작되는데, 폐경이 되면 매년 뼈의 손실이 2~5% 정도씩 일어나서 쉽게 골절된다. 골다공증 초기에는 증세가 없으나, 이후 등쪽과 복부쪽에 통증을 유발한다(그림 4.8).

(1) 골다공증의 위험인자

- 백인이나 아시아인
- 신장에 대한 평균체중 미달

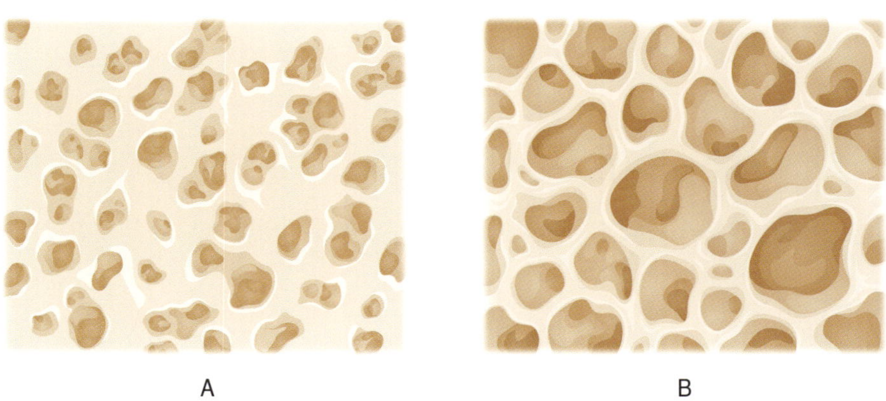

그림 4.8 A: 정상, B: 골다공증

- ❖ 조기폐경
- ❖ 골다공증의 가족력
- ❖ 칼슘과 비타민 D의 섭취가 적은 사람
- ❖ 카페인, 알코올, 단백질이 많은 음식을 섭취하는 사람
- ❖ 당뇨, 갑상선기능항진증, 쿠싱증후군
- ❖ 흡연
- ❖ 운동부족
- ❖ 갑상선제나 스테로이드를 복용 중인 사람

(2) 골밀도검사가 필요한 경우

폐경, 생리불순, 스테로이드제를 복용하는 경우, 부갑상선질환을 앓고 있는 경우에는 반드시 골밀도검사를 받도록 한다.

(3) 치료방법

- ❖ 걷기나 조깅과 같은 체중이 실리는 운동을 일주일에 세 번 이상하여 뼈를 강하게 유지한다.
- ❖ 약물치료
  - ■ 칼슘: 에스트로겐치료를 받고 있는 여성의 경우 1g/일, 폐경 전에는 적어도 1일 칼슘 1g을, 폐경 이후에는 1.5g을 비타민 D와 함께 복용해야 한다.
  - ■ 골흡수 억제제: bisphosphonates(파골세포의 활성을 억제), 에스트로겐(파골세포에 의한 골흡수 억제), 선택적 에스트로겐 수용체 modulator
  - ■ 골형성 촉진제: 부갑상선호르몬(골형성과 골흡수 모두 촉진), 불소(조골세포의 증식 자극)
  - ■ 기타 약제: 안드로겐, 활성 비타민 D 등(표 4.1)
- ❖ 매년 자궁경부와 유방을 검사하여 자궁경부암과 유방암을 초기에 발견한다.

표 4.1 호르몬 대체요법의 장점과 단점

장점	단점
골다공증 예방	폐경 증후군 발생
얼굴의 작열감 소실	유방암 위험률 증가
활기차고 건강한 느낌	질출혈
불면 해소	체액저류
심장병 위험 감소	구역, 두통, 탈모, 가려움, 질 점액 증가
성욕의 회복	각막의 변화(콘택트렌즈를 사용하기 어렵게 됨)
알츠하이머병의 위험 감소	
직장암 위험률 감소	
집중력과 기억력 회복	

토의할 문제

1. 나의 몸 구조와 기능에 대하여 잘 알고 있는지 서로 토론해 보세요.
2. 자신의 이미지 상(self-image)을 육체적 · 심리적으로 그려보세요.
3. 불임과 생식질환에 대하여 토의해 보세요.

Human Health and Sexuality

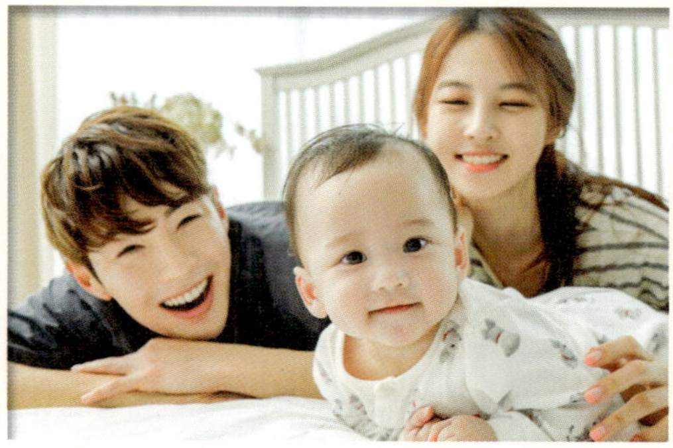

CHAPTER

5 생명의 탄생과 가족

결혼 2년차인 여성은 자신이 첫 아이를 임신했다는 사실을 알게 되고, 그녀의 남편과 매우 행복함을 느낀다. 하지만 문득 자신의 뱃속에 있는 태아가 어떻게 자랄지, 무엇을 준비해야 할지… 고민에 빠지게 된다. 또한 이들 부부는 건강한 아이를 갖기 위한 사전 준비에 대한 불안감을 느끼게 되었다. 지금이라도 안전하게 건강한 아이를 위해 무엇을 어떻게 해야 할지 계획을 세우기 위해 이들 부부는 전문서적을 찾게 되었다.

임신 초기부터 아기가 태어나기 전까지 엄마 뱃속에 있는 태아는 매우 빠르게 발달이 이루어지는 시기이다.

1 생명의 시작

1) 임신

임신(pregnancy)이란 정자(sperm)와 난자(ovum)가 만나 수정되는 순간부터 출산에 이르기까지의 과정을 말한다. 성교 후에 남성의 몸으로부터 사출되어 나온 정자가 여성의 난자와 결합하여 수정이 이루어진다. 수정란은 곧바로 여성의 자궁에 착상하며 자궁에서 10개월(280일) 동안 자라게 된다. 임신 후 약 4개월이 지나면 태아는 거의 형태를 갖추게 되어, 점차 크기가 커지고 자궁 밖에서도 살아갈 수 있도록 성숙해진다.

임신을 하면 임산부 자신과 배우자, 태어날 아기에 관해서 많은 새로운 생각과 느낌을 갖게 된다. 이러한 생각과 느낌은 임신기간별로 발생하는 신체적 변화와 더불어 고려되고 있다. 임신 중에는 어머니의 과업이라고 말하는 심한 심리적 변화를 겪게 된다.

모성이 어머니의 역할을 인식하고 수행하는 능력은 임산부의 심리적 안녕과 임신에 대한 적응 정도를 측정하는 지침이 된다.

임산부의 다섯 가지 발달과업은 다음과 같다.

① 임신을 받아들임

② 태어날 아기와의 관계형성

③ 자아변화에 대한 적응

④ 부부관계의 변화에 대한 적응

⑤ 출산과 부모역할에 대한 준비

2) 임신기간과 분만예정일

임신된 수정란은 급속히 성장한다. 세포분열은 배수로 이루어지면서 빠른 과정으로 분열하여 성장한다. 그후 280일이 경과되면 분만을 하는데, 수정에서부터 착상까지의 날을 정확히 알 수 없으므로 사실상 280일을 계산하기가 쉽지 않다.

분만예정일을 쉽게 계산하는 방법은 마지막 월경 시작일을 기준으로 하며, 월수에는 −3 혹은 +9을 해주고 일수에는 +7을 해주면 된다(네겔의 공식). 여기서 산정된 날짜에 ±2주간을 정상적인 출산예정 기간이라고 한다.

분만예정일 계산법의 예는 다음과 같다.

❖ 최종 월경의 첫날이 3월 2일인 경우: 3월+9월=12월, 2일+7일=9일이었다면, 분만예정일은 12월 9일이 된다.

❖ 최종 월경 첫날이 10월 27일인 경우: 10월−3월=7월, 27일+7일=34일이므로 7월은 31일까지임을 고려할 때, 분만예정일은 8월 3일이 된다.

분만예정일에 분만하는 경우는 5~10% 정도에 불과하지만, 예정일보다 3주 이상 일찍 혹은 2주 이상 늦는 경우는 정상범위를 벗어난 것으로 본다.

3) 임신의 진행과정

임신기간은 3기로 나누어지며, 각 기는 3개월씩 구성된다. 태아의 발육은 거의 제1기에 이루어지는데, 이 시기의 태아는 임산부가 복용하는 약물이나 현재 앓고 있는 풍진 같은 질환 등의 유해요인으로부터 가장 상처받기 쉽다. 제2기 및 제3기에 임산부는 비교적 양호한 상태를 유지한다(그림 5.1). 여성들이 그 어느 때보다도 임신 중에 건강함을 느꼈다고 말하는 것을 들은 적이 있을 것이다. 출산을 앞둔 마지막 1, 2주경에는 몸이 무거워 활동이 불편해지거나 출산에 대한 걱정이 있음에도 불구하고 대개 예외 없이 새 아이를 갖는다는 기쁨에 들뜨게 된다. 임신의 진행과정 중의 중요한 특징은 표 5.1에 요약되어 있다.

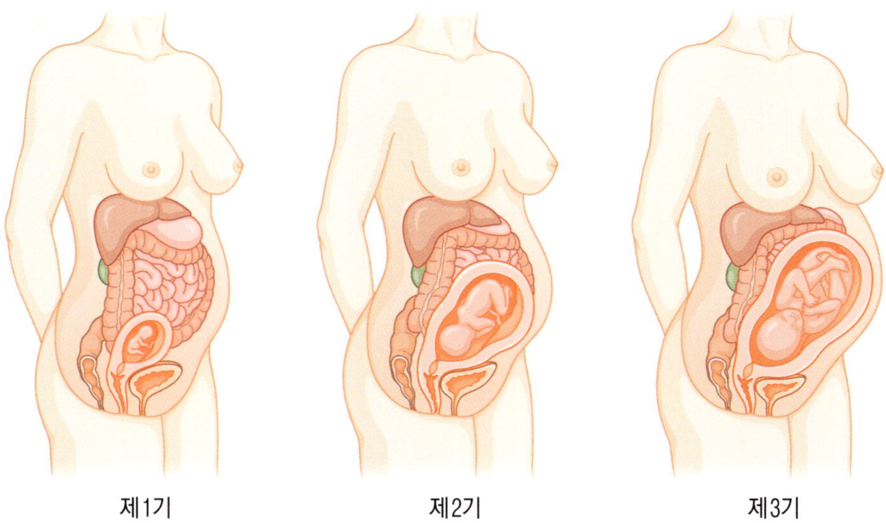

그림 5.1 임신의 진행과정

표 5.1 임신의 진행과정

개월	태아	임산부
1개월 후	• 작고 형태가 갖추어지지 않은 조직 덩어리이다.	• 졸림, 잦은 소변, 유방이 커지기 시작하고 유두 색깔이 진해진다. • 입덧을 한다.
2개월 후	• 약 3cm 정도로 자라난다. • 머리와 손발이 부분적으로 형성된다.	• 유방이 계속 커지며 푸른색을 띤 정맥이 나타난다. • 입덧이 계속되기도 한다.
3개월 후	• 약 8cm 정도로 자라난다. • 얼굴과 귀가 형성되며, 손과 발, 손가락과 발가락도 형성된다. • 성별을 알 수 있다.	• 태아가 골반 밖으로 커지므로 배가 부르기 시작한다. • 특정 음식에 대한 욕구가 커지고 감정적으로 예민해지기도 한다.
4개월 후	• 길이 20cm, 몸무게 1/4kg 가량이다. • 태아의 형태가 거의 완성된다. • 심장박동이 들리고, X선 촬영으로 뼈를 볼 수 있다.	• 입덧 증상은 거의 사라진다. • 원기왕성하고 식욕도 좋다. • 얼굴이 통통해지는 경향이 있다. • 태동을 느낀다.
6개월 후	• 길이 35cm, 몸무게 1kg 가량이다. • 피부에 주름이 생기고 가느다란 털로 덮여있다.	• 배와 유방이 급속히 커지기 때문에 흰색 혹은 은색의 선이 피부에 나타난다.
8개월 후	• 길이 45cm, 몸무게 2½kg 가량이다. • 당장 분만이 되어도 생존 가능한 시기에 이른다.	• 태아가 모체의 폐를 압박하므로 숨이 찬다. • 체온이 약간 상승하므로 더위를 느끼고 땀을 흘린다.
9개월 후	• 길이 50cm, 몸무게 3½kg 가량으로 몸무게가 늘어난다. • 피부의 주름은 적어지며, 반들반들한 치즈같은 물질로 덮인다. • 태어날 준비가 된 상태이다.	• 태아가 위치를 바꾸어 머리가 골반으로 들어오므로 뇨의를 자주 느낀다. • 무거운 배로 인하여 피곤하고, 등과 허리가 아프다.

4) 임신의 증상

(1) 임신 초기(임신 시작~14주까지)

임신 초기는 태아가 주변 환경에 가장 예민한 시기이다. 이때 함부로 약물을 복용하거나 술, 담배를 하게 되면 기형아, 미숙아, 정신지체아가 나올 가능성이 있다. 이 시기에는 임산부도 임신에 대한 두려움으로 인해 극도의 정신적 부담을 갖기 마련이다. 또한,

임신 호르몬의 증가에 따라 입덧 등으로 인한 정신적, 육체적 곤란을 겪게 된다. 임신 초기에 속옷에 묻는 정도의 질 출혈이나 경미한 하복부 통증은 있을 수 있으나, 정도가 심해지고 지속되는 경우 의사와 상의해야 한다. 운동은 평소에 하던 활동이라면 임신을 했다고 해서 중단할 필요는 없으며, 임산부를 정신적으로 안정시키는 등의 환경이 필요하다.

① 무월경

수정란이 자궁에 착상되면 영양분이 필요하므로 자궁내막 부분의 비후된 조직층은 성장 발육한다. 따라서 임신을 하게 되면 월경은 없어지게 된다.

임신 외에서도 무월경 상태가 올 수 있으므로 잘 구별해야 하는데, 예를 들면 기후나 기타 환경의 변화 또는 예민한 사람에 있어서는 감정의 변화에 의해서도 월경이 없을 수가 있다(그림 5.2).

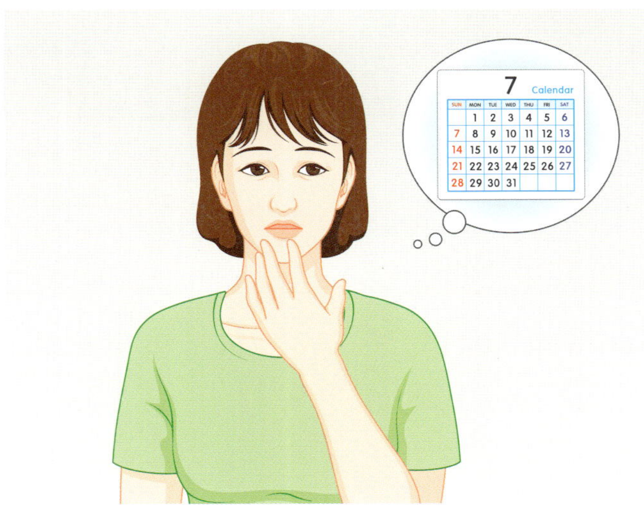

그림 5.2 무월경

② 호르몬의 변화

임신이 성립되면 난소에서 황체호르몬의 분비가 증가한다. 황체호르몬은 자궁내막의 작용을 자극하여 체온을 상승시키고 임신을 계속 유지하게 하는 반면, 위장활동이 둔해져 모체에 변비가 생기기 쉽다.

변비는 자궁후굴 또는 이 부위에 울혈을 일으켜 이상출혈을 가져오기도 하는데, 가능한 한 규칙적인 생활을 하고 변의가 없더라도 매일 일정한 시간에 용변을 보는 습관을 갖는 것이 좋다.

③ 입덧

입덧은 주로 오심과 구토로, 임신에 의해 위장계의 작용이 둔화되어 일어나는 현상이다. 또한 머리가 무겁고 후각이 변화되어 음식 냄새에 유난히 예민하거나 식성에 변화가 옴에 따라 신맛이 강한 음식물을 선호하는 경우가 있는데, 이는 위산의 분비가 감소되고 있기 때문으로 여겨진다. 입덧은 주로 아침 공복 시에 구토를 하게 되지만, 음식물을 먹은 후 소화에는 별 지장이 없다. 입덧은 감정적인 부적응이 원인이 될 수 있으므로 임신을 긍정적으로 받아들이며 이겨내야 한다. 이러한 현상은 보통 임신 3개월 내지 4개월 초에는 사라진다(그림 5.3).

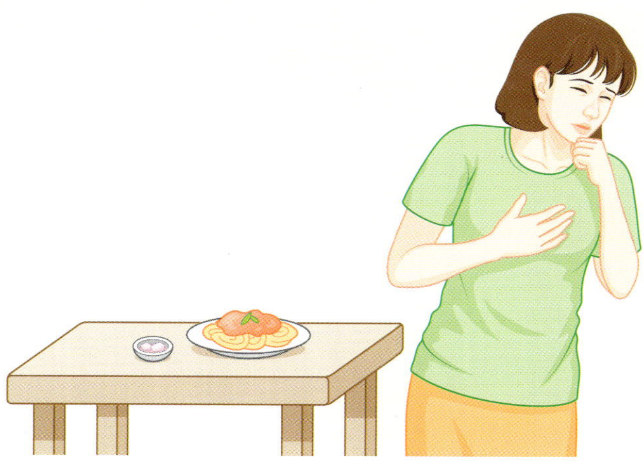

그림 5.3 입덧

④ 기타 증상

태아의 발육에 따라 자궁이 점차 커지면서 주위의 장기를 압박하게 되고, 자궁이 소골반강에서 복강 내로 올라오므로 방광을 압박하여 배뇨 횟수가 증가하게 된다. 또한 질 분비물이 많아지는 것은 임신에서 올 수 있는 자연적인 현상인데, 이는 질 내의 세균감염을 방지하는 정화작용의 결과일 수 있다(그림 5.4).

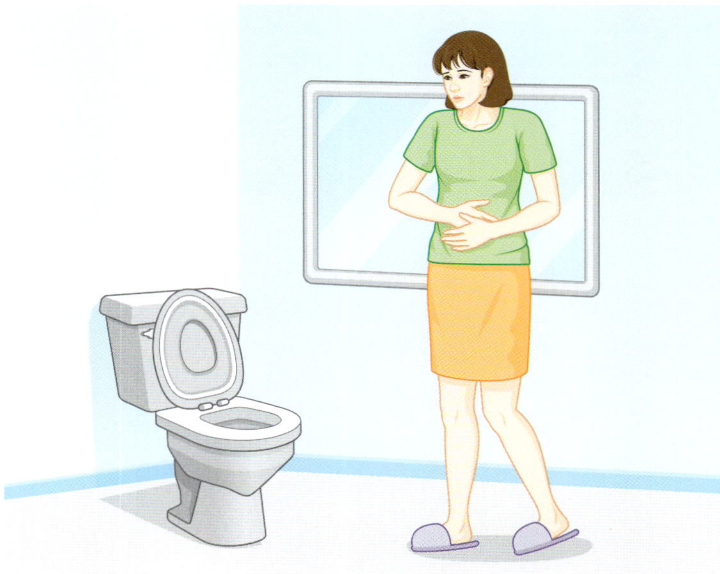

그림 5.4 배뇨의 증가

(2) 임신 중기(임신 15주~28주까지)

임신 4개월이 지나면 입덧, 피로감 등이 사라진다. 임산부는 불러오는 배에서 느끼는 만족감과 아기의 움직임을 통해 임신 중 가장 행복한 시기를 맞게 된다. 이 시기에는 태교를 본격적으로 시작하는 것이 좋다. 예를 들어, 아기에게 이야기를 해주거나 말을 걸고 동화책이나 시집을 많이 읽어줌으로써 목소리를 들려준다. 음악을 많이 듣는 것 또한 좋다. 임신 5개월 정도가 되면 태아의 청각이 완성되는 시기이며, 목소리를 기억할 수 있게 된다. 이전의 태교는 엄마의 기분을 아기가 느낄 수 있도록 유도하는 것이었다면, 이 시기 이후의 태교는 외부 자극을 태아에게 전달하는 것이다. 또한, 건강을 유지하기 위해 충분한 영양섭취와 수분공급이 필요하다. 임신 중기는 아기의 성장이 빠른 시기여서 불러오는 배 때문에 요통이 심해지거나 종아리와 발에 경련 등이 생길 수 있다. 따라서 무거운 물건을 드는 것은 피해야 하며, 높은 곳을 오르거나 장시간 오래 서 있는 것도 좋지 않다.

① 자궁의 크기

임신 5개월이 되면 자궁의 윗부분은 배꼽 바로 아래까지 이르게 되어 본인의 자궁의 높이를 감지할 수 있다.

② 유방

임신이 진전됨에 따라 유방이 점차 발육해 간다. 특히 초임부의 경우에 유방이 커지면서 당기는 느낌을 갖게 되며, 동시에 유두 및 주위가 갈색으로 착색된다. 때로는 유방을 누르면 아프고 유즙이 비치는 경우가 있으나 정상이다(그림 5.5).

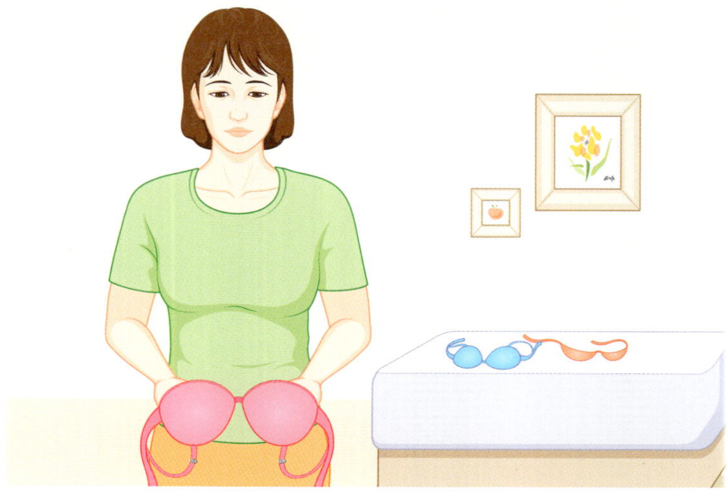

그림 5.5 유방의 변화

③ 임신선

복부의 중앙에 갈색의 선이 치골부까지 나타날 수 있고, 외음부도 점차 검게 변한다. 복부에 갈색으로 나타난 선을 임신선이라 하며, 이는 분만 이후 또는 몇 주 사이에 탈색된다.

④ 태동

임신 5개월이 되면 태아가 자궁 내에서 운동을 시작하는데, 이것을 임산부가 느낄 때 이를 태동이라고 한다.

⑤ 부종

임신이 진행되면서 다리, 주로 발등이나 하지 부분에 부종이 생길 수 있다. 특히 피곤하거나 장기간 서 있을 경우에 나타나지만 곧 없어질 수 있다(그림 5.6).

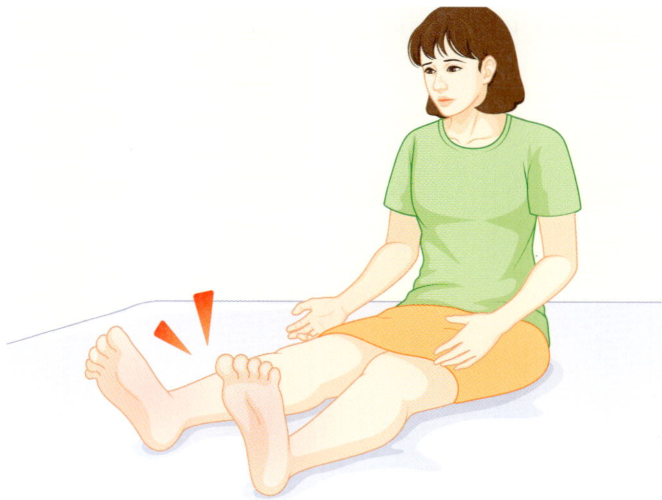

그림 5.6 부종

(3) 임신 말기(임신 29주~출산까지)

임신 말기에는 임산부의 배가 심하게 부르게 되므로 몸 전체의 균형이 잡히지 않아 요통 또는 하지의 불편감 등을 느끼게 되고, 근육이 당긴다는 호소를 하기도 한다. 몸을 구부리기보다는 쪼그려 앉는 것이 좋고, 앉을 때는 베개를 허리에 지지하며, 굽이 높은 신발은 피하는 것이 좋다. 임신성 고혈압, 다태임신, 심한 심장질환, 자궁 내 성장지연 등의 합병증이 있는 경우에는 운동을 제한하기도 한다. 임신 9개월이 되면 자궁의 높이는 명치 밑에까지 오게 되며 가슴을 압박하므로 숨이 답답하여 어깨로 숨을 쉬기도 한다. 또한 위도 압박되어 식사를 많이 할 수 없게 된다.

2 어머니와 태아를 위한 산전관리

산전관리는 임신기간 동안 임산부와 아기를 위해 출산 예정인 어머니가 하는 관리이다. 여기에는 의료, 균형, 식이, 운동과 휴식, 스트레스 해소가 포함된다. 임산부가 흡연을 하면 조산 또는 저체중아를 낳을 위험이 있고, 술을 마시는 임산부는 정신지체나 태아 알코올 효과(fetal alcohol effect)와 같은 문제를 일으키는 태아 알코올 증후군(fetal alcohol syndrome)을 가진 아기를 낳을 위험이 있다. 마리화나, 코카인 및 기타 약물도 문제를 일으키며, 방사능이나 환경오염도 피해야 한다.

출산 예정자를 위한 건강관리가 나쁘면 잠재적으로 예방할 수 없는 문제가 발생하게 된다. 예를 들면 저체중은 사망의 위험과 다양한 형태의 손상과 관련 있으며, 신경계 이상, 뇌성마비(cerebral palsy), 정신지체, 학습장애, 행동장애, 호흡기 감염이 포함된다. 임산부 관리를 위해서는 다음과 같은 것이 있다.

1) 산전 진찰

임신일지도 모른다는 의심이 들면 곧바로 전문 의료인을 찾아가 신체검진을 받아야 한다.

2) 영양

임신한 경우에는 특히 영양이 중요하다. 임신 전 기간에 걸쳐 공통적인 사항은 먹고 싶은 음식을 골고루 섭취하는 것이다. 임신 초기에는 입덧이 심하여 잘 못 먹는 경우가 많다. 대부분의 경우에는 입덧이 심하더라도 태아의 성장에는 별다른 문제가 없으나, 임산부의 체중이 감소하고 소변량이 줄 정도로 입덧이 심하면 수액요법 등의 치료를 받는 것이 좋다. 임신 중에는 단백질은 물론 비타민과 무기질도 균형 있는 식사를 통해 증가시킬 필요가 있다. 또한 엽산제, 철분제 등 추가적인 영양제를 복용하는 것이 좋으며, 임신기간 중의 체중은 최소한 10~14kg정도 증가하는 것이 바람직하다. 특히 저체중아의 위험을 감소시키려면 임신 제1기와 제2기 동안 충분히 체중을 증가시키는 것이 중요하다(그림 5.7).

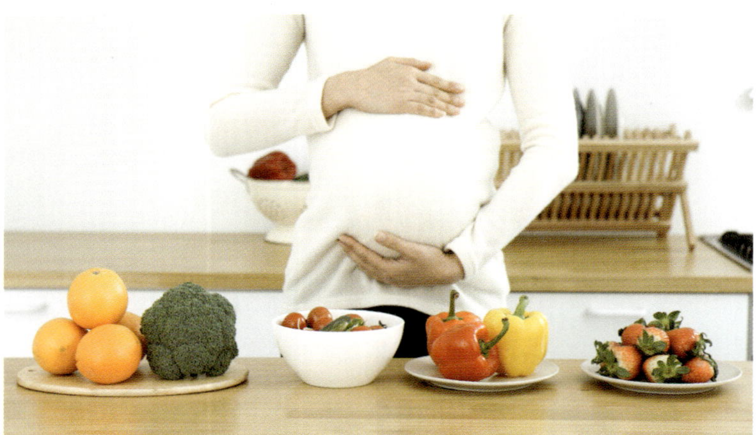

그림 5.7 임산부의 영양

3) 운동과 휴식

임산부에게 필요한 분만 전 운동은 다음과 같다(그림 5.8).

① 출산 시 밀어내기를 쉽게 할 수 있고, 등의 통증을 예방하기 위해 복부와 등근육을 탄탄하게 하고, 골반저를 발달시킬 수 있는 운동을 한다.

② 진통 시 통증을 줄이고 안정을 돕는 방법(라마즈 호흡법)이 있지만, 평소 자신이 해오던 익숙한 활동을 계속 하는 것이 좋다. 아기가 움직이는 것이 느껴지고 방광의 압력 때문에 밤에 잠을 못 자는 여성들은 낮잠을 자는 것을 권장하며, 휴식 역시 중요하다.

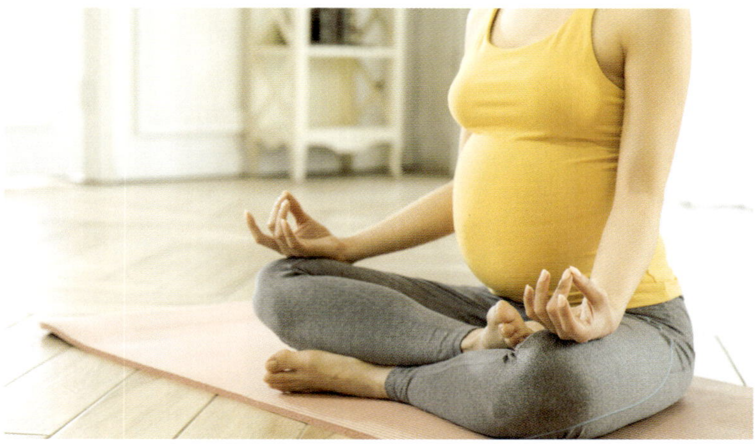

그림 5.8 임산부의 운동

4) 카페인, 담배, 알코올, 기타 약물

모든 약물은 의사의 처방이 없는 한 피해야 한다. 그 이유는 임산부가 복용한 약은 태반을 통해서 쉽게 태아의 혈류 안으로 들어가기 때문이다. 만약 임산부가 어떤 약물에 의존하고 있다면, 아기도 영향을 받는다는 것을 의미하므로 주의해야 한다.

5) 환경 유해물

임산부가 알고 있어야 하는 두 가지 환경 유해물은 방사능(radiation)과 대기오염이다.

(1) 방사능

임산부는 골반 X-ray를 찍는 동안 가장 많은 용량의 방사능을 받게 된다. X-ray는 의학적인 응급사태 때나 방사능치료(암치료) 시에 사용된다. 대부분의 경우에 태아에게 해가 없을 만큼 용량은 충분히 낮다. 특히 첫 3개월 동안에 X-ray를 찍을 경우, 유아기 백혈병의 위험을 약간 증가시킨다. 따라서 임산부는 어떤 X-ray라도 그것이 주는 이점과 아이에게 줄 수 있는 위험에 대해 의사와 충분히 상의해야 한다(그림 5.9).

(2) 대기오염

태아에게 해로운 환경 중 하나는 일산화탄소나 납과 같은 자동차 배기가스이다. 예를 들어 어떤 여성이 교통량이 많은 길가에 살고 있다면 오염에 노출될 수 있는데, 이로 인해 저체중이나 신경 발달의 지체를 유발할 수도 있다.

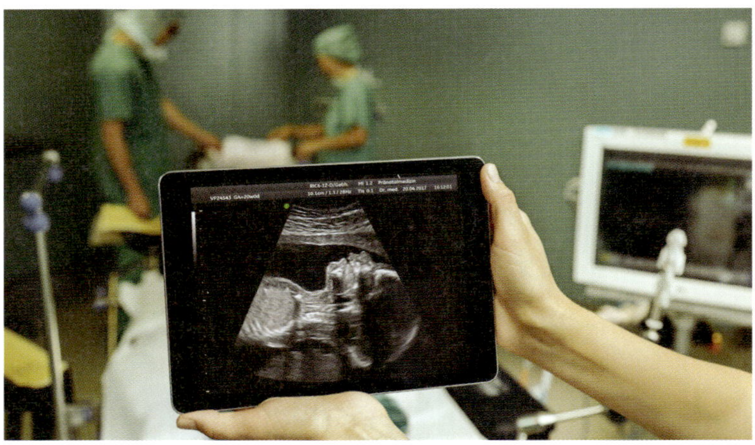

그림 5.9 임산부와 방사능

3 생명의 탄생

새로운 생명이 탄생하는 과정인 분만은 태아 및 그 부속물이 모두 밖으로 배출되는 것을 말한다. 즉 진통을 시작할 때부터 후산인 태반 만출까지 끝나는 기간을 말하며 분만 중의 부인을 산모 또는 임산부라고 한다. 처음 분만하는 산모를 초산부라 하고, 2회 이상의 분만

경험을 가진 산모는 경산부라고 한다. 분만의 종류를 구분하면 임신 지속기간에 따라 유산, 조산, 정기산, 만기산으로 구분한다. 그리고 태아의 수에 의해 단태분만 또는 다태분만이라고 하며, 분만의 이상 유무에 따라서 정상분만과 이상분만으로 구분한다. 분만방법에 따라서는 자연분만과 인공분만으로 나누며 태아의 생사에 의해 생산, 사산으로 말할 수 있다.

1) 분만의 각 단계별 분류

(1) 전 진통

분만 수일 전 또는 수십일 전에 약한 자궁수축이 일어나고, 복부에 긴장감이 나타나다가 중지된지 수일 후에 분만의 진통이 시작된다. 그러나 전 진통이 분만 진통으로 이행하는 경우가 있다. 때로는 잦은 뇨의를 느끼며 태동이 감소하고 질분비물이 증가할 수도 있으며, 자궁저부가 하강함으로써 골반의 압이 증가하여 태아가 밀려 내려오는 느낌을 가질 수도 있다. 분만경과는 개구기, 만출기, 후산기의 3기로 나눌 수 있다(그림 5.10).

(2) 분만 제1기(개구기)

분만이 개시되는 시기로 진통, 파수와 이슬의 증상이 나타나는데, 이때 태아의 선진부는 산도 내로 진입하게 된다. 이때부터 자궁경관이 점차 개대하게 된다. 이슬은 난막의 일부가 자궁구와 가까운 부분의 자궁벽에서 이탈하여 소량의 출혈과 경관을 막고 있는 점액 등이 배출되면서 혈액이 섞인 점액이 나오게 되는 것을 말하며, 파수는 제1기가 끝나거나 분만 제2기 초에 생기며, 난막이 두꺼워지면서 터져 양수가 나오게 되는 것을 말한다. 이 시기에 초산부는 대략 10~12시간 정도, 경산부는 4~5시간에서 8시간 정도 걸린다.

(3) 분만 제2기(만출기)

자궁구 전개대부터 태아 만출까지의 시기로 양막의 파수 후 태아가 만출된다. 이 시기에는 임산부의 진통이 가장 심하고 태아에게도 위험이 생기기 쉬우므로 주의가 필요하다. 필요한 시간은 초산일 경우 1시간 정도이며 경산은 초산보다 빠른 시간 안에 출산한다.

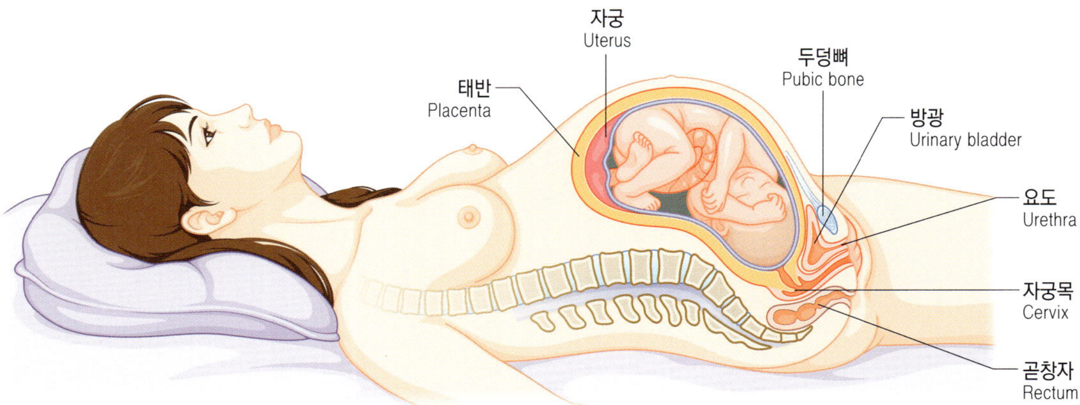

A: 분만 시작 전

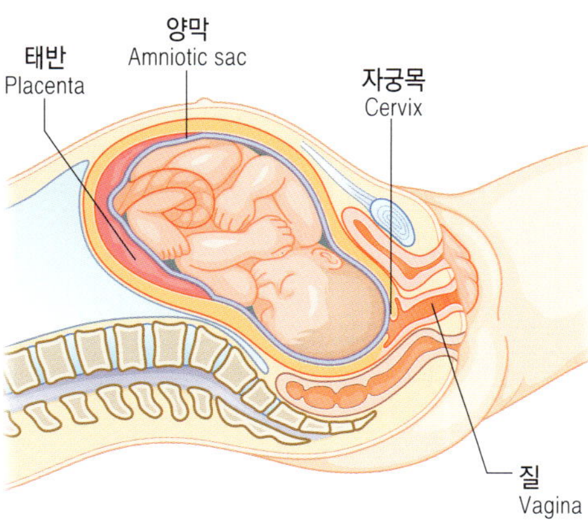

B: 자궁목 확대

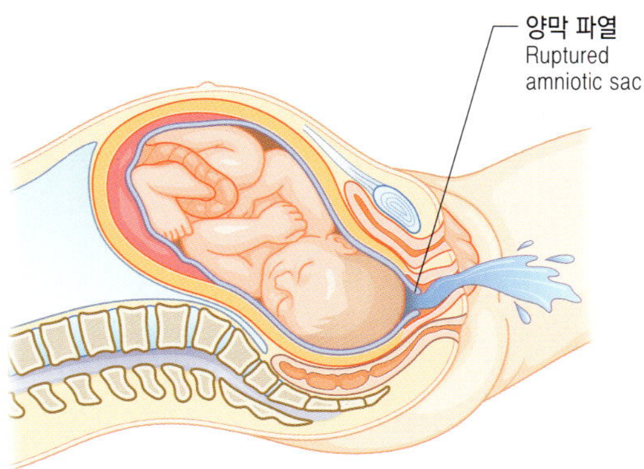

C: 자궁목의 완전 확대, 태아의 머리는 자궁목관으로 들어감

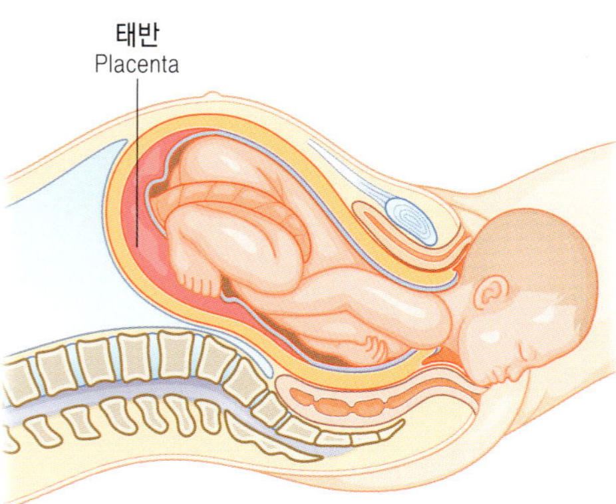

D: 태아가 질을 통해 나옴

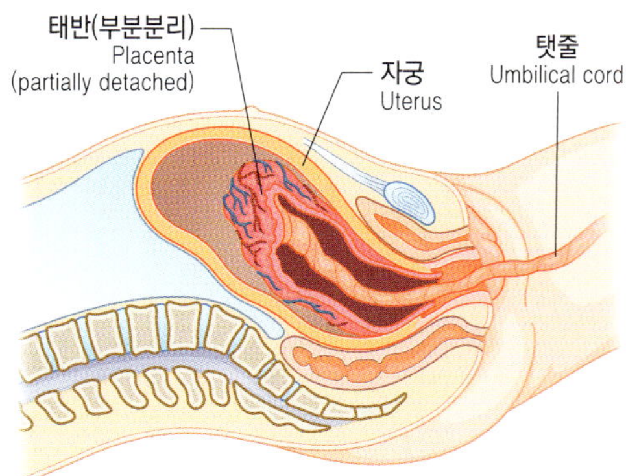

E: 태반이 자궁벽에서 유리되어 배출됨

그림 5.10 분만의 단계

(4) 분만 제3기(후산기)

태아가 만출된 후 태반이 만출되는 기간을 말하며, 평균 10~20분 정도의 시간이 소요된다. 태아가 만출되고 자궁이 수축되면 태반의 일부가 자궁에서 떨어지게 되므로 태반 만출 시 약 100~300mL 정도의 출혈이 동반된다. 이때 실혈량이 500mL 이상인 경우에는 이상상태로 위험을 초래하므로 산후 약 2시간은 출혈량 및 자궁수축에 대한 자세한 관찰이 필요하다.

분만이 끝나면 산모관리에 유의하여야 한다. 분만은 긴 시간 동안 많은 체력을 소모하고 땀을 흘리기 때문에 대개의 경우, 출산이 끝나면 한기를 느낀다. 따라서 보온에 유의하여 몸을 따뜻하게 해주고 충분한 휴식, 수면 및 수분섭취와 적어도 12시간의 절대 안정이 필요하다.

(5) 산욕기

산욕기란 분만 후 6~8주까지를 말하며, 산욕이란 분만으로 생긴 성기의 상처가 완전히 회복되며 모체가 임신 전과 같은 상태로 복귀되는 기간을 말한다. 이 시기의 산모는 일반적인 건강 및 영양상태, 섭생법, 수유 상태 등에 따라 다르며, 차기 임신과 여성 전, 후반기 건강의 질에 중요한 영향을 미치므로 산모의 건강관리가 필요하다.

2) 다양한 분만법

(1) 라마즈 분만법(감통 분만법)

라마즈 분만법은 예비 부모에게 분만의 두려움을 덜어주고 즐거운 마음으로 출산을 맞을 수 있도록 도와준다. 특히 산모는 라마즈 분만법을 통해 스스로의 상태를 조절할 수 있는 운동과 분만에 필요한 기술을 습득하고 부모가 된다는 감정을 표현함으로써 정신적으로 출산준비를 완료하게 된다. 이 과정에서 부부 간, 부모자식 간의 사랑은 더욱 돈독해지고, 가족의 결속력도 강해진다. 무엇보다도 확신과 기쁨을 갖고 출산을 맞는다는 점에서 의미가 있다. 라마즈 분만법은 연상법, 이완법, 호흡법으로 구성되어 있다.

이것은 단순하고 쉬운 방법이지만 진통이 엄습하는 실제 상황에서는 생각처럼 쉽지 않기 때문에 평소 꾸준한 연습에 함께 참여하면 산모와 함께 아기의 부모가 된다는 뿌듯함을 공유할 수 있다. 라마즈 분만법은 진통을 없애기보다는 출산에 대한 긍정적 태도를 심어줌으로써 편안한 분만을 유도하는 정신 예방적 분만법이라고 보는 것이 좋다.

(2) 르봐이예(인권) 분만법

르봐이예(인권) 분만법은 태어날 태아를 하나의 인격체로 보고 태어날 때의 고통을 최소화하기 위해 분만 시에도 뱃속과 비슷한 환경을 만들어 아기의 충격을 줄여주는 분만법이다. 르봐이예(Leboyer) 박사는 "약간 어둡고 따뜻한 방에서 조용하고 친절하게 아기를 받아야 하며, 탯줄도 즉시 자르지 말고 엄마 배 위에 아기를 몇 분 정도 엎어놓은 다음 잘라야 하고, 분만 시에도 뱃속에서와 비슷한 환경을 만들어주어 아기가 태어났을 때 놀라지 않게 해야 한다"고 말했다.

(3) 듀라 분만법

듀라는 그리스어로 "다른 여성을 돕는 여성"이라는 뜻으로 출산보조자를 말한다. 출산할 때 라마즈 분만법에서 이용하고 있는 호흡법과 이완법 등을 동원해 출산 전 과정에서 산모와 함께 하고 마사지로 통증을 덜어주는 역할을 하여 두 사람의 손발이 잘 맞을 경우 통증을 줄일 수 있다.

(4) 기체조 무통분만법

기체조 무통분만은 단전호흡과 몸을 이완시키는 체조, 행동동작, 명상 등으로 구성되어 있고, 이 분만법은 최소한 6개월 이상 수련해야 몸에 변화가 일어나고 무통분만이 가능할 만큼 시간 투자를 많이 해야 하는 방법이다. 특히 기체조 무통분만에서 시행하는 체조는 임신 중에 흔히 일어나는 요통, 어깨 결림, 엉덩이 통증 등을 예방하는 효과가 뛰어난 것으로 알려져 있으며 효과적인 분만자세와 힘주기방법을 훈련할 수 있어 순산에도 큰 도움이 된다.

(5) 밸리댄스 분만법

밸리댄스는 이집트 등 아랍권에서 원활한 분만을 위해 만들어진 춤이며, 골반의 회전운동으로 자궁수축에 따른 고통을 덜어주고 '쉼미(shimmy)'라고 불리는 좌우로 빠르게 흔드는 동작이 태아가 안정적인 자세를 취하는데 도움을 준다고 한다. 또한, 최종단계에는 몸 전체를 굽이치는 '캐멀(camel)' 동작으로 아기를 출산하도록 돕는다.

(6) 수중분만법

따뜻한 물이 담긴 욕조에 앉은 자세로 아기를 낳는 방식으로, 산모가 따뜻한 물속에 있으므로 전신조직이 이완되어 출산에 대한 두려움과 긴장이 줄어들어 자궁수축으로 인한 통증이 줄어들고 진통도 빠르게 진행된다. 다만 전치태반이나 거대아, 둔위, 임신 중독증이 있을 경우나 간염 보균자는 수중분만을 하지 못한다는 단점이 있다(그림 5.11).

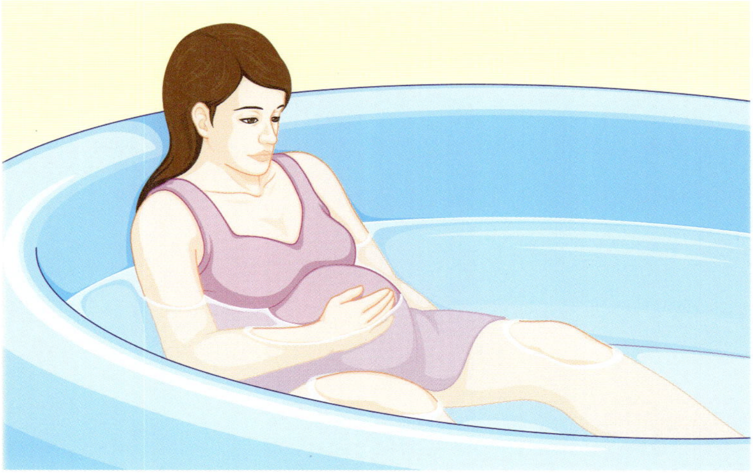

그림 5.11 수중분만법

(7) 좌식 분만법

좌식 분만법은 반듯이 누워서 하는 분만이 아니라 의자형태의 분만대를 이용하여 앉은 자세에서 아이를 낳는 방법이다. 좌식 분만을 하면 자궁 속에 있는 태아의 체중이 아래로 몰려 아이를 쉽게 낳을 수 있다. 분만시간이 단축될 뿐 아니라 통증도 덜 느끼게 되는데, 단점은 임산부가 분만의자에 오래 앉아 있으면 회음부에 혈액이 모여 출혈이 많아질 수 있다는 점이다.

(8) 그네 분만법

그네 분만법은 좌식 분만대의 단점을 보완한 분만대를 이용한 출산법으로, 우리나라에서는 그네처럼 움직인다고 해서 이름 붙여졌다. 그네 분만대는 임산부 체형에 맞게 의자 등받이를 변형하여 충격을 완화시켜 주는 형태로 굵은 쇠고리에 그네처럼 매달려 있다. 임산부는 분만 시 자세를 자유롭게 바꿀 수 있고, 분만대를 90~180° 정도 뒤로 젖힐 수도 있다. 앉거나 서거나 눕는 등 자세를 자유롭게 바꿀 수 있어 태아 움직임이 좋아지기 때문에 태아가 쉽게 나올 수 있다.

(9) 소프롤로지(sophrology) 분만법

임신과 출산을 긍정적으로 받아들이는 정신훈련을 통해 통증을 줄이는 분만법이다. 아기를 웃으면서 낳는다고 말할 정도로 통증을 초월한 '초통분만'이다. '출산 = 통증'이라는 후천적으로 학습된 강박관념이 통증을 실제보다 확대시킬 수도 있는데, 임신기간 동안 '출산 = 기쁨'이라는 자기 최면을 반복 훈련하여 통증을 최소화한다는 것이 이 분만법의 핵심이다.

이외에도 남편과 가족이 참여한 가운데 한 자리에서 출산과 회복을 하는 가족 분만법과 부드럽고 탄력있는 공을 이용해 임산부의 몸을 움직이도록 함으로써 진통을 경감시키는 공 분만법, 아로마(향기) 분만법 등이 있다.

4 건강하고 튼튼한 가족만들기

건강하고 튼튼하며 행복한 가족을 만들기 위해서는 가족구성원이 중요하다. 결혼하고 양육한다고 건강한 가족이 저절로 이루어지는 것은 아니다. 현명한 부모란 자녀와 가정을 최우선으로 생각하는 지혜를 가져야 한다. 가족끼리는 헌신과 이기적인 사랑이 아닌 서로 보완

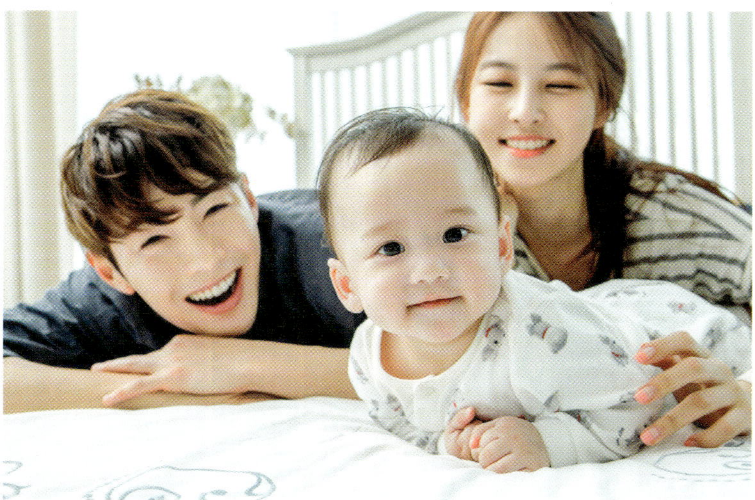

그림 5.12 가족의 탄생

BOX 5.1 환상적인 가족 만들기: 스틴넷 박사 외 50인

1. 가족에 대한 헌신(commitment) : 튼튼한 가족의 구성원들은 서로 복지와 행복을 촉진하기 위해 헌신할 줄 알며, 그들은 가족이라는 단위에 가치를 부여한다.
2. 감사와 애정표현(appreciation & affection): 튼튼한 가족의 구성원들은 상대방의 진가를 서로 인정하고 고마움을 표현할 줄 알며 그들은 가족이 얼마나 좋은지 느끼고 있다.
3. 긍정적인 커뮤니케이션(positive communication): 좋은 가족구성원들은 의사소통 기술이 뛰어나고 대화하는 시간을 많이 갖는다.
4. 함께 시간을 보냄(time together) : 튼튼한 가족의 구성원들은 서로 함께 보내는 시간의 양도 많지만 가족이 함께하는 시간의 질도 높다.
5. 영성적 성장(spiritual well-being): 신앙을 가지고 있든 가지고 있지 않든, 튼튼한 가족은 삶에 대한 비전을 가지고 있으며, 이러한 비전과 신념에서 강점과 목적이 나온다.
6. 스트레스와 위기대처(ability to cope with stress and crisis): 튼튼한 가족의 구성원들은 스트레스나 위기를 성장의 기회로 삼는다.

하고 도와 주고 격려하는 것으로 앞으로 삶을 살아갈 때 행복한 가정을 만들 수 있다. 건강하고 튼튼한 환상적인 가정은 하루 아침에 건설되는 것이 아니라 노력과 시간이 들이면서 서로 노력없이는 되지 않는 것이다(그림 5.12).

사회적 동물인 인간은 어떤 식으로든 관계를 가진 집단으로 살아가게 마련이고 그 중 대표적인 것이 바로 우리가 속해있는 가정이다. 가정은 가족들이 세상을 살아갈 힘의 원천이 되고, 가정은 가족 각자가 걸어가야 할 배움의 장이며, 작은 사회이기도 하다(BOX 5.1).

토의할 문제

1. 혼전임신에 대한 여러분의 생각을 토의해 보세요.

2. 건강한 가정생활에 대해 토의해 보세요.

환상적인 가족만들기

튼튼하고 건강하고 행복한 가족

- 가족에 대한 헌신
- 감사와 애정표현
- 긍정적인 커뮤니케이션
- 함께 시간 보내기
- 영성적 성장
- 스트레스와 위기대처
- 환상적인 가족 만들기

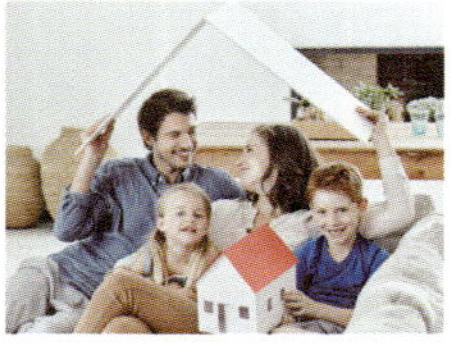

가족에 대한 헌신

부부간의 헌신

개인에 대한 헌신

중요한 일에 먼저 헌신하기

정직을 통한 헌신

가문의 전통에 대한 충실

긴 여정에의 헌신

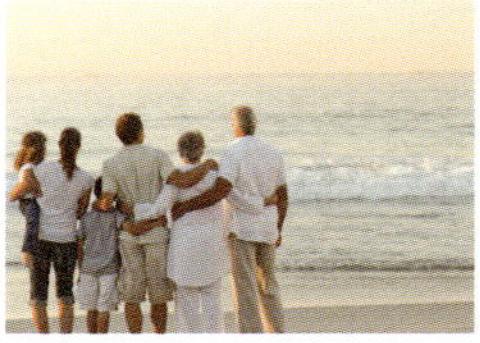

감사와 애정표현

놀라운 발견

지성과 정서

우리가 왜 그렇게 해야 하는가?

잔물결 효과

애정표현이 왜 그리 어려운가?

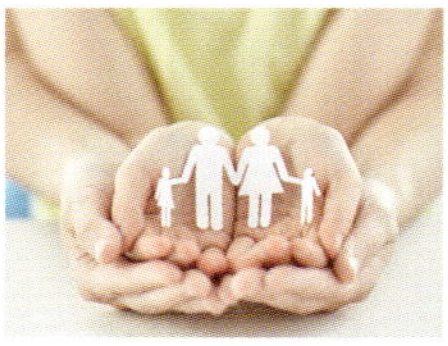

긍정적인 커뮤니케이션

충분한 시간을 주어라

경청하라

이따금 점검해봐라

비판이나 평가를 삼가하라

상대방의 세계로 들어가보라

항상 정직하라

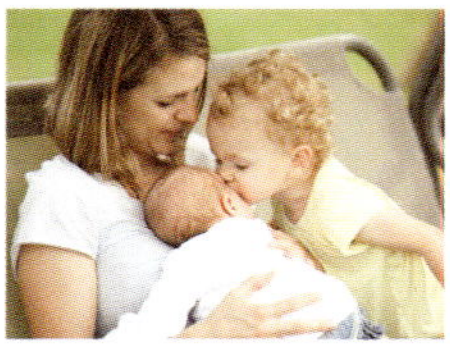

함께 시간보내기

함께 식사하며 담소를 나눈다

집안일을 함께 한다

함께 논다

종교, 클럽, 사교활동을 즐긴다

특별한 이벤트를 마련한다

특별한 일은 하지 않아도
함께 있는다

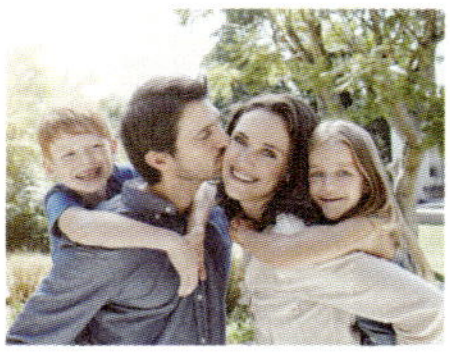

영성적 성장

은혜의 의미와 목적

삶의 가이드라인 제공

자유와 평화

긍정적이고 신뢰에 찬 시각

주위사람의 지지

하느님의 권능

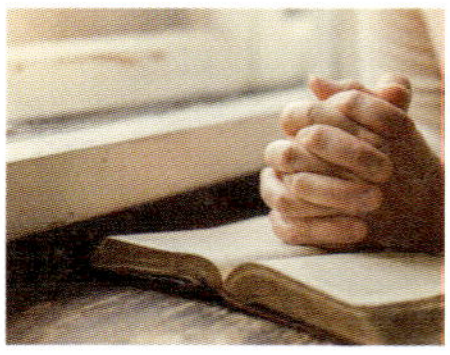

스트레스와 위기대처

균형잡힌 시각으로 바라보라

최선을 다한 뒤 하늘에 맡긴다

자신보다 더 큰 것에 초점을
맞춘다

유머감각을 잃지 않는다

한 번에 한 걸음씩

기분전환과 재충전

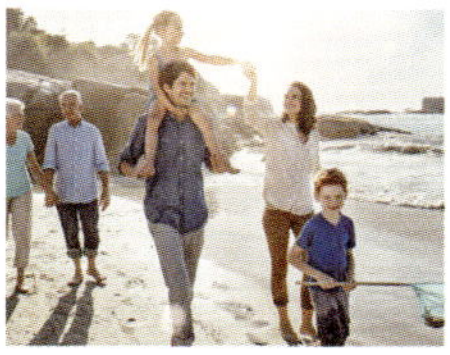

환상적인 가족 만들기

가족강점 평가

가족의 꿈을 펼쳐본다

구체적인 목표를 선정한다

가족행동계획을 수립한다

외부자원의 활용

충실한 참여

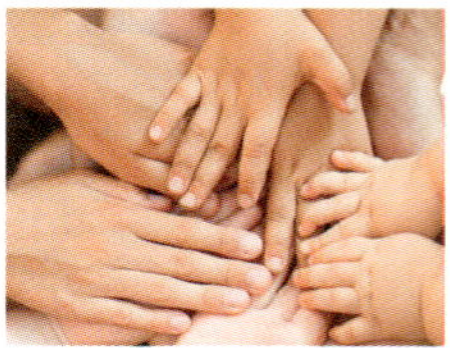

Human Health and Sexuality

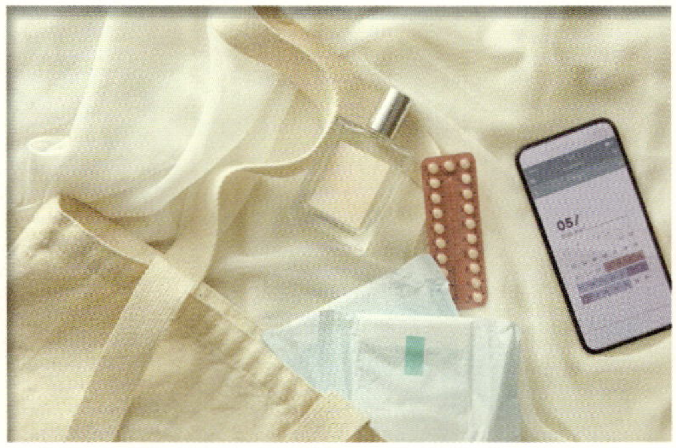

CHAPTER

6

피임 그리고 유산

어렸을 때 낙태나 인공유산은 정말 나쁜 일이라고 생각했다. 그러나 고등학생이 된 나는 지금 병원에서 낙태 수술을 하기 위해 준비 중이다. 10대가 되어서 임신을 했을 때 생각이 바뀌었다. 대학은 가야 하고, 아이의 아빠는 능력도 없고, 아무 준비 없이 지금 아이를 낳아야 한다면 얼마나 많은 것을 포기해야 될까?

1 피임

1) 피임의 이상조건

피임(contraception)이란 가족계획을 실천하기 위한 하나의 도구이다. 가족계획은 인간생활을 행복하게 하는 생활방법의 하나로 이를 사용 또는 실천함으로써 부부생활이나 일상생활에 불편이나 불만이 없어야 한다. 피임을 하는 것은 임신을 원하지 않으며, 부모가 되기를 원하지 않는다고 결정을 하는 것이다. 우리 사회는 아이를 낳고 기르는 것을 여성의 기본적인 책임으로 간주하기 때문에 여성의 경우 피임에 관하여 남성보다 훨씬 많은 관심을 보인다.

그러므로 피임은 남녀 모두 자유로운 의사에 의해 선택할 수 있고, 성감에 해를 끼치지 않아야 하며, 성교에 지장이 없어야 하고, 동시에 자녀계획 출산에 착오가 없어야 한다(그림 6.1).

피임에 대해 상담 시 다음의 내용을 고려한다.

❖ 피임법의 구비 조건

- 피임 효과가 확실해야 한다.
- 육체적, 정신적으로 무해하고 성생활에 지장을 주지 않아야 한다.
- 피임의 효과가 일시적이며, 원할 때면 언제라도 임신이 가능해야 한다.
- 피임에 실패하여 임신이 되었다 하더라도 태아에게 해가 없어야 한다.

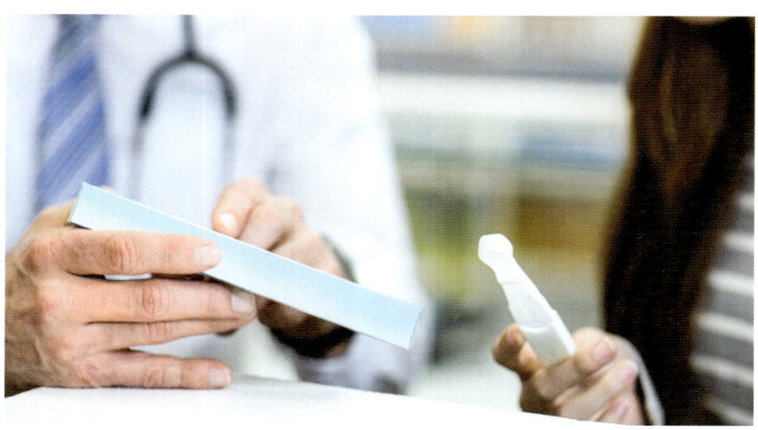

그림 6.1 피임

- 실시 방법이 간편하고 부자연스럽지 않아야 한다.
- 비용이 적게 들고 구입이 쉬워야 한다.

❖ 피임에 대한 상담 내용

- 가능한 피임의 유형
- 각각의 위험과 장점
- 각 방법이 적절히 활용되었음을 확신할 수 있는 방법
- 실수가 생겼을 때 대체 방법
- 응급 피임(emergency contraception, EC)
- 예비 방법과 사용 시기
- 여성이 방법을 바꾸고자 할 때 무엇을 해야 하는지
- 질문과 고려할 점

2) 피임의 원리

임신의 성립은 남녀의 성세포가 수정되면서 비로소 시작된다. 이러한 과정은 그림 6.2를 참고한다. 피임이란 이 연쇄과정의 어느 한 과정을 제거함으로써 임신이 성립되지 않도록 하는 것을 말한다. 따라서 이미 자궁내막에 착상하여 발육하는 태아를 인위적인 시술로 중절시키는 임신 조절 방법인 월경조절술(menstruation regulation)이나 인공임신중절을 피임법이라 할 수 있다. 결국 피임의 원리는 (1) 배란억제 및 정자형성 저지, (2) 사정 조절, (3) 수송로 차단, (4) 수정 예방, (5) 자궁 내 착상 방지 등으로 나눌 수 있다.

피임이란 임신을 피한다는 뜻을 가지고 있으며, 생식기능 자체를 영구적으로 없애는 거세나 임신이 불가능하여 임신을 하지 못하는 불임과는 개념이 전혀 다르다. 의학적으로 피임법은 주로 일시적 불임의 목적으로 선택되는 방법이고, 불임법이란 영구적 피임법의 하나로 불임상태가 되도록 하는 수단이다. 결과적으로 두 가지 방법 모두 임신을 피하는 방법으로 전자의 효과는 일시적이고, 후자의 경우는 반영구적 또는 영구적으로 불가능하게 하는 것이다.

3) 피임방법의 분류

피임방법은 호르몬조절법(경구피임약, 피임패치, 주사제) 자궁내장치, 가로막, 자궁경부

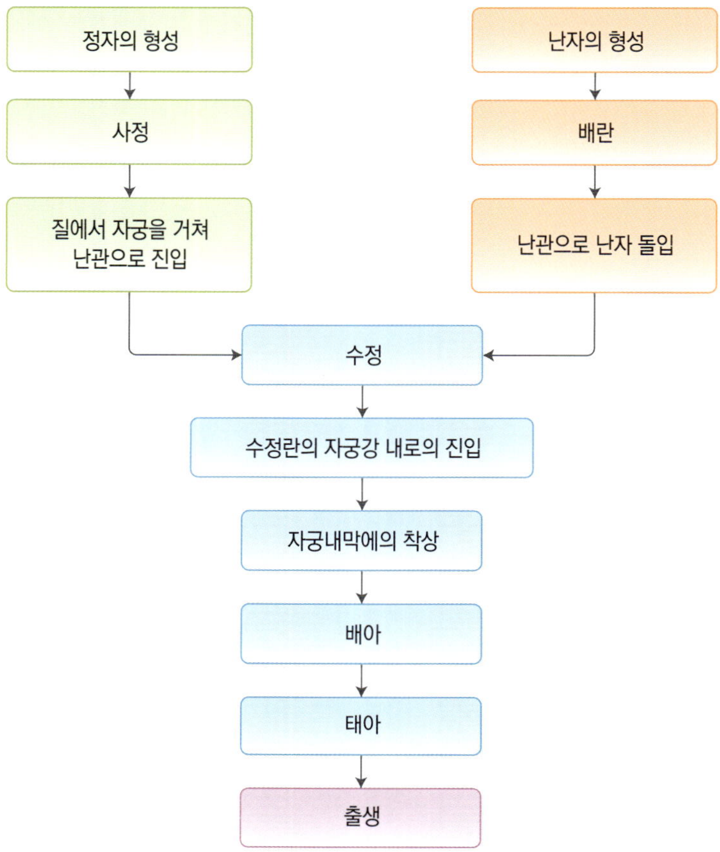

그림 6.2 임신의 성립

캡, 살정제, 콘돔, 질세척, 체외사정, 배란주기법 등 다양한 피임방법이 있다(표 6.1). 피임 목적에 따라 일시적인 것과 영구적인 것, 성별에 따라 여성에게 사용 가능한 것과 남성만이 사용할 수 있는 것으로 구분한다. 내용별로는 화학적, 물리적, 생물학적, 기계적 방법 등이 있고, 적용 부위에 따라 국소 및 전신적 방법 등이 있다.

피임방법은 다음의 내용을 고려하여 선택해야 한다.

❖ 피임방법 선택 시 고려 사항

완전한 피임방법은 존재하지 않는다. 모든 피임방법에는 장점과 단점이 있다. 요구에 가장 잘 맞고 계속 사용할 방법을 선택하는데 도움을 줄 수 있는 방법은 다음과 같다.

- 안전성
- 성전파성질환으로부터의 보호

표 6.1 피임방법과 임신율

방법	사용 첫 1년 내 임신율(%)
결찰	
남자	0.15
여자	0.5
피하이식술	0.05
자궁내장치	
Copper T 380A(ParaGard)	0.8
LNG-IUS(Mirena)	0.2
Depo-Provera	6
피부를 통과하는 피임 패치(NuvaRing)	9
질 피임 링(Evra)	9
경구피임약	
남자	21
여자	18
살정제를 함유한 다이아프램	12
스펀지	
초산부	12
경산부	24
자연적 가족계획(모든 유형)	24
성교 중절법(질외사정법)	22
살정제, 젤, 거품 필름, 보조품(단독 사용)	28
피임방법 미사용	85

- 효과: 정확한 사용에 따라 효과는 달라진다. 사용자가 어떻게 사용해야 하는지 이해하지 못하면 효과는 급격히 감소한다.
- 수용성
- 편리함: 자신의 피임법이 활용하기 어렵고 복잡하면 피임방법을 지속적으로 사용하지 않게 될 것이다.
- 필요한 교육: 여성이 임신 가능성을 이해하지 못하면 피임에 실패할 수도 있다.

- 장점
- 부작용
- 자발성
- 적용성
- 비용
- 선호도
- 종교적 · 개인적 믿음
- 문화

❖ 피임방법의 선택

- 피임의 효과가 100% 확실하여야 한다.
- 육체적 · 정신적으로 무해하며, 부작용이 없어야 한다.
- 성생활에 영향을 주지 않아야 한다.
- 실시하는 방법이 간편하고 부자연스럽지 않아야 한다.
- 비용이 적게 들고, 구입이 쉬워야 한다.
- 피임이 실패했을 경우에도 태아에게 나쁜 영향을 주지 않아야 한다.
- 원하는 시기에 언제든지 임신할 수 있도록 피임의 영향이 일시적이어야 한다.

우리나라의 경우, 피임은 여성의 책임이라고 생각하는 문화이므로 여성피임방법(경구피임약, 자궁내장치, 난관불임술 등)이 더 많이 사용되고 있지만, 이탈리아나 일본의 경우에는 남성피임방법(성교중단법과 콘돔)이 여성피임방법보다 더 많이 사용되고 있다.

피임방법을 선택할 때 성적 상대자와 충분한 토의가 있어야 하며, 남성도 피임에 대한 책임을 여성과 똑같이 느껴야 한다. 그리고 서로 대화를 통해 어떤 방법이 가장 좋은지 합의하여 실천하는 노력이 필요하다.

4) 피임방법의 종류

(1) 주기적 금욕법

금욕이란 자발적으로 성관계를 삼가는 것이다. 주기적 금욕법(periodic abstinence)은 자연 가족계획 및 리듬법이라는 이름으로 진행된다(표 6.2). 이 용어는 여성의 생리주기

표 6.2 자연 가족계획의 월경주기법(방법)

방법	적용	비고
월경력법	수태 시기를 결정하기 위해 가장 짧은 주기에서 18일을 빼고, 가장 긴 주기에서 11일을 뺀다.	예 : 28~32일 주기 = 수태 기능은 10~21일 사이
표준일 피임법	성교는 단지 월경주기의 1~7일 사이 그리고 20일부터 중기의 마지막까지만 안전하다. 8~19일은 차단술을 사용하거나 금욕한다.	주기의 길이가 26일보다 짧거나 32일보다 길면 비효과적이다.
기초체온법	배란기간 중 체온이 내려가는 현상을 알아내어 배란기간 전후에 금욕을 하거나 다른 피임 방법을 사용한다.	체온이 올라간 이후 3일째 밤까지 성교를 피한다. 단독으로 활용하기에는 신뢰성이 떨어진다. 질병, 수면부족, 스트레스의 영향을 받는다.
경부점액법 (배란 혹은 Bilings법)	매일 질 개구부의 점액을 사정한다. 월경 후 점액이 나타나서 맑고 미끄럽고 잘 늘어나는 점액이 끝난 후 4일까지는 성교를 피한다.	성교는 정액이 점액의 사정을 방해하기 때문에 이틀에 한 번만 가능하다.
이틀법	매일 점액을 확인한다. 수태는 현재 혹은 그 전날에 자궁경부 점액이 있는지에 따라 결정된다	여성이 어떤 분비물을 느꼈다면 성교는 피해야 한다.
증상체온법	위의 모든 방법을 혼합하고 체중 증가, 성욕, 부풀어 오름, 배란통을 사정한다.	많은 교육과 동기가 필요하다.

중 수태 가능성이 있는 기간에는 성교를 피한다는 의미를 담고 있다.

주기적 금욕법은 생리주기가 불규칙하거나 성병의 위험에 노출되어 있는 여성은 사용할 수 없다. 임신을 예방하기 위해 이러한 방법을 사용하려면 훈련을 받고 동기화가 되어 있어야 하며, 지식도 있어야 한다. 그래야만 여성이 임신할 가능성이 있을 때에는 다른 방법을 사용할 수 있다(표 6.3)(표 6.4).

❖ 질외사정(coitus interruptus or withdrawal)

사정 전 성교를 중단하는 방법으로, 남성의 자제력에 달려 있고 성교 시 쾌감이 다소 저해된다고 인식되고 있어 다른 피임법에 비해 위험 부담이 높다. 성교 시 사정 전의 흥분

표 6.3 피임방법의 종류

<table>
<tr><th rowspan="2">구분</th><th colspan="2">성별</th><th rowspan="2">적용범위</th><th rowspan="2">방법</th></tr>
<tr><th>여성용</th><th>남성용</th></tr>
<tr><td rowspan="7">일시적 방법</td><td>수유연장법</td><td rowspan="7">콘돔</td><td rowspan="5">전신적 방법</td><td rowspan="3">생물학적 및 물리적 방법</td></tr>
<tr><td>월경력 이용법</td></tr>
<tr><td>경부 점액 관찰법</td></tr>
<tr><td>기초체온법</td><td rowspan="2">화학적 방법</td></tr>
<tr><td>경구용 피임약</td></tr>
<tr><td>질내살정제</td><td rowspan="2">국소적 방법</td><td rowspan="2">기계적 방법</td></tr>
<tr><td>자궁내장치</td></tr>
<tr><td>영구적 방법</td><td>난관결찰술</td><td>정관절제술</td><td>국소적 방법</td><td>기계적 방법</td></tr>
</table>

표 6.4 피임방법에 따른 피임효과

방법	효과
성교중단법(질외사정)	83%
자연 피임법	80~98%
살정제만 사용	85%
살정 스펀지	75%
남성용 콘돔	85~98%
여성용 콘돔	85~98%
피임용 격막 + 살정제	85~98%
자궁내장치	97~99%
복합제제 경구용 피임약	99%
미니 필	96~99%
성교 후 자궁내장치	99.9%
피하이식 스테로이드 호르몬 피임제	99%
불임수술	99.9%

에 의해 소량의 정자가 방출될 수 있고 외음부에 사정한 정액이 질 내로 흘러들어 피임에 실패할 수도 있다. 월경주기법과 반드시 같이 사용해야 하며, 배란이 가능한 기간이라고 생각되면 콘돔 등의 방법을 병행해야 한다.

① 월경력 이용법(오기노식 피임법)

이 방법에서의 가정은 첫 번째, 배란은 차기 월경일 전 14일(±2)에 생긴다. 두 번째, 정자는 2~3일간의 생명력이 있다. 세 번째, 난자는 24시간 생존가능성이 있다.

월경주기에 대한 기록이 되어 있는 달력이 필요하다. 매월 월경기간은 기록하여 적어도 최근 8개월~1년까지의 월경력을 파악해야 한다. 이때 출혈이 시작된 첫 날부터 기록해야 한다. 월경력 중 가장 주기가 짧은 기간에서 18일을 빼고 긴 기간에서 11일 뺀 날짜를 계산하면 이 기간이 월경 시작일 후에 수태가능 기간이 되므로, 이 기간에 성관계를 피하거나 피임법을 해야 한다. 예를 들어, 김씨 부인의 12개월간의 월경주기를 파악해보니 월경주기가 제일 짧은 주기는 25일이었고, 제일 긴 주기는 31일이었다. 위의 방법으로 수태 가능기를 계산해보면, 월경이 12월 1일에 시작한다면 시작일로부터 7일째와 20일까지이다. 이때는 성관계를 피하거나 피임법을 사용하여 임신을 방지할 수 있다.

❖ 날짜 피임법

배란은 다음 생리 시작일로부터 14일 전에 이루어진다. 예를 들어, 생리주기가 28일인 여성의 경우, 이번 생리 시작일과 다음 생리 시작일의 중간 정도에 배란이 이루어진다. 이러한 여성의 생리주기를 이용하여 임신이 가능한 시기, 즉 배란기에 성관계를 피하거나 다른 피임을 하는 방법이 날짜 피임법(calendar rhythm method)이다. 이 방법은 생리주기가 정확한 여성에게만 가능한 방법이며, 여성의 배란 후 난자가 살아있는 1일과 정자가 여성의 생식기 내에 살아 있는 2~3일을 고려하여 배란을 전후로 임신이 가능한 시기를 파악하여 금욕을 하거나 다른 피임방법을 사용하는 것이다.

② 기초체온법

기초체온법이란 배란기간 중에 체온이 약간 내려가는 현상을 알아내어 배란기간 전후 동안 금욕을 하거나 다른 피임방법을 사용하여 임신을 피하는 방법이다. 배란 후 황체호르몬의 분비로 인해 기초체온이 상승하는 것을 이용하는 방법으로 잠에서 깨어나 안정상태에서 잰 체온을 기초체온이라 하며, 배란기 때는 저온기에서 고온기로 이행하는 시기이다. 배란 직후 24~72시간에는 눈에 띄게 체온상승(0.4~0.8℃)하므로 배란기를 파악하여 임신을 방지할 수 있다. 기초체온을 3~4개월 동안 기록하여 배란기를 파악한다. 매일 아침 5분간 재고, 기초체온 기입용 특수용지에 그래프를 그린다. 배란 24시간 전에는 체온이 하강(하강하지 않는 경우도 있음)하지만 배란 직후에는 상승한다(그림 6.3). 이 방법과 다른 피임방법을 병행하는 것이 안전하다.

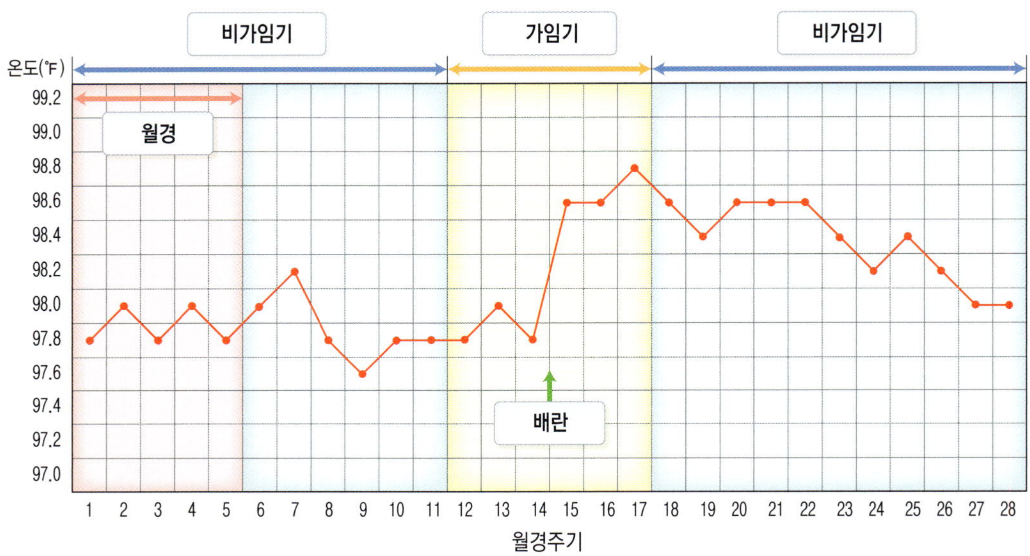

그림 6.3 월경주기 동안의 기초체온

③ 경부 점액 관찰법

월경주기에 따라 경관에서 나오는 점액의 양상이 다른데, 월경혈이 멈춘 후 건조기가 계속되다가 배란이 가까워 올수록 소량의 분비물이 비추기 시작한다. 처음에는 양도 적고 끈기도 부족하다가 배란 직전의 점액은 염분 성분이 적고, 에스트로겐의 농도가 높아 계란의 흰자같이 투명하고 묽으며, 엄지와 검지로 늘리면 끊어지지 않고 7~8cm 가량 분비물이 늘어난다. 이때가 최고의 수정일이다. 일단 배란이 되면 색도 희어지고 몽글몽글 뭉치며 늘려보아도 쉽게 끊어지게 된다. 배란주기에 따라 자궁의 경부 점막에 분비되는 점액의 탁도와 점도에 의하여 배란일을 측정하는 방법으로 이 방법은 1974년 존 빌링(John Billings)에 의하여 밝혀졌기 때문에 Billings 배란 방법이라고도 한다(그림 6.4).

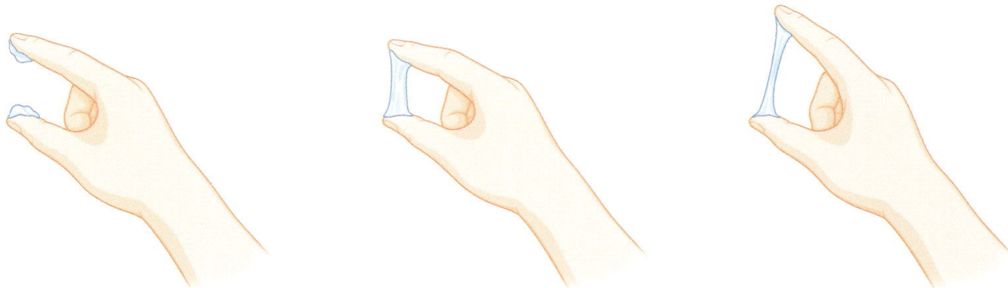

그림 6.4 Billings 배란 방법

이러한 분비물 변화양상을 보고 배란시기와 피임시기를 가늠하게 되므로 평상시에도 월경주기에 따른 자신의 분비물 감별에 익숙해질 필요가 있다. 따라서 달력법으로 예상 배란일을 기록하고, 기초체온과 점액의 변화양상을 확인하면서 수정 가능일에는 금욕하도록 한다.

④ 배란진단시약

약국에서 판매하는 시약으로 소변검사이며, 양성이 나오면 곧 배란이 된다는 것을 의미한다. 배란 24~48시간 전 항체형성호르몬이 최대로 증가하게 되는데, 이때 소변을 통해 호르몬이 검출되며, 검사는 오후 4~10시경에 시행하고, 검사 시 물을 너무 많이 마시게 되면 검사 결과에 영향을 준다.

⑤ 질 초음파를 이용하는 방법

질 초음파를 통해 자궁내막 및 난포의 크기를 측정하고 관찰하여 배란일을 보다 정확하게 예측할 수 있다.

자연적 피임방법은 주기가 규칙적인 여성에게서 더욱 효과가 좋다. 자연적인 방법이 익숙해지는데 시간이 걸리고 어려울 수 있으나 가장 자연스럽고 바람직한 방법이다. 금욕이 어려울 경우 콘돔을 사용할 수도 있다.

(2) 콘돔

콘돔은 얇은 고무로 만든 풍선처럼 생긴 것으로, 고무유액이나 동물의 막으로 만들어져 남성의 피임기구로써 널리 보급되고 있으며 정자가 질로 들어가지 못하게 한다. 오늘날 콘돔은 다양한 색깔과 재질로 쉽게 이용할 수 있다(그림 6.5). 콘돔은 성교중단법과 함께 남성이 사용하는 피임방법으로 피임 효과도 좋다. 콘돔은 사정에 의해 나오는 정자가 자궁경관으로 들어가는 것을 막아준다. 제조 연월일을 보고 1년 이상 경과하지 않은 것을 사용한다. 사용할 때마다 새로운 것으로 사용하도록 하며, 사용 후에는 안전하게 휴지에 싸서 버린다. 남성용 콘돔의 사용은 HIV 감염, 임질, 매독, 헤르페스, 클라미디아, 트리코모나스 등의 성병 예방에 어느 정도 도움이 되며, 자궁경부암의 원인이 되는 HPV의 차단에도 도움이 된다(BOX 6.1) (BOX 6.2).

콘돔을 사용하지만 피임에 실패하는 이유는 성교 시 착용하는 것을 잊어버리기 때문이며, 콘돔이 찢어지는 경우는 매우 드물다. 근래에는 콘돔 내에 살정제를 첨가하므로 과거에 비해 피임 실패율이 감소되었다. 장점은 성교에 의해 전파되는 임질, 매독, 트리코모나스증, 클라미디아 염증 등과 같은 성병이 예방될 수 있다는 점이다. 자연 피임법과 함께 신혼 초의 피임방법으로도 적당하다.

남성용 콘돔은 물리적 차단방법으로써 현재 사용 가능한 유일한 남성 피임장치로, 음경을 덮어서 정자가 질 안으로 들어가는 것을 막는다. 대개 라텍스로 만들어지고 윤활제를 입히기도 한다.

콘돔은 성전파성질환에 대한 노출 가능성이 있을 때에는 다른 피임 기술이 시행되고 있거나 여성이 임신한 경우에라도 함께 사용되어야 한다. 콘돔은 쉽게 사용이 가능하고

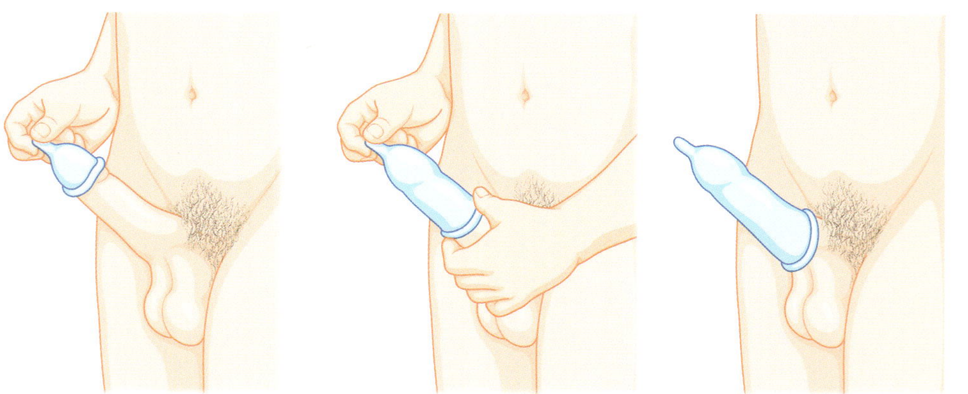

그림 6.5 콘돔의 사용방법

BOX 6.1 콘돔 사용 시 주의사항

1. 콘돔은 차의 보관함 또는 지갑에 보관하지 않는다. 유효기간이 지난 콘돔은 사용하지 말고, 콘돔 껍질을 물어뜯어서 개봉하지 않는다.
2. 콘돔 앞부분에 있는 정액 받이에 공기가 들어가지 않도록 살짝 비틀어 공기를 빼주고, 여분의 공간을 만들어 준다(공기가 들어가면 성관계 시 콘돔이 파열될 수 있다).
3. 콘돔을 성기 끝에 살짝 걸친 후 콘돔에 말려있는 부분을 몸 쪽으로 풀면서 넣는다.
4. 성관계가 끝난 후에는 여성의 질에서 성기를 빼고 콘돔을 제거한다. 성기가 딱딱할 때 콘돔의 아래쪽을 잡고 사정 직후 바로 질에서 빼야 한다. 그렇지 않으면 콘돔이 헐거워져 정자가 새어나올 수 있다.
5. 한 번 사용했던 콘돔은 절대로 재사용하지 않는다. 성관계를 가질 때마다 새로운 콘돔을 이용하여야 한다(www.safersex.org/condom/how.to.use).

주의: 성교 때마다 새로운 콘돔을 착용해야 한다. 광유는 고무를 녹인다. 윤활물질이 필요하면 K-Y 젤리나 살정제 젤리, 윤활성 콘돔 또는 침을 이용한다. 콘돔은 차고 건조한 장소에 보관한다. 오랫동안 차의 보관함이나 지갑에 보관하면 포장 상태에서도 콘돔이 훼손될 수 있다.

BOX 6.2 남성용 콘돔 사용법

콘돔은 사용방법이 간단하지만, 적절하게 사용할 경우 효과를 더 높일 수 있다.

- 콘돔은 다양한 색, 질감, 재질이 다양하지만 라텍스 혹은 폴리우레탄으로 만들어진 것이 가장 효과적이다.
- 포장의 유통기한을 확인해야 하는데, 콘돔은 5년 이후에는 기능저하가 있을 수 있기 때문이다. 포장은 조심스럽게 열고 사용하기 전에 찢어지거나 손상을 입지 않았는지 확인한다.
- 윤활제는 여성에게 편안함을 증가시킬 수 있고, 파손의 위험을 줄여줄 수 있다.
- 항상 음경이 질과 접촉하기 전에 콘돔을 사용한다.
- 콘돔의 끝에 있는 공기를 짜낸 후 발기된 음경의 기저 부분까지 콘돔을 씌우며 끝 부분 공간을 1.5cm 정도 남겨 둔다.
- 콘돔의 기저 부분을 잡아서 미끄러지지 않게 주의하면서 정액이 질로 흘러들어가지 않도록 질에서 발기된 음경을 빼낸다.
- 성교가 반복될 때마다 새로운 콘돔을 사용한다.

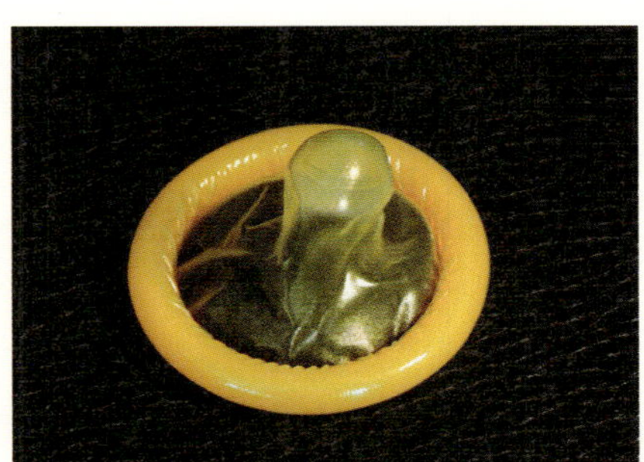

가격이 저렴하여 남성이나 여성이 간편하게 가지고 다닐 수 있다. 콘돔과 질살정제와 같은 다른 방법을 혼합하여 사용하면 실패율을 줄일 수 있다.

❖ 피임스펀지

피임스펀지(contraceptive sponge)는 콜라겐(collagen)이나 폴리우레탄(polyurethan)으로 만들어진 것으로, 스펀지에서 살정제를 질 상부에 배출하여 정자를 죽이고, 삽입 방법은 피임용 질 격막과 같다. 성교 후 6시간이 지난 후 제거하여야 하며, 제거 후에는 재사용하지 않는다. 피임스펀지는 사용이 용이하며 한 번 삽입으로 24시간 피임 효과가 지속되는 장점이 있으나, 피임 성공률은 83%로 다른 방법에 비해 다소 떨어진다.

(3) 자궁내장치

자궁내장치(intrauterine device, IUD)의 약자인 자궁내장치는 의사에 의해 병원이나 보건소에서 자궁 안에 장치하는 작은 플라스틱 기구로, 자궁내장치는 수정을 예방하고 어떤 경우에는 수정이 일어난 후 자궁내막을 변화시켜 착상을 방해한다. 일단 삽입되면 매번 생리가 끝날 무렵 자궁내장치의 실이 제자리에 있는지 확인해야 한다(BOX 6.3)(BOX 6.4).

사용되는 종류에 따라 자궁내장치는 5~10년간 장치한 채로 둘 수 있다. 최근에 사

BOX 6.3 자궁내장치 사용법

철저한 검사 후, 전문가에 의해 자궁내장치를 삽입한다. 삽입 시 약간의 통증이 있는 것이 일반적이며, 국소마취를 하기도 한다. 어떤 종류의 자궁내장치를 사용했는지, 언제 교체해야 하는지를 알아두어야 하며, 자신도 모르는 사이에 자궁내장치가 없어질 수 있다. 첫 3개월간은 매주, 생리주기 이후에는 매달 자궁내장치의 끈을 확인한다.

다음의 경우 전문가에게 문의해야 한다.

- 자궁내장치의 끈을 만질 수 없거나 플라스틱 부분을 느낄 수 있을 때
- 열이 나거나 춥고, 냄새나는 질 분비물, 골반 통증, 통증, 심한 경련 또는 비정상적인 질 출혈이 있을 때
- 임신했을 때 자궁의 임신 여부를 의사가 진단하고, 자궁외임신이라면 자궁내장치 제거가 권장됨(20%는 자연유산 됨). 자궁내장치가 자궁 안에 그대로 있으면 감염의 위험이 증가하고, 약 50%는 자연유산이 될 가능성이 있음

BOX 6.4 자궁강 내에 삽입하여 피임효과를 얻는 방법

한 번의 삽입으로 지속적인 피임이 되며, 피임 성공률은 95~99.5%이다. 임신 경험이 있는 30세 이상의 여성이 사용하는 것이 좋다. 자궁내장치의 일반적인 부작용으로는 삽입시의 통증, 강한 경련, 요통, 질 출혈, 스팟팅, 월경량 증가 등이 있다. 자궁감염의 위험성 증가와 드물게 일어나는 자궁 천공의 위험이 있다.

임신 경험이 없는 여성이나 자궁 비정상, 심한 질 출혈, 골반감염의 경험이 있는 여성은 자궁내장치를 사용하지 않는 것이 좋다. 성적 상대자가 한 사람 이상 있는 사람은 골반감염의 위험이 증가하게 된다. 화학적 불활성 자궁내장치로는 Lippers 루프가 가장 많이 사용되고 있다. 화학적으로 활성화된 물질로 이용되는 것은 구리나 황체호르몬제인데 이들 물질은 국소적인 효과와 함께 일부는 흡수되어 전신적인 효과를 나타낸다.

용되고 있는 두 가지 종류는 다음과 같다.

① 카퍼-티(copper-T)

구리 자궁내장치인 파라가드(paragard)는 플라스틱으로 만들어졌고, 그 위에 가는 구리선이 감겨져 있다. 구리는 자궁내막 안에서 생화학적 반응을 일으키는 것으로 보이는데 그것이 착상을 방해한다. 자궁내장치는 10년이 지나면 구리가 완전히 용해되어 소모되기 때문에 새로운 것으로 대체해야 한다.

② LNG-IUS(Mirena)

약물처리된 자궁내장치인 프로게스타서트(progestasert)는 프로게스테론을 함유하고 있기 때문에 착상을 억제하고 경련도 예방해 준다. 이 장치는 5년이 지나면 호르몬이 떨어지기 때문에 대체해야 한다.

특히 자궁내장치는 페서리(pessary), 페미돔과 함께 여성용 피임기구로써 널리 보급되고 있다(그림 6.6).

- **부작용:** 삽입 후의 복통과 출혈이다. 월경과다(menorrhagia, 월경 중 출혈이 증가하는 것)와 월경통(dysmenorrhea)은 파라가드의 가장 흔한 부작용이다.
- **교육:** 부작용에 대해 교육을 하고, 질로 들어간 자궁내장치에서 나온 플라스틱 실이나 끈이 있는 것을 확인하는 것이 중요하다. 비정상적인 질의 통증, 분비물, 가려움, 하복부 통증 그리고 발열과 같은 감염 증상과 징후가 나타나면 의사에게 바로 연락해야 한다.

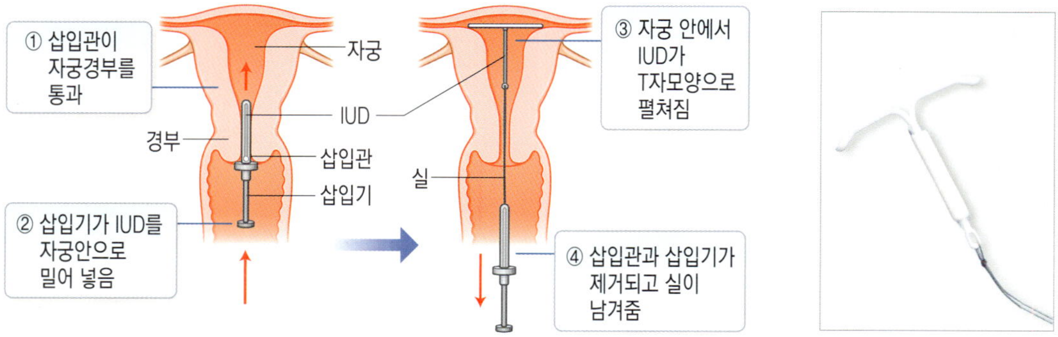

A: 카퍼-티의 삽입 B: 약물처리된 자궁내장치

그림 6.6 자궁내장치의 삽입

(4) 다이아프램

다이아프램(diaphragm)은 스프링이나 코일로 둘러져 있는 라텍스 돔이다. 이는 경부를 덮으며, 추가적인 보호를 위해 살정제가 발라져 있어 정자의 통과를 막는다. 다이아프램의 정확한 크기는 모든 여성에게 동일하지 않을 수 있기 때문에 의료진이 맞춰 주어야 한다(그림 6.7).

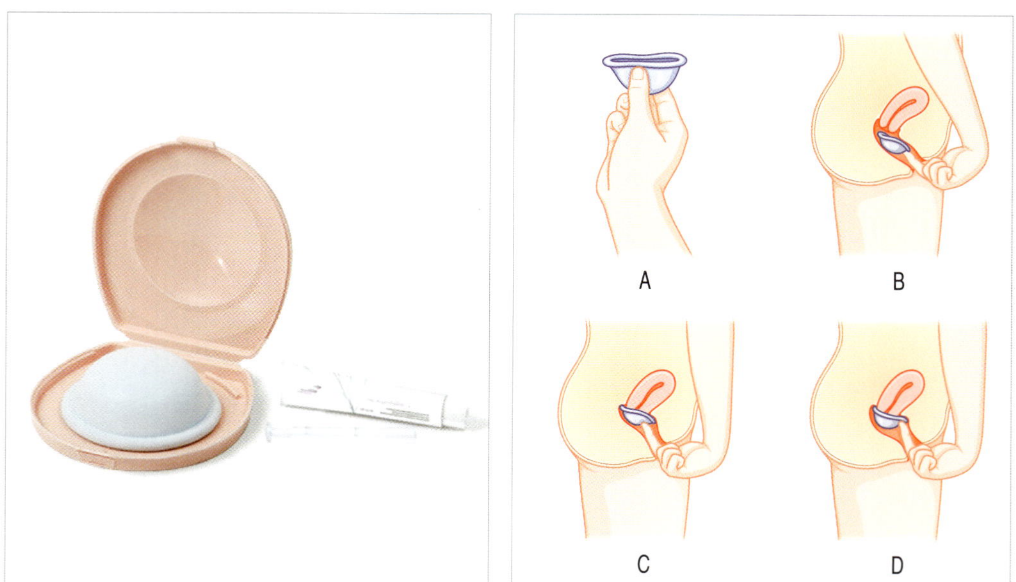

그림 6.7 다이아프램과 사용법

A: 살정제를 넣은 후 엄지와 검지 손가락으로 테두리를 잡는다. B: 접힌 다이아프램을 질 안으로 부드럽게 집어넣고 최대한 뒤로, 아래쪽으로 가게 한다. C: 정확한 위치를 확인하기 위해 경부를 완전히 덮은 다이아프램의 고무돔을 감지한다. D: 제거하기 위해서 앞쪽 테두리 아랫부분을 손가락으로 끌어당긴다.

다이아프램의 사용 방법은 다음과 같다.

❖ 사용 방법

- 지침에 따라 삽입과 제거에 필요한 기술을 연습한다.
- 성교 6시간 전에는 다이아프램을 삽입하도록 계획을 세운다. 삽입 전에 방광을 비운다.
- 살정 크림이나 젤을 돔 안과 가장자리에 1테이블스푼 정도 펴 바른다.
- 살정제가 경부를 향하도록 다이아프램을 질 안으로 넣는다. 쭈그려 앉는 자세나 한 발을 욕조나 변기 의자에 놓는 자세에서 삽입과 제거가 쉽다.
- 앞쪽 가장자리가 치골뼈 뒤에 맞아서 다이아프램의 가운데에서 자궁경부를 느낄 수 있는지 확인한다.
- 삽입과 성교 사이에 6시간 이상 지나거나 다시 성교를 하게 되면 다이아프램을 제거하지 말고 질 안으로 살정제를 더 넣는다.
- 마지막 성교 후 최소 6시간은 다이아프램을 제거하지 않는다. 하지만 24시간 이상 그 자리에 두는 것은 독성쇼크증후군의 위험을 높인다.
- 월경 시 다이아프램을 사용하는 것은 독성쇼크증후군의 위험을 높인다.
- 다이아프램이 있는 상태에서 씻는 것은 효과를 감소시킨다.
- 다이아프램을 제거하기 위해 쪼그려 앉은 자세에서 아래로 힘을 준다. 흡입을 깨기 위해 앞쪽 가장자리를 손으로 걸고 아래로 잡아당긴다.
- 사용한 후에는 다이아프램을 자극적이지 않은 비누로 씻고 잘 말린다. 빛에 비추거나 물을 채워 보아 구멍이 있는지 살펴본다. 구멍을 발견했다면 다른 피임법을 사용하고, 건강돌봄제공자에게 새로운 다이아프램을 받는다.

(5) 경부캡

다이아프램과 달리 자궁경부만 씌우는 것이 경부캡(cervical cap)이다. 1930년대에 이미 소개되었으나 별로 쓰이지 않다가 근래에 콘트라캡(contracap)이란 이름으로 미국 시장에 소개되어 다시 사용되고 있지만, 문제점이 많아 잘 사용되지 않고 있다.

(6) 페미돔

여자도 남자와 마찬가지로 콘돔을 사용할 수 있지만, 남자의 콘돔과는 다소 모양과 사용법이 다르다. 페미돔(female condom)이라는 여성용 콘돔을 통해 여성의 질 내부를 감싸 여성 스스로 임신 및 성병으로부터 자신을 보호할 수 있도록 도와주는 피임기구이다. 페미돔의 모양은 남성의 콘돔을 확대해 놓은 모양으로, 17cm 정도의 긴 주머니 모양을 하고 있다. 양쪽 끝의 두 개의 링 중 작고 부드러우며 막혀있는 쪽이 내환, 보다 크게 열려 있는 부분이 외환이다.

(7) 경구용 피임약

먹는 피임약, 산아제한용약 또는 보통 단순히 피임약이라고 알려져 있는 것으로, 이는 배란과 착상을 막는 합성 여성호르몬으로 만들어져 있다(그림 6.8). 이것은 복원성이 가장 뛰어난 산아제한 방법이다. 많은 여성들이 피임약을 사용하고 있으며, 주로 15~24세 연령군의 여성들이 이 방법을 선택하는 것으로 보인다. 피임약에는 혼합제, 다상형 제제, 미니필의 세 가지 종류가 있다.

에티닐 에스트라디올(ethinvlestradiol)은 경구용 합성 에스트로겐으로서, 시판되고 있는 대부분이 복합 경구피임약이다. 복합 경구피임약의 피임 효과는 시상하부의 성선자극호르몬분비호르몬(GnRH)의 분비억제로 인한 배란방지 효과에 의한 것이다. 경구용 피임약은 두 가지 종류가 있다. 복합 경구피임약과 프로게스테론 단독제제는 배란억제 작용 외에도 자궁내막의 위축을 초래하여 배포(blastocyst)의 착상을 방지하고, 난관의 운동성을 변화시키며, 자궁경관 점액을 끈끈하게 만들어 정자의 통과를 막음으

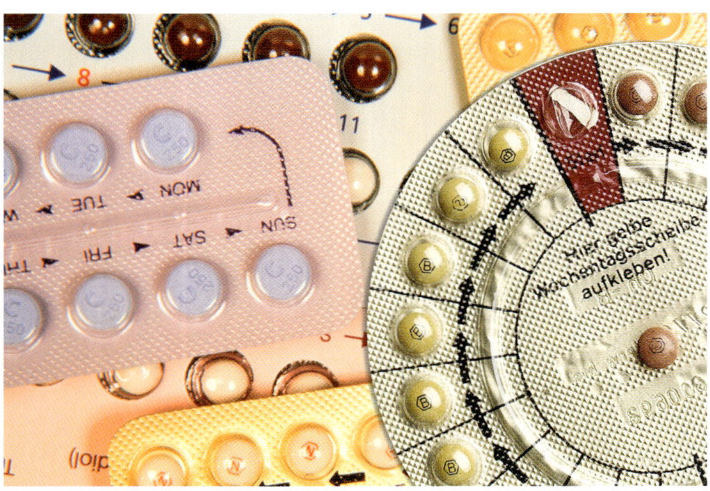

그림 6.8 경구용 피임약

로써 피임효과를 늘인다. 복합 경구피임약의 피임 성공률은 지속적으로 사용할 경우 96~97%로 약간 낮다. 가벼운 증상과 부작용을 최소화하기 위해서는 정기검진 시 몇 가지 검사가 필요하다. 가벼운 증상으로는 메스꺼움, 체중증가, 스팟팅이나 곰팡이감염, 피로를 호소하며, 심각한 부작용으로는 혈액응고, 심장병(특히, 흡연자), 뇌졸중, 담낭 또는 간질환이 있다(표 6.5).

경구용 피임약은 배란을 억제하는 약이다. 가장 많이 사용되는 회복 가능한 피임 방법으로 에스트로겐과 프로게스틴(프로게스테론의 자연 상태 혹은 합성 형태)을 혼합한 경구용 피임약이 있다.

표 6.5 경구용 피임약의 장단점과 위험

장점	단점	위험
• 성교와 무관 • 효과가 매우 좋음 • 월경주기를 규칙적으로 만들고 월경불순, 월경으로 인한 혈액 손실, 빈혈을 줄임 • 무월경 • 임신능력은 보통 3개월 안에 복원 • 줄어드는 현상 – 월경전증후군 – 양성 유방 질환 – 골반염증성 질환(PID) – 나팔관염 – 자궁외임신 – 난소암, 자궁내막암, 대장직장암 • 호전 – 여드름 – 자궁내막증 – 월경 관련 증상 – 월경불순 – 섬유종으로부터의 출혈(평활근종) – 골종양(COC만) – 다모증(과다한 털의 성장) – 류마티스관절염	• 매일 같은 시각 복용 • 부작용 – 갑작스런 출혈 – 구역질 – 두통 – 유방압통 – 무월경 – 검버섯	• 성전파성질환으로부터 보호되지 않음 • 자궁경부암의 위험 • 증가요인 – 심부 혹은 표면 혈전성정맥 – 폐색전증 – 심근경색 – 뇌졸중 – 고혈압 – 편두통 – 클라미디아 감염 – 담낭질환

① 복합 경구피임약

에스트로겐과 프로게스틴의 복합 경구피임약은 가장 일반적인 경구용 피임약이다. 황체호르몬과 난포자극호르몬의 생성을 억제하여 난포의 성숙과 배란을 억제하고 난관의 움직임을 감소시켜 정자와 난자의 이동을 방해한다(Box 6.5).

- 단상형 알약: 에스트로겐과 프로게스틴을 함유하고 있어서 주기 동안 일정하게 유지된다
- 다상형 알약: 에스트로겐 농도와 프로게스틴 농도가 주기에 따라 다를 수 있다.

알약의 유형은 다양하며, 21개 포장이나 28개로 되어 있다.

- 21개 포장: 여성이 3주간 하루에 한 개를 먹고 1주일간 중단하는데, 이 시기 동안 월경이 있다(Box 6.6).
- 28개 포장: 21개의 활성 알약과 7개의 비활성 물질로 되어 있어서 4주간 복용한다.

BOX 6.5 경구용 피임약의 복용을 놓친 경우

일반적으로

- 비활성 알약을 놓친 것이 임신의 위험을 높이지는 않는다.
- 놓친 알약은 버린다.

복합 경구피임약

하나의 알약을 놓친 경우

- 가능한 빨리 활성 알약을 하나 먹는다. 다음 용량을 보통 때처럼 먹는다.
- 보통 때처럼 묶음의 알약을 먹는다.
- 대체 피임법이 필요한 것은 아니다.

처음 2주 안에 두 개 이상의 알약을 놓친 경우

- 가능한 빨리 두 개를 먹고 매일 하나씩 먹는다.
- 다음 7일 동안 대체 피임법을 사용한다.

활성 알약의 마지막 주에 두 개 이상의 알약을 놓친 경우

- 끝날 때까지 매일 활성 알약을 하나씩 먹는다.
- 비활성 알약은 버린다.
- 다음 날 새로운 묶음의 하나를 시작한다.
- 다음 날 새로운 묶음의 알약을 시작할 수 없다. 7일 동안 다른 대체 피임법을 사용한다.

BOX 6.6 복합 경구피임약(21정) 복용법

처음 먹을 때는 생리 시작일로부터 매일 1정씩 순서대로 21정을 다 복용한다. 약을 끊고 나면 2~3일 후에 생리가 시작된다. 생리를 시작하면 다시 새로운 피임약을 처음부터 복용한다. 복용 시간은 어느 때라도 좋으나, 가능한 저녁에 먹으면 부작용을 줄일 수 있다. 어떤 주기의 피임을 원할 때 그 주기의 월경이 시작되면 시작된 날로부터 5일 이내에 먹기 시작하여 매일 한 알씩 먹어야 한다. 혹시 하루를 잊었을 경우 12시간 내에 2알을 먹으면 된다. 2일 이상 잊었을 경우에는 피임의 실패율이 높아지게 된다. 한 주기용을 다 먹은 후 기다리면 월경이 시작될 것이다.

② 다상형 피임약

다상형 피임약은 혼합제의 변형으로 난포호르몬과 황체호르몬을 지속적으로 제공한다. 다상형 피임약은 신체의 자연적인 호르몬주기와 거의 비슷한 호르몬과 황체호르몬으로 용량을 변화시켜 제공한다. 혼합제와 마찬가지로 다상형 피임약도 21일간 복용하고, 7일간 쉰다.

③ 미니필

미니필에는 황체호르몬만 들어 있다. 따라서 앞의 두 가지보다는 부작용이 적지만, 임신을 예방하는 데는 덜 효과적이다. 미니필은 난포호르몬을 포함하고 있지 않기 때문에 지속적으로 배란을 막지는 못한다. 미니필은 경관점액과 자궁내막을 변화시킴으로써 임신을 예방한다. 복합 경구피임약이나 다상형 피임약과 달리 매일 복용한다.

(5) 응급 피임

'morning-after pill'이라 불리는 응급 피임(emergency contraception, EC)은 보호되지 않은 성교를 하고 나서 임신을 막기 위한 방법이다. 성교 시 피임을 하지 못했을 경우 성교 후 72시간 이내에 의학적 처방 하에 보통의 피임약보다 훨씬 많은 농도를 포함하고 있는 에스트로겐과 프로게스테론 합성의 피임약을 복용하는 방법이다. 성교 중에 콘돔이 찢어진 경우, 여성이 너무 많은 경구용 피임약을 놓친 경우와 같은 피임 실패 후 사용된다. 또는 강간이나 피임 방법이 잘못 혹은 전혀 활용되지 않은 상황에서 사용되며, 응급 피임의 가장 일반적인 방법은 프로게스틴 용량이 높은 하나(Plan B One Step, Next Choice One Dose) 혹은 두 개의(Next Choice) 알약을 먹는 것이다. 알약은 의

도하지 않은 성교를 한 후 가능한 한 빨리 혹은 120시간 이내 복용해야 한다(Trussell & Schwarz, 2011).

① 응급 피임약

❖ 복합 응급 피임약

에스트로겐과 프로게스테론의 복합제제인 에티닐 에스트라디올(ethinyl estradiol), 레보놀게스트렐(levonorgestrel)을 성교 또는 강간 후 최대한 72시간 이내에 복용하고, 12시간 후에 같은 양을 다시 한 번 더 복용한다.

❖ 프로게스틴 단일 응급 피임약

레보놀게스트렐(levonorgestrel)을 성교 또는 강간 후 최대한 72시간 이내에 복용한다.

❖ 응급 피임약의 부작용

- 오심, 구토 등 여러 가지 부작용이 우려되므로 함부로 사용해서는 안 되며, 반드시 산부인과 전문의의 처방 아래 복용해야 한다.
- 피임을 100% 보장해 주는 것이 아니므로 예정 월경일에서 1주일이 지나도 월경을 하지 않으면 임신여부를 확인해 보아야 한다.
- 원치 않은 임신의 위험률을 75% 정도로 낮출 수 있으나, 피임이 실패한 경우 난관의 운동성을 낮추는 본래의 작용 때문에 간혹 자궁외임신(ectopic pregnancy)이 될 수도 있다.
- 혈전증 등의 병력이 있는 경우 에스트로겐제제는 사용해서는 안 된다.

② 구리 자궁내장치

응급 피임법으로 성교 후 5일 이내에 구리 자궁내장치를 자궁 내에 넣으면 착상을 방해함으로써 피임 효과를 볼 수 있다. 수정 후라도 임신을 예방할 수 있어 피임 실패율이 1% 정도이다.

(6) 영구 피임법

영구 피임의 한 방법으로 불임수술이란 남성과 여성 둘다 한 개인의 생식능력을 외과적으로, 그리고 일반적으로는 영구적으로 차단하는 것이다. 불임술은 정자와 난자의 통로를 막아 버리는 것으로, 이는 우리나라 부부에게 가장 인기 있는 피임방법이다.

① 난관결찰술

난관결찰술(tubal sterilization)은 수정을 막기 위해 난관을 막는 것이다. 난관불임술은 여성호르몬의 농도에 영향을 주지 않고, 성욕과 성적 능력은 이전과 같으며, 월경도 수술 전과 같다. 전신마취, 입원, 수술 후 회복기간이 필요하다. 모든 난관불임술 방법은 국소 통증, 열, 경련, 메스꺼움, 구토와 같은 부작용을 일으킬 수 있다. 합병증은 100건 중 1~2건의 경우에 일어나는 출혈, 감염, 그리고 자궁주위 기간의 상해 등이 있다(그림 6.9). 난관불임술에는 난관을 자르거나 묶는 난관절제술과 난관을 소작(cauterize)하거나 클램프, 클립 또는 실리콘 밴드로 묶는 난관결찰술이 있다.

언제든지 수술이 가능하지만 복부수술은 보통 세 가지 방법 중 하나로 실행된다.

- **복강절개술:** 여성의 복부를 5cm 정도 절개하고 난관을 자른다. 수술 과정은 병원에서 마취하에 이루어지며, 병원에 5일 정도 입원하고 몇 주간 집에서 조리해야 한다. 복강절개술은 5cm 정도의 흉터를 남긴다. 미니랩(minilaparatomy)은 음모 바로 위의 3cm 정도를 절제하기 때문에 흉터가 덜 남고, 국소마취하에 약 30분 동안 시술되고 환자는 당일 귀가할 수 있다.
- **복강경 수술:** 복강경이라고 불리는 긴 관처럼 생긴 기구를 배꼽부위의 약 1.5cm 정

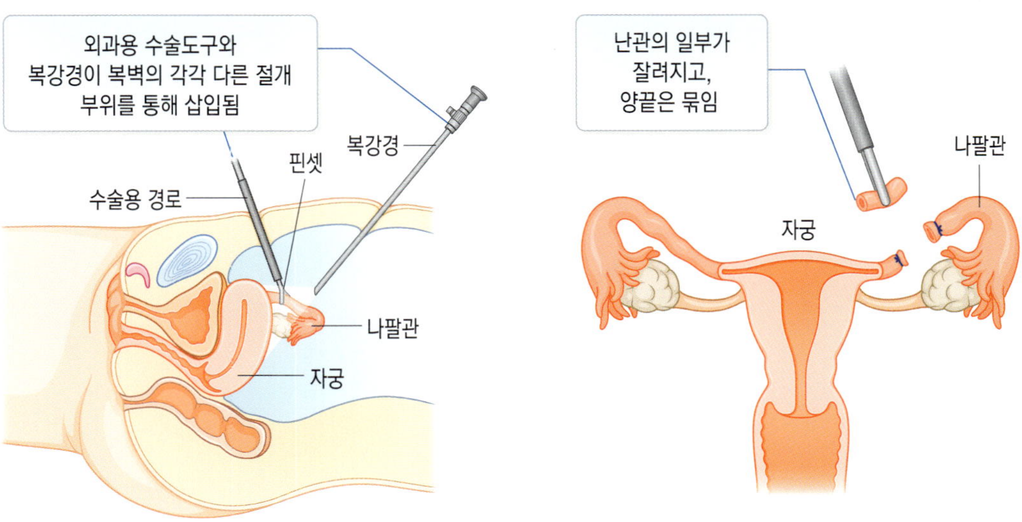

그림 6.9 난관불임술

도 절개한 곳을 통해 삽입한다. 이것은 가장 보편적인 여성불임술의 한 방법이다. 복부를 이산화탄소 가스로 채운 다음 복강경을 통해 삽입된 기구를 이용해 난관을 막는다. 수술은 30분 안에 이루어질 수 있으며, 환자는 몇 시간 뒤에 퇴원이 가능하다.

- **와검경술:** 질의 후면을 절개하며, 제왕절개를 할 때 함께 실시할 수 있고, 흉터는 남지 않으나 좀 더 어렵고 위험한 수술이다.

② 정관절제술

정관절제술(vasectomy)은 남성의 결찰법으로 작은 절개를 만들거나, 음낭에 구멍을 내어 고환에서 음경으로 정자를 이동시키는 정관 부분을 자르거나, 묶거나, 소작하거나, 제거하는 것이다(그림 6.10).

여성의 난관결찰술보다는 빈도가 낮지만 정관절제술은 가장 대중적인 피임 방법이다. 난관결찰술에 비해 사망률과 실패율이 낮으며, 부분마취 후 시술할 수 있기 때문에 비용도 적게 든다. 수술 후 남성은 휴식이 필요하고 음낭 지지대를 48시간 동안 착용해야 한다. 필요하다면 4시간 동안 얼음주머니를 대고 진통제를 먹는다. 24시간 동안 목욕을 피하며, 격한 운동은 일주일간 피해야 한다. 정자는 관, 정관 결찰에서 떨어진 부위에 남아 있을 수 있기 때문에 정자가 정액 속에 더 이상 남아 있지 않을 때까지는 임신이 가능하다. 8~16주 후 정액 검체를 분석해서 정자가 더 이상 존재하지 않음을 확인

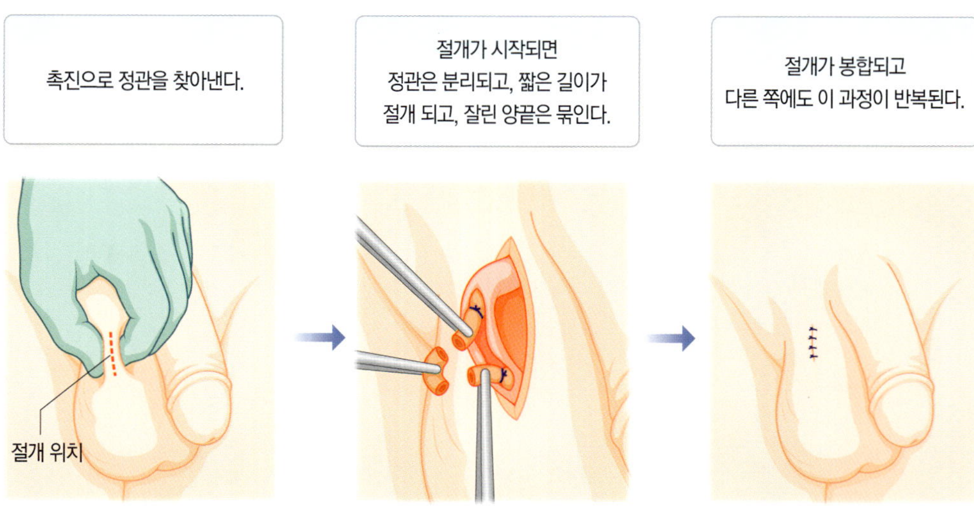

그림 6.10 정관절제술

해야 한다.

정관불임술 후 남아있는 정자를 13~16회에 걸쳐 완전히 사출한 후에야 피임 효과가 나타나므로 그 사이에는 다른 피임방법을 써야 하며, 2회 연속 정액검사를 하여 정자가 발견되지 않아야 한다. 그때까지 보통 1~3개월 동안은 또 다른 피임법을 사용하는 것이 좋다.

정관불임술은 성교, 성적 능력, 성감, 남성호르몬 및 사정에 영향을 주지 않으며 아직까지 알려진 영구적인 부작용은 없다. 대부분의 남성은 가볍고 일시적인 불편함이나 수술 후의 부종을 경험하며, 드물게 음낭 내 감염과 출혈이 복합된 심한 부작용이 일어날 수 있다.

2 새로운 방향

최근에 개발되었거나 아직 개발 중인 피임법에는 임플란트 피임약이나 호르몬주사제 피임약, 여성용 콘돔인 페미돔과 RU 486 등이 있다.

1) 임플란트 피임약

1990년 FDA는 상품명이 노르플랜트(Norplant)인 임플란트라고 부르는 피임법을 승인했다. 노르플랜트는 여성의 팔이나 다리에 파묻어 두는 피임 방법으로, 황체호르몬의 한 형태인 합성 프로게스틴으로 가득 찬 작은 실리콘 막대 또는 캡슐로 되어 있으며, 제거하기도 쉽다(그림 6.11). 의사들은 국소마취를 이용하여 15분이면 이 캡슐을 외과적으로 이식할 수 있다. 이 장치에서는 저농도의 합성 프로게스틴이 배출되는데, 이것이 배란을 억제하고, 정자가 자궁 안으로 들어가는 것을 막기 위해 경관점액을 진하게 만들어 놓는다. 임플란트는 그 자리에 3년간 장치해 놓을 수 있으며 임신을 원하거나 사용을 중단하고 싶으면 외과적으로 간단히 제거할 수 있다.

일부 여성들은 이식 후에 월경출혈이 불규칙해지는 양상을 경험한다. 그러나 다른 부작용은 최소한으로 보인다. 임플란트는 매우 효과적이어서 사용 첫해에 단 0.05% 정도의 여성만이 피임에 실패한다.

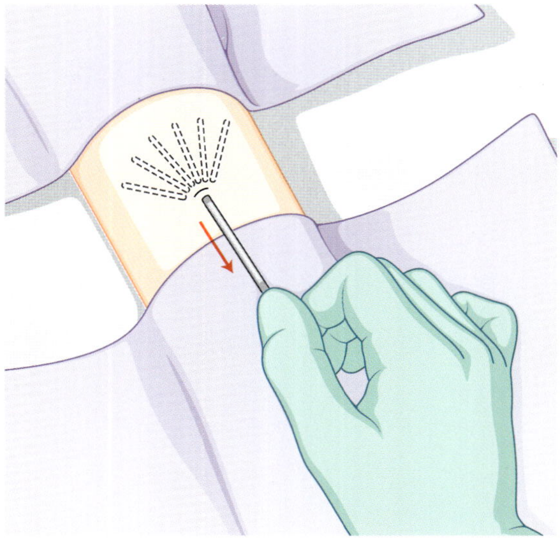

그림 6.11 임플란트 피임약

2) 주사제 피임약

(1) 호르몬 이식

호르몬 이식(implanon)은 하나의 막대를 이식하는 것으로 부분마취 후 위쪽 팔 안쪽의 피하로 삽입된다. 막대는 2mm 두께에 4cm의 길이로, 지속적으로 프로게스틴을 분비하여 3년간 피임이 되도록 한다. 배란을 억제하고, 정자의 통과를 막기 위해 경부점액을 두껍게 하고, 착상이 잘 되지 않는 내막을 만든다. 산욕기를 포함해서 즉시 아무 때나 시행할 수 있다. 자궁내장치를 삽입하는 것을 두려워하지만 장기간의 피임 효과를 원하는 여성에게 추천할 수 있는 방법이다.

(2) 호르몬 주사

데포프로베라(depoprovera)로 알려진 주사제 피임약은 미국 FDA에 의해 1992년 사용 승인을 받았다. 3개월마다 한 번씩 주사해도 효과가 지속되는 프로게스틴으로 구성되어 있다. 처음 주사를 맞고 다음 주사를 맞을 때까지의 기간 동안 여성은 무월경이나 불규칙한 생리를 경험하게 된다. 주사제 사용 후 출산력 회복이 중단되기도 한다. 주사제 피임약 사용 중 임신될 확률은 단 0.4%에 지나지 않는다. Depo-Provera(medroxyprogesterone acetate 혹은 DMPA) 근육주사(IM) 혹은 피하주사(SC) 형태로 프로게스틴을 넣어주는 것이다. 13주 간격으로 주사를 맞아야 하지만 15주 동안 배란을 막아준다. 부작용으로 무월경이 발생하고, 체중 증가, 두통, 우울, 탈모, 구역질, 리비도(libido, 성욕) 감소, 유방의 불편함, 골밀도 감소 등이 발생한다.

이 방법을 쓰는 여성은 적절한 양의 칼슘과 비타민 D를 섭취하여야 하며, 체중부하 운동을 증가시켜야 한다.

① 주사용 스테로이드 호르몬 피임제

1회의 근육주사로 3개월 간 높은 프로게스테론 혈중농도를 유지함으로써 월경 중기 황체형성호르몬의 쇄도와 배란을 억제하여 피임 효과를 나타내는 것으로, 피임 성공률은 99.7%이다. 임신을 원하는 여성의 70%가 12개월 이내에, 90%가 24개월 이내에 임신한다. 부작용으로는 수년간 사용할 경우 체중 증가가 있을 수 있다.

② 피하이식 스테로이드 호르몬 피임제

노르플랜트(norplant)는 길이 34mm, 외경 2.4mm인 6개의 실리콘 캡슐로 구성되어 있다. 월경 중기 황체형성호르몬의 쇄도 억제로 피임 효과를 얻고자 하는 것이며, 낮은 혈중 호르몬 농도에서도 자궁경관점액과 자궁내막, 난관운동에 미치는 영향으로 피임효과가 매우 높다. 피임을 중단할 경우 월경이 불규칙해지는 것이 가장 큰 문제점이나 대부분 양이 아주 적다. 부작용으로는 국소 자극과 감염 및 동통 이외에 두통, 여드름, 체중증가, 유방압통, 근육통, 불안, 우울증이 있을 수 있다. 다른 프로게스테론 제제와 마찬가지로 수유부들이 부작용이 없이 사용할 수 있고 장치를 제거하면 수태능력이 신속히 회복된다.

3) 여성용 콘돔

상당히 유망한 피임 방법 중 하나는 여성용 콘돔과 경부캡이다. 현재 미국과 우리나라에서 사용 중인 여성용 콘돔 또는 질 주머니(vaginal pouch)는 질을 감싸는 부드러운 15~16cm의 넉넉한 폴리우레탄으로 만들어진 싸개이다. 여기에 탄력성이 좋은 플라스틱 고리 두 개가 장치되어 있는데, 그 중 하나는 지름 5cm 정도의 링으로 체외에, 또 하나는 지름 3cm의 링으로 자궁경부 쪽에 장치된다. 이 장치는 다이어프램을 삽입하는 것과 비슷하다. 이것은 콘돔처럼 남성의 성기가 발기하지 않아도 되므로 성관계 전 질에 삽입할 수 있어 편리하다. 이 콘돔은 1회 사용 후 버려야 한다. 피임 실패율은 남성용 콘돔에 비해 높은데, 효과적인 착용이 다소 어렵기 때문이다.

① 여성용 콘돔

질 주머니라고도 불리는 여성용 콘돔(femidom)은 질에 삽입되는 폴리우레탄 싸개이다. 여성이 남성용 콘돔에 의존하지 않고 성적으로 전염되는 질병으로부터 자신을 보호할 수 있게 하는 일차적인 피임 도구이다(그림 6.12).

② 경부캡

경부캡(cervical cap)은 컵처럼 생긴 장치로, 자궁경부에 놓여서 정자가 들어오는 것을 막는 것으로 성교 24시간 전에 착용하는 것이 효과적이다. 경부캡은 마지막 성교 후 8시간 동안 제거해서는 안되며, 제거 시 제거를 도와주는 고리가 있다. 경부캡은 월경 중이나 독성쇼크증후군의 과거력이 있는 여성은 사용하면 안된다.

4) RU 486

프랑스에서 개발된 RU 486은 수정 후 5주 이내에 임신을 종결시키기 위해 사용될 수 있는 알약 형태의 호르몬 복합체이다. 이 약물은 임신 중 자궁내막을 보호하고, 자궁수축을 예방하는 황체호르몬의 작용을 막음으로써 효과를 나타낸다. RU 486은 황체호르몬의 작용을 막음으로써 월경혈과 수정란을 방출하게 만든다. 여성은 생리통과 같은 약간의 불편감을 경험할 수도 있다. 마이프프리스톤(mifepristone)으로 알려진 이 약은 미국에서

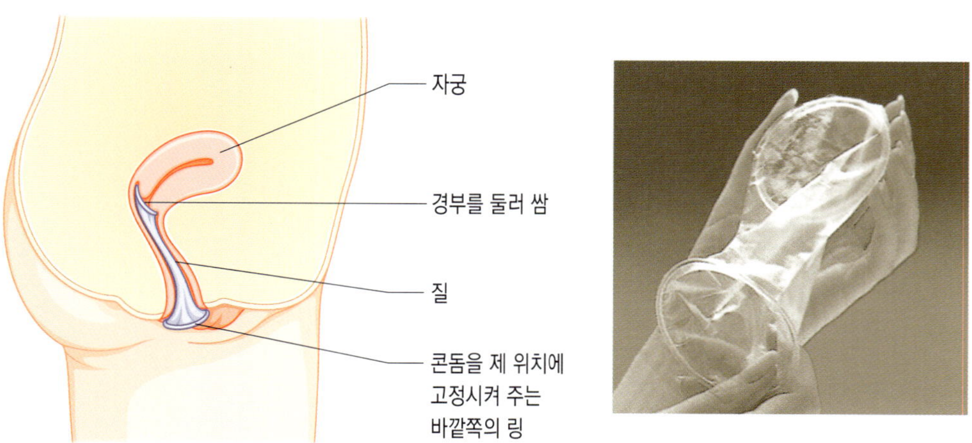

그림 6.12 여성용 콘돔(페미돔)

승인된 미소프로스톨(misoprostol)과 함께 사용하여 유산을 시킬 수 있는 약이다. 임신을 가능하게 하고 유지해 주는데 중요한 역할을 하는 호르몬인 프로게스테론을 형성하지 못하게 하는 약이다.

RU 486의 역사를 살펴보면 다음과 같다(http://www.cnn.com/2000/health/02/18/ru486).

- 마이프프리스톤/RU 486은 1988년 프랑스에서 처음으로 승인되었으며, Roussel-Uclaf 제약회사에서 개발했다.
- 1991년 영국에서 사용을 승인했으며, 1992년에는 스웨덴에서 사용을 승인했다.
- 1994년 미국의 population council은 마이프프리스톤의 특허를 요구했다.
- 유럽에서는 50만 명이 마이프프리스톤을 사용하여 인공유산을 하고 있다.
- 유럽 연구에 의하면 저농도의 마이프프리스톤은 피임을 하지 않고 성관계를 한 후 응급처치방법으로 모닝필(morning pill)로서 5일 안에 사용할 수 있다.

5) 피부를 통한 피임 패치

피부를 통한 피임 패치(ortho evra)는 적은 양의 에스트로겐(ethinyl estradiol)과 프로게스틴(norelgestromin)을 분비하는데, 피부를 통해 흡수되어 배란을 억제하고 경부점액을 진하게 하며, 월경주기를 조절한다. 매일 복용하는 경구용 피임약에 비해 일주일에 한 번씩 교체하므로 더 효율적일 수 있다.

- 패치는 배, 엉덩이, 상박 바깥, 유방을 제외한 가슴 윗부분의 깨끗하고 건조하며 자극을 받지 않은 피부 위에 붙인다. 끈이나 손목 밴드와 같은 옷이 패치를 문지를 수 있는 곳에는 사용하지 말아야 한다.
- **부작용:** 약간의 출혈, 유방압통, 두통, 피부 반응 등이 있다.

패치는 일주일에 한 번 붙이기 때문에 경구용 피임약을 매일 먹는 것보다 쉬울 수 있다. 그러나 패치가 피부 위에 노출되기 때문에 피임법 사용이 다른 사람들에게 알려지기를 원하지 않는 청소년들에게는 문제가 될 수 있다.

6) 누바링

누바링(nuvaring)은 부드럽고 구부러지는 것이 가능한 플라스틱 링을 질 안으로 넣고, 3주간 둔다. 링은 배란을 막는 프로게스틴과 에스트로겐을 끊임없이 분비한다. 링의 삽입은 여성이 여전히 출혈을 하고 있을 때나 월경주기의 처음 5일 동안에 시작할 수 있다. 월경 시작 후 5일 안에 링을 삽입하지 않았다면, 첫 주기의 처음 7일 동안 대체 피임법이 필요하다. 링은 제거 후 3시간까지 효과가 지속된다.

❖ **부작용:** 가장 일반적인 부작용은 두통이다. 이외에 질염, 돌출, 질의 분비물과 불편감 등이 있다.

7) 차단피임법

차단피임법(barrier methods)은 화학약품이나 장치를 이용하여 경부에 정자가 들어가는 것을 막는 화학적 차단 방법이다.

정자를 죽이는 화학물질은 살정제라 불리며 여러 형태가 있다. 크림이나 젤의 차단이나 경부캡과 같은 물리적인 차단과 함께 쓰인다. 살정제는 성교가 시작되기 15분 전에 질의 깊은 곳에 삽입되어 경부에 접해지게 된다. 살정제가 녹는데는 약 15분이 소요된다.

일반적으로 살정제의 효과는 1시간 미만이므로 성교가 반복되면 다시 적용되어야 한다. 여성은 성교 후 최소 6시간 동안은 씻어내지 말아야 한다(Box 6.7). 처방 없이 언제든지 사용이 가능하고 저렴하며 사용하기 쉽다. 질 분비물이 줄어드는 수유기나 폐경기의 여성에게 장점이 된다.

정자를 죽이는 살정제는 크림, 젤리, 좌약 및 거품 형태로 시판된다. 자궁내장치를 싫어하거나 피임약 복용의 초기, 수유 시 등과 같이 일정기간 또는 일시적인 피임 방법으로 많

BOX 6.7 차단피임법 사용법

- **사용법:** 가장 중요한 것은 살정제를 성교 전에 넣어야 한다는 것이다. 설명서에 있는 사용법을 정확히 따라야 하며 적어도 성교하기 30분 전에 주입해야 한다. 더 많은 시간이 경과하면 추가로 더 주입해야 한다. 필요한 경우를 대비해서 여유분을 준비하는 것이 좋다.
- **주의:** 너무 일찍 투여하지 않아야 하며 성교 후 6~10시간 내 세척하게 되면 피임 효과가 없을 수 있다.

이 이용한다.

살정제는 정자가 자궁경관을 통과하는 것을 막고 정자를 죽임으로써 피임 효과를 나타낸다. 효과적인 사용 방법은 성교 직전 질 상부의 자궁경관이 맞닿는 부위에 삽입한다. 살정 효과는 1시간 정도밖에 지속되지 않으므로 재차 성교 시에는 다시 삽입해야 하며, 성교 후 최소한 6시간 이내에는 질세척을 피해야 한다(Box 6.8).

BOX 6.8 피임의 실패 원인

- **피임에 대한 남성의 이중성:** 피임은 여성이 해야 된다는 사고방식과 여성이 주도적으로 피임을 하려는 것에 대해서는 못마땅하게 생각하는 일부 남자들의 사고
- **잘못된 피임지식:** 질외사정법이나 질세척법을 효과적인 피임 방법으로 잘못 알고 있는 경우, 임신이 되어도 인공임신중절을 하면 된다는 생각
- **남성의 이기성:** 콘돔을 사용함으로써 성감이 떨어진다는 편견
- **책임의식의 부재 혹은 잘못된 책임의식:** 인공임신중절 수술의 비용을 대는 것으로 그 책임을 다했다고 생각하는 남자의 잘못된 책임의식, 남자가 피임을 거부할 때 자신의 입장을 소신껏 표현하지 못하는 여성의 소극적인 태도

3 유산

유산(abortion)이란 배아나 태아가 스스로 생존할 수 있는 능력이 생기기 전에 자궁으로부터 제거 또는 추출되는 것이다. 유산은 의학적으로 호르몬에 의하거나 유전적 및 기타 다른 문제로 인해 자연적으로 일어날 수도 있는데, 이를 자연유산(spontaneous abortion) 또는 사산(miscarriage)이라고 한다. 자연유산이란 임신 첫 20주 이내에 일어나는 사산이다. 모든 임신의 약 20%는 대개 임신 3개월 이내에 자연유산으로 끝이 난다. 사산은 당사자인 여성이나 상대인 남성에게 심각한 상실감을 준다.

자연유산과 대조적인 인공유산이나 선택유산은 임신을 의도적으로 종결시키는 것이다. 매년 수백만 명이 이러한 유산 방법으로 임신을 종결시킨다.

인공유산은 임신기간에 따라 진공흡인식, 경관개대술 및 경관제거술(소파수술), 유도

분만식, 자궁절개술 등으로 실시된다(그림 6.13). 각 방법은 임신 기간별, 단계별로 달리 적용된다. 의학적 관점에서 보면 임신 3개월 이내에 이루어진 유산이 가장 덜 위험하다. 임신 중기에는 보다 많은 후유증에 시달리게 되며, 일반적으로 24주 이후에는 시행하지 않는다.

1) 진공흡인식(첫 12주 이내 실시)

진공흡인식은 가장 일반적인 유산 방법으로, 모든 임신의 96%에 사용되고 있으며 M. R. Kit를 사용하여 6~12주 이내에 실시된다. 과정 그 자체는 보통 10~15분 정도 소요된다. M. R. Kit는 큰 주사기와 같은 모양으로, 바늘이 달릴 부분에 플라스틱 튜브가 달려 있고 튜브 끝에 구멍이 나 있다. 주사기의 피스톤을 잡아당기면 자궁 내에 착상된 임신체가 당기는 인력(가정용 진공청소기의 29배 이상의 강한 흡출력)에 의해 탈락되어 떨어져 나가는 원리를 이용한 기구이다.

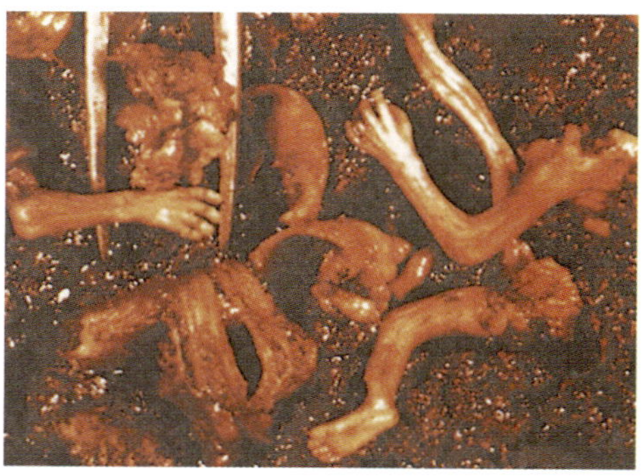

A: 진공흡인식

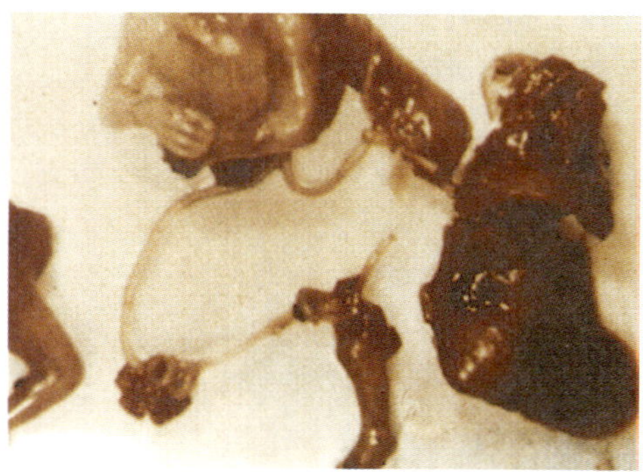

B: 경관개대술 및 경관제거술

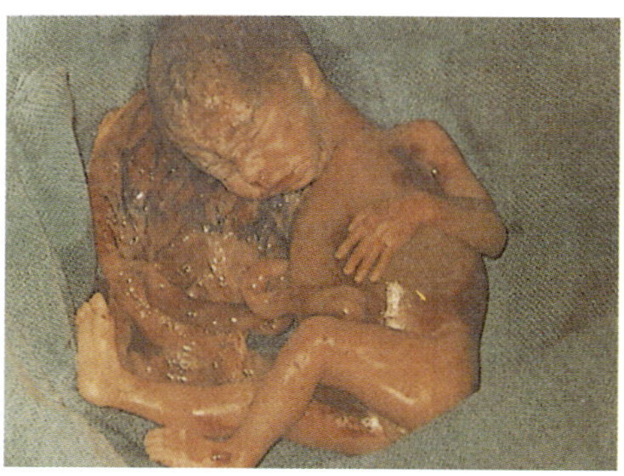

C: 유도 분만식

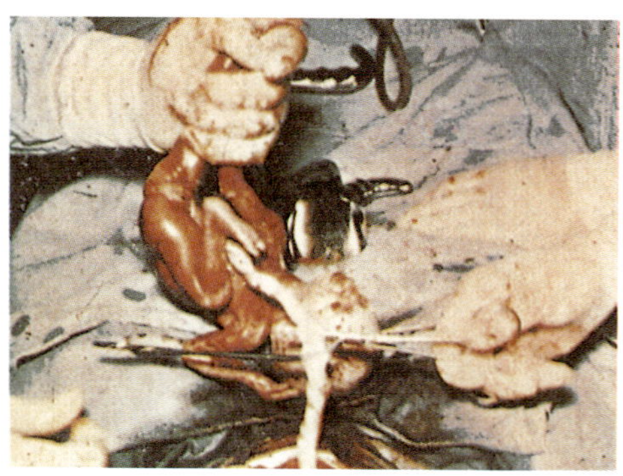

D: 자궁절개술

그림 6.13 낙태된 태아의 모습("마리아 수녀회" 제공)

착상된 태아의 발육초기는 M. R. Kit와 같은 약간의 흡인력으로 탈락이 가능하지만 태아가 더 성장한 시기에는 이 방법을 사용하기 어렵게 된다. 부작용에는 자궁천공, 출혈, 자궁경련, 자궁 내 내용물의 불완전한 배출 등이 포함된다.

2) 경관개대술 및 경관제거술(9~14주 사이에 실시)

자궁경부는 월경 시를 제외하고는 막혀 있는 상태에 있으므로 소파용 기계를 넣기 위해서는 자궁경부의 확대가 필요하며 기계를 넣어 긁어낸다. 수술시간은 불과 5분 내지 10분에 지나지 않으나, 전신마취를 필요로 하기 때문에 전체 소요시간은 2시간 내지 3시간이 걸린다. 소요시간이 짧고 간단한 수술이라 생각하여 무분별한 성관계를 계속하여 임신이 되면 이러한 수술을 여러 차례 받는다. 이는 도의적으로는 물론 육체적인 건강에 있어서도 결코 무시할 수 없는 결과를 초래할 수도 있으며 때로는 치명적이기도 하다.

가장 큰 부작용은 반복되는 중절수술로 인한 영구불임증이 생길 수 있다는 것이다. 자궁 내라 하더라도 난관이 연결되어 있는 곳은 뚫려 있어야 하는데, 기계의 자극으로 부위가 막힐 수 있고 섬유조직이 한쪽 또는 양쪽의 난관입구에 생겨 관을 막게 되면 불임증이 생길 수도 있다. 또한 막히지 않아도 구멍이 좁혀졌을 때는 정자가 들어갈 수 있으나 수정란은 나올 수 없는 크기가 되어 결국 자궁외임신을 초래하게 된다(Box 6.9).

임신 12주가 넘으면 소파수술에 의한 임신중절은 위험해진다. 기타 부작용으로는 자궁천공과 출혈, 감염의 위험성이 있기 때문에 이 방법을 위해서는 입원이 필요하다.

3) 유도 분만식(16~20주 사이에 실시)

유도 분만식은 의사가 복벽을 통해 태아를 둘러싸고 있는 양수낭 안으로 바늘로 용액을 넣어 약물을 주입하는 것이다. 이는 자궁을 수축하도록 유도하고, 진통을 일으키며, 24시간 이내에 태아 배출로 이어진다. 식염수를 사용하는 대신 의사는 자연적으로 생성되는 호르몬과 같은 물질인 프로스타글란딘을 사용하기도 한다. 이것은 진통 수축을 촉진시키지만 구토나 설사를 일으키기도 한다.

4) 자궁절개술(16~24주 사이에 실시)

자궁절개술(hysterotomy)은 임신 16~24주인 후기에 실시되는 수술 과정이다. 자궁절개술은 여성의 생명이 위태롭거나 다른 유산 방법이 너무 위험하다고 생각될 때 사용된다. '간단한 제왕절개술'이라고 불리는 이 절차는 입원과 전신마취를 필요로 한다. 자궁절개술은 의사가 복부와 자궁을 절개하고 태아를 끌어낸다. 자궁을 완전히 제거하는 자궁적출술(hysterectomy)과 자궁절개술은 서로 다르다.

여러 가지 이유로 인해 자율적 혹은 인위적으로 유산 방법들을 선택하게 된다. 그러나 인위적 낙태의 경우 의견들이 분분하다. 특히 윤리적 · 법적 측면에서 다루어지는 이슈 중의 하나이다. 채규만(2006)의 성행동심리학에서 대학생들을 대상으로 낙태에 대한 토론을 한 결과 다음의 내용들이 나왔다.

❖ 낙태 찬성

1. 강간이나 학생의 신분 때문에 원하지 않는 임신
2. 아이를 기를 능력이 없는데 출산하는 것은 무책임한 행동
3. 태아로 인한 산모의 생명 위험
4. 미혼모에 대한 사회의 부정적인 인상
5. 낙태 외에 입양기관 등의 적절한 기관 부재
6. 산모 자신의 신체에 대한 권리 보장
7. 부모로서의 책임을 감당할 수 없음

❖ 낙태 반대

1. 생명은 잉태하는 순간 시작되며, 낙태는 살인
2. 태아의 살 권리 보장
3. 여성의 몸에 상처
4. 심리적인 후유증
5. 인간생명의 존엄성 강조
6. 무분별한 성 개방조장
7. 인구증가에 역행

앞의 낙태 찬성 또는 반대 이유를 볼 때 근본적으로 성관계 시 충분한 사전 지식과 책임 있는 행동이 뒤따라야 한다.

BOX 6.9 인공유산의 후유증

- 자궁내막염 난소염 등 골반내 감염 및 패혈증
- 심한 하복통이 있거나 선홍색의 출혈이 장기간 지속
- 난관이 막혀 자궁외임신이 되거나 불임 초래
- 수술 중 자궁천공이 생겨 출혈, 쇼크, 사망 초래
- 자궁경관 무력증
- 습관성 유산 및 조산
- 심리적인 후유증

토의할 문제

1. 만약 여러분이 원치 않는 성관계를 하게 되었을 때, 즉시 취할 수 있는 피임 방법은 무엇일까요?

2. 낙태가 사회에 미치는 영향에 대해 토의해 보세요.

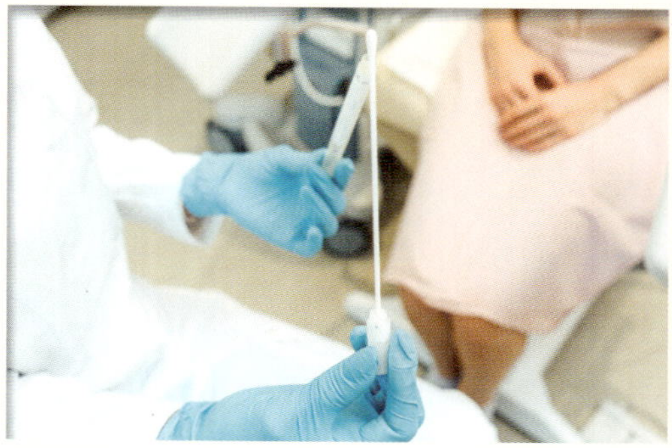

CHAPTER 7

성전파성질환

많은 사람들은 자신의 성병에 대하여 말하기를 어려워 한다. 성적활동이 활발한 젊은이들은 그 어느 때보다도 성병에 더 위험하다.

성병은 성행위에 의해서 감염되는 모든 질병을 말하며, 한 가지의 질환에 감염되면 다른 성병에 중복 감염되기 쉽다. 주로 젊은 층에 많으며 전 세계적으로 어느 민족에나 있는 병이다. 오늘날 성병의 발생빈도는 꾸준히 증가하고 있는데, 특히 20대에 가장 많다. 그 이유는 성행위가 왕성한 반면 성에 대한 무지와 성에 대한 오해에서 비롯되는 것이라고 생각된다. 그러므로 어떤 위험이 있는지 잘 알고 있어야 한다. 그리고 건강한 개인의 성적활동에 책임을 질 수 있어야 한다.

성전파성질환(sexually transmitted disease, STD)은 성 활동을 통해 전파될 수 있다. 매독(syphilis), 임질(gonorrhea), 클라미디아 감염(chlamydia infection) 같은 일부 질병에서는 대부분 성 활동이 전파의 유일한 방법이다. 성병은 STD 혹은 VD(veneral disease)라고 불리지만, 현재는 VD보다는 STD로 더 많이 사용되고 있다. STD는 직접적인 성 접촉으로 인한 감염뿐만 아니라, 그 이외의 방법으로도 성감염이 이루어 질 수 있다는 의미를 내포하고 있다(표 7.1).

성전파성질환의 고위험군은 청소년과 젊은 성인들이다. 성교로 인한 질과 점막의 상처는 감염에 유리한 상태를 제공하기 때문에 여성은 남성보다 성병에 감염될 가능성이 높다. 증상이 있지만 치료되지 않은 감염증을 가진 사람들이 대부분이다. 이러한 감염은 항생제의 발전에도 불구하고 주요 건강문제로 남아 있다(BOX 7.1) (그림 7.1).

표 7.1 성전파성감염 분류

감염의 종류	성병(STDs)
질분비물에 의한 감염	• 외음질 칸디다증 • 트리코모나스 • 박테리아성 질증
경부염에 의한 감염	• 클라미디아 • 임질
생식기 궤양에 의한 감염	• 생식기 단순포진 • 매독
골반염증성질환(PID)	• 자궁내막염 • 난관염 • 난소염
사람면역결핍바이러스(HIV)	• AIDS
사람유두종바이러스(HPV)	• 자궁경부암
백신: 예방할 수 있는 성전파성감염	• A형간염 • B형간염
외부 기생충의 감염	• 음모이감염증 • 옴

BOX 7.1 성전파성감염 예방을 위한 전략

- 성전파성감염에 관한 기초정보를 제공함
- 성전파성감염 위험이 있는 사람들에게 보다 안전한 성행위를 알려줌
- 성전파성감염이 있는 무증상 대상자를 찾아냄
- 성전파성감염 검사의 방해 요인을 밝혀서 제거함
- 백신으로 예방할 수 있는 성전파성감염이면 백신 접종으로 미리 노출시킴
- 검사결과를 솔직하게 알려주고, 이용 가능한 선택을 할 수 있게 함
- 성전파성감염이 있는 사람과 성적 상대자를 함께 상담하고 치료함
- 학교 교직원과 학부모, 10대들에게 성전파성감염에 대해 교육함
- 위험한 성행위를 줄이기 위한 청년의 발달적 성교육을 지원함
- 차단 피임법(콘돔, 다이어프램)의 사용을 권장함
- 안전한 성행위를 위하여 서로 상대방을 이해하도록 대상자를 지원함
- 위험을 줄이기 위해 성적 상대자의 수를 줄이는 것에 대해 토론함

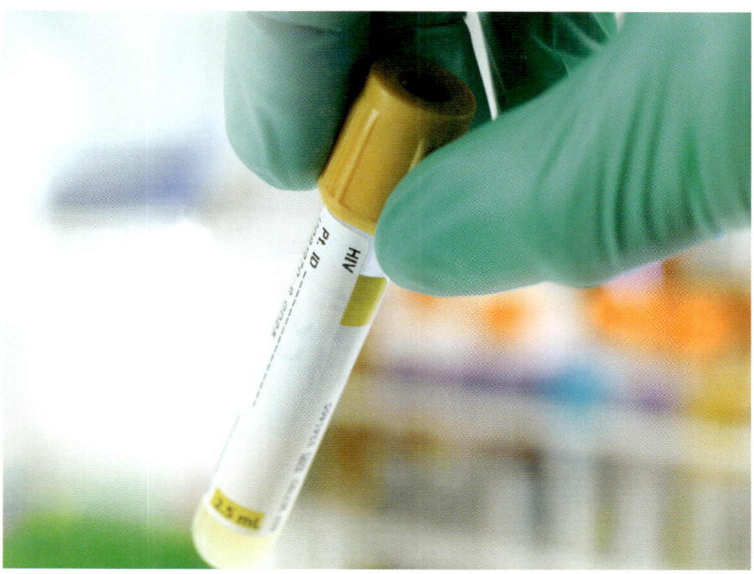

그림 7.1 성전파성감염

1 성병의 종류

1) 매독

매독(syphilis)은 그리스신화의 시필루스의 이름에서 유래하였다. 프랑스에서는 샤를 8세가 1495년 나폴리 원정에서 매독을 가져왔다. 매독에 걸린 사람으로는 매춘부뿐만 아니라 프랑스 국왕 프랑수아 1세, 소설가 모파상, 시인 뮈세 등의 많은 유명인들도 감염되었으며, 실제 치료제는 페니실린이다. 매독은 스피로헤타(Spirochaeta) 매독균(Treponema pallidum)에 의해 발생하고 1기, 2기, 잠복기, 3기의 4단계로 나뉜다(그림 7.2).

(1) 원인: Treponema pallidum

(2) 잠복기간: 1주~3개월, 보통 증상을 보이기 전 3주

(3) 전염경로 및 특징

매독은 모든 성적인 접촉을 통해 전염되며, 친밀한 피부접촉을 통해서도 가능하지만, 이차적인 접촉에 의해서는 거의 전염 가능성이 없다.

또한 출산 시 아기에게 전염시킬 수 있으며, 임신 초기에는 선천성 기형을 유발할 위험이 높다. 매독은 치료되지만 기형은 평생 지속된다. 그러므로 임신이 되면 산전관리가 매우 중요하다. 성 접촉이나 태반을 통해 감염되는 만성 성병으로, 상처 없는 피부나 점막을 통해서도 감염되고, 수혈에 의해서도 전염될 수 있다. 매독은 임상적 특징에 따라 1기, 2기, 잠복기, 3기의 4단계로 구분할 수 있다.

① 1기 매독

하감(chancre)이라고 하는 큰 궤양이 매독균에 접촉한 바로 그 자리에 생기는데 이 부위에는 통증이 없다. 하감은 남성에서 음경과 음낭 등에 생기고, 여성에서는 질 안팎, 자궁경부, 요도 안쪽에 생긴다. 남녀 모두 눈꺼풀, 가슴, 얼굴, 손가락, 유방, 항문, 회음부에 생길 수 있다. 하감은 3~6주 정도 지나면 없어져 저절로 나은 것처럼 보이지만, 실제로는 그렇지 않다.

1기 매독(primary syphilis)은 성기, 항문, 입술 혹은 구강 내에 발생하는 통증 없는 굳은 궤양이다. 1기 혈청검사 결과는 주로 음성으로 나타난다. 만일 치료하지 않은 군은 궤양이 약 6주 후에 치유된다면 1기 매독은 감염성이 매우 높다.

잠복기는 9~90일이며 평균 3주, 하감의 형태로 나타나는데, 통증이 없으며 경계가 명확하고 주위가 융기된 한 개의 궤양을 형성한다. 하감은 통증이 없기 때문에 간과되기 쉬우나 전염력을 가지고 있다.

② 2기 매독

6~12주 후에 하감이 없어진 뒤, 매독균이 혈류를 타고 몸 전체로 퍼진다. 임파선 종창, 인후염, 두통, 발열 등이 나타나 독감으로 오인될 수 있다. 간혹 손, 발, 전신에 가렵지 않은 발진이 나타난다. 또한 큰 궤양이 구강과 성기 주위에 나타날 수 있다. 이 병소에는 원인균이 가득하기 때문에 성적 상대자에게 전염이 가장 잘 되는 시기이다. 치료되지 않을 경우 2~6주 지나 궤양이 사라지지만, 이것은 다음 단계로 이행되고 있음을 의미한다.

2기 매독(secondary syphilis) 증상은 비장과 간 비대, 두통, 식욕부진 그리고 반구진성 피부발진(maculopapular skin rash), 사마귀와 비슷한 편평콘딜로마(condyloma lata)라고 불리는 피부발진이 외음에 발생하며, 감염성이 매우 높다. 이 시기에는 혈청검사 결과가 양성으로 나타난다.

점막피부와 다양한 장기를 침범하는 전신적인 증상을 나타내며, 발진과 점성반응(mucous patch)이 가장 흔히 나타나지만 다양한 형태의 피부병변이 나타날 수도 있다.

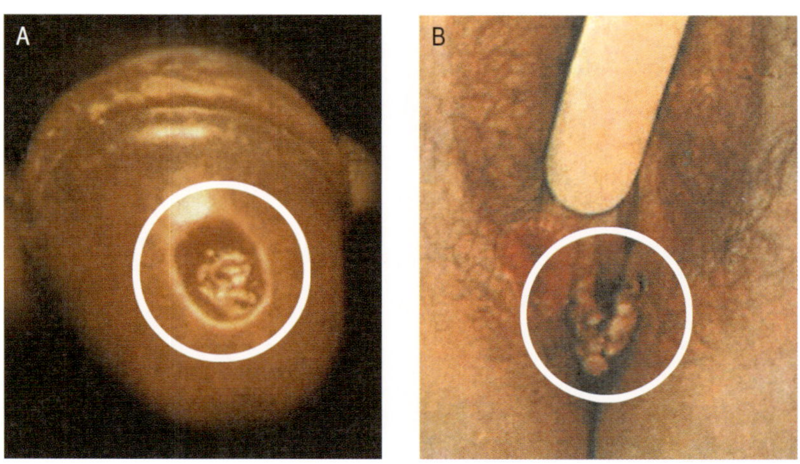

그림 7.2 매독
A: 남성의 귀두에 생긴 1기 매독(chancre), B: 여성의 외음부에 생긴 매독(condyloma latum)

반점(macule), 구진(papule), 피부발진(skin eruption), 탈모증(alopecia), 농포(pustule) 등이 있고 특징적인 병변은 크기가 다양하며 주위가 약간 융기된 원형 또는 타원형의 쟁반 같은 형태로 나타나는데, 때로는 군집을 이루기도 한다.

③ 잠복기

이 시기는 증상이 없는 시기로, 수개월 이상 지속되기도 하고 어떤 경우에는 평생 별 문제없이 지낼 수도 있다. 나머지는 3기 매독으로 발전한다. 잠복기(latency)에 있더라도 감염된 임산부는 태아에게 영향을 미칠 수 있다.

④ 3기 매독

매독에 감염된 후 완치되지 않은 채 수년 이상 경과되면, 전염력은 없어지지만 심장, 주요 혈관, 중추신경계 등의 주요기관에 심각한 손상을 초래할 수 있다. 결과적으로 근육조절장애, 마비, 치매, 사망에 이르기도 한다. 또한 안구(실명), 근육, 피부, 폐, 소화기, 내분비샘 등에도 손상을 초래한다.

3기 매독(tertiary syphilis)은 잠복기 후에 나타나고 심장, 혈관, 중추신경계를 침범할 수 있고, 일반적인 마비와 정신증이 나타날 수 있다.

첫 감염으로부터 5~20년 이후에 발현되며, 고무종(gumma)이지만 궤양성 괴사를 일으키는 경향이 많으며 내장기관, 장골, 관절 등을 파괴시킨다. 심혈관계 매독과 신경계 매독이 가장 심각한 형태의 매독으로, 심혈관계는 대동맥판 폐쇄부전이나 대동맥류를 야기하며, 신경계는 급성뇌막염이나 운동능력 또는 지적능력의 감소를 야기한다.

❖ 선천성 매독(congenital syphilis)

매독균은 임신 중 어느 시기에도 태반을 통과할 수 있으며, 태아에게 치명적인 영향을 미친다.

(4) 치료 및 합병증

매독은 항생제로 완전히 치료될 수 있지만, 중요한 것은 이 질환을 조기에 발견하는 것이다. 궤양을 쉽게 알아차리는 것이지만 궤양이 보이지 않는 부위(항문 내, 구강 내)에 생기면 알기 어렵다. 매독균은 첫 번째 궤양이 없어진 후에도 체내에 계속 남아 있으며, 대부분 자신이 이 질병의 첫 시기를 거쳤다는 사실을 모른다. 6개월이 지나면 여러 부위에 궤양이 생긴다.

2) 임질

임질(gonorrhea)은 인류 역사상 가장 오래되고 흔한 성병 중의 하나로, 우리나라의 성군인 세종과 성종이 임균을 겪었다. 매독보다 20배나 많이 발생하는 질환이다. 임균은 1878년 독일의 미생물학자인 알버트나이서(Albert Neisser)가 임질환자의 고름으로부터 원인균을 분리했고, 그의 이름을 따서 나이세리아(Neisseria)라고 부르게 되었다. 병인 및 증상은 임균(Neisseria gonorrhea)에 의한 비뇨생식기의 감염, 증상이 없을 수도 있지만 화농성 분비물, 배뇨장애(dysuria) 또는 배뇨 시 통증, 성교 시 통증이 있을 수 있다. 클라미디아 감염, 골반염증성질환(pelvic inflammalog disease, PID)과 연관된다.

(1) 원인: Neisseria gonorrheae

(2) 잠복기간: 3~5일

젊은 사람들이 많이 감염되는데 도시인, 저소득층, 다수의 성적 상대자를 가진 사람, 첫 성교를 이른 나이에 경험한 사람, 임질로 진단된 환자와 성 접촉을 가진 사람 등에게 나타난다.

(3) 전염경로 및 특징

임질은 어떤 성관계로든지 쉽게 감염된다. 임균은 음경의 끝, 항문, 질, 목안 심지어 눈에서까지 발견된다. 이는 이러한 부위에 감염된 사람과 접촉을 통해 임질이 전염된다는 것을 의미한다. 만약 항문, 음경, 질 또는 구강이 감염된 신체부위와 접촉하면 의사를 찾아가 상의해야 한다. 또한 임질은 이차적인 접촉에 의해 감염이 가능하다. 예를 들어, 음부에 감염된 사람이 손으로 그 부위를 만져 세균을 묻힌 후 입이나 목에 감염시킬 수 있다.

임질은 남성과 여성에게서 나타나는 증상이 다르다. 남성의 경우 증세가 분명하여 바로 치료할 수 있다. 음경에 임질이 생기게 되면 90~95%는 요도에서 노란 고름과 같은 분비물이 흘러나온다. 배뇨 시 당기는 느낌이 있으며, 때로는 혈액이 묻어 나오기도 하며, 배뇨곤란 및 빈뇨 등의 증상이 나타난다.

여성의 경우 절반 이상이 아무런 증상이 없기 때문에 자신도 모르는 체 치료를 하지 않아 감염원이 될 수 있다. 질 분비가 많아지고, 외부성기에 자극을 느끼며 배뇨 시 통증이 오고, 비정상적인 월경이 나타난다. 또한 자궁경부의 충혈, 질분비물, 골반부 통증, 빈뇨가 있다. 만약 목안이나 항문에 생기면 통증, 가려움증, 따가움, 충혈 등이 나타난다. 항문에 생기면 배변이 어려울 수 있고, 목안의 경우에는 음식을 삼키기 어렵기도 하다. 그러나 증세가 없는 경우도 있다(그림 7.3).

(4) 치료 및 합병증

임질은 항생제로 완전히 치유될 수 있다. 그러나 남녀 모두에 있어 오랜 기간 동안 치료받지 않으면 불임이 될 수 있다. 만약 아기가 있다면 아기에게 전염될 수 있다. 여성들은 골반염이 생기기도 하는데, 이것이 불임의 주원인이다. 또한 눈을 침범하여 실명이 되기도 하고, 전신에 퍼져 '전신성 임질'이 되면 피부발적, 발열, 관절통이 나타난다. 임질에 걸리면 이차감염 또는 기회감염이 되기 쉽다.

치료 및 관리로는 클라미디아 감염과 이중 치료가 일반적이다. 치료 약물에는 세픽심, 세프트리악손 그리고 시프로플록사신이 추가된다. 모든 성적 상대자들이 동시에 치료되어야 하고 성교는 피해야 한다. 남성은 완치가 확인될 때까지 콘돔을 사용해야 한다.

남성의 경우 적절한 치료를 받지 않으면 부고환염, 전립샘염, 서혜부 임파선염, 요도농양, 음경 부종 등의 합병증을 동반하게 된다. 여성의 경우 자궁목부로부터 자궁, 자궁관, 난소로 퍼질 수 있으며, 이후에는 급성 난관염 또는 PID가 발생하여 불임이나 자궁외임신 등의 후유증을 남길 수 있다.

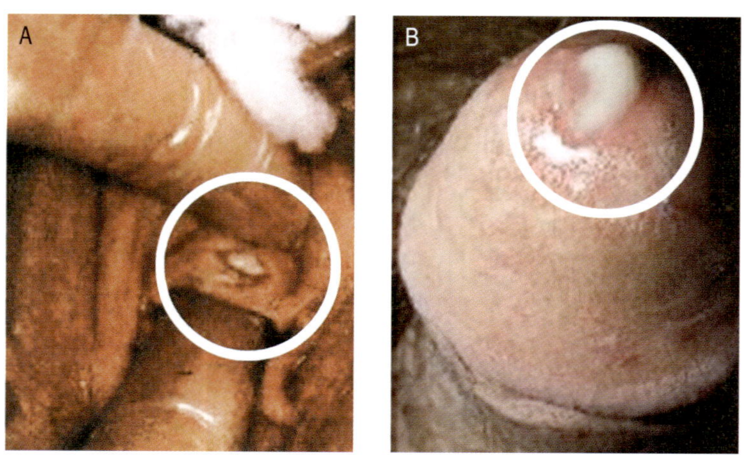

그림 7.3 임질에 감염된 부위의 모습

A: 여성의 요도로 비치는 분비물, B: 음경의 입구로 흘러나오는 고름

3) 연성하감

헤모필루스 두크레이균(Haemophilus ducreyi)에 감염되어 생기는 성병으로 우리나라 제중원에서도 치료되었던 만큼 오래된 질환이다. 잠복기가 끝나면 성기에 붉은 구진이 발생하기 시작하며, 농포와 통증성 궤양이 나타난다. 궤양이 유연하고 화농성 분비물이 있다.

(1) 원인: Haemophilus ducreyi

(2) 잠복기간: 2~10일

(3) 전염경로 및 특징

연성하감(chancroid)은 매독 및 헤르페스(herpes)와 유사하다. 입, 목안, 입술, 항문, 혀, 질 또는 음경에 생길 수 있다. 친밀한 접촉이나 이차접촉(손이나 모조 성기구)에 의해 퍼질 수 있다. 궤양의 통증이 아주 심하여 만지기만 해도 아프다. 보통 궤양이 생긴 부위의 근처에는 부종이 동반된다.

(4) 치료 및 합병증

항생제로써 완전히 치유가 가능하다. 신체의 다른 부위로 퍼질 수 있는 것은 다른 성병과 유사하다. 여성의 경우 질내에 연성하감이 생겨 궤양이 보이지 않을 수 있다. 소위 '보균상태'가 되어 전염시키게 된다. 요도를 침범하면 누공(fistula)이 생겨 소변이 양쪽으로 나올 수 있다.

4) 트리코모나스증

트리코모나스증(Trichomoniasis)은 알칼리성 환경에서 잘 자라는 원충의 일종인 질트리코모나스(Trichomonas vaginalis)에 의해 발생한다. 증상은 거품이 있고, 악취가 나는 진황색 또는 녹색의 거품이 있는 화농성 질분비물이 있다. 외음부 소양감, 부종, 발적이 있을 수 있다. 짚신 모양의 원충인 질트리코모나스에 의한 감염으로 성교를 통해 전파되며, 질염이나 요도염을 일으키는 성병 중 가장 흔한 병의 하나이다.

(1) 원인: Trichomonas vaginalis ('trich')

(2) 잠복기간: 약 20일

(3) 전염경로 및 특징

트리코모나스증은 주로 성적인 접촉에 의해 전파되지만, 드물게 좌변기 등의 다른 경로를 통해 전염될 수 있다. 이 질환은 보통 여성에게 잘 생기지만 남성도 어떤 증상없이 보균자가 될 수 있다. 증상으로 남성의 경우 요도에서 분비물이 나오고, 여성에서는 질에서 냄새나는 거품형의 분비물이 나오고 가려우며, 작열감과 함께 충혈된다. 증세가 없을 수도 있으며 있더라도 아주 경미하다.

감염된 환자 중 여성은 50%가 증상을 나타내지만 남성은 대부분 증상을 동반하지 않고, 요도나 전립샘에 균을 보유하기 때문에 진단과 치료가 쉽게 되지 않으며, 적절히 치료되지 않은 남성은 지속적으로 여성에게 재감염을 일으키게 된다. 증상은 감염자의 1/3 정도가 생리가 끝난 직후 많은 양의 거품과 함께 생선 썩는 냄새의 질분비물을 나타내며 국소적 통증이나 배뇨통, 성교통, 하복부 둔통 등이 일부에서 나타나고 때로 가려움증이 주 증상으로 발현될 수 있다. 임질환자의 60%가 이 질환을 동반하고 있다(그림 7.4).

(4) 치료 및 합병증

치료를 위해서는 환자와 배우자 모두 메트로니다졸(Flagyl)을 경구 복용하고, 여성은 질 좌약을 사용해야 한다. 아주 운이 나쁜 경우에는 허벅지 부위에도 감염이 될 수 있다. 임신기간 동안 악화될 수 있으며 자궁경부암과도 관련되어 있다. 트리코모나스증에 감염되면 다른 균에 의한 이차감염에 걸리기가 쉬워지는데, 그 중 손상된 요도로 HIV가 쉽게 체내로 침투할 수 있다. 또한 HIV와 트리코모나스가 중복 감염되어 있는 경우에는 다른 사람에게 전염이 더욱 쉬워진다. 치료는 메트로니다졸 2g 또는 티니다졸(tinida-

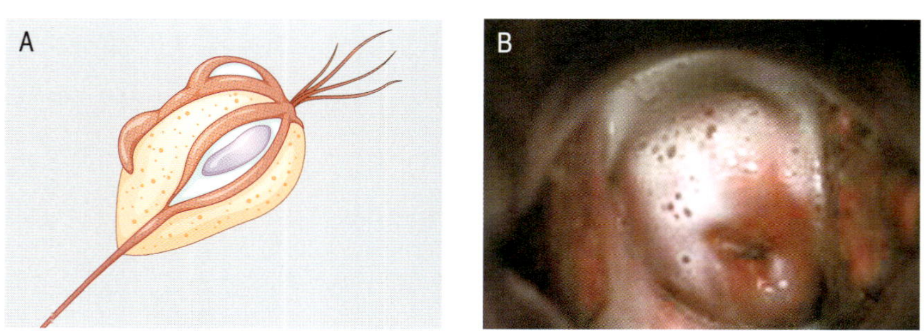

그림 7.4 트리코모나스증
A: 트리코모나 원충, B: 질염에 의한 질분비물

zole) 2g을 구강으로 한 번 투약하는 것이다. 여성들에게 메트로니다졸 치료 시와 치료 후 24시간 동안 알코올 섭취를 피하도록 조언한다. 완치될 때까지 성적 상대자와 성교를 금하고, 새로운 상대자와의 콘돔 사용을 강조해야 한다.

5) 헤르페스

구강점막과 성기점막에 감염되며 가렵고 화끈거리는 것이 특징이다. 수포가 터지면 진물과 궤양이 생긴다. 이 질환은 외관상 증상이 없어져도 신경 속에 잠복해 있다가 면역이 저하되면 다시 활동을 시작한다. 단순헤르페스바이러스(herpes simplex virus, HSV)에 의해 초래되는 성병이다. 음부포진은 I형과 II형으로 나뉘는데, HSV II는 주로 생식기에 병소를 일으키고, HSV I은 주로 구강인두 감염을 유발한다. 일차감염 후 2~12일 이내에 외음, 회음부, 항문 주위에 수포가 집락을 이루며 나타난다. 일반적인 쇠약감과 림프절 비대를 포함한 인플루엔자 유사 증상을 경험할 수 있다.

(1) 원인: Herpes simplex virus

헤르페스바이러스(herpes virus)에 의한 질환은 두 가지 형으로 나뉘는데, I형은 대개 입술에 작열감을 동반하는 수포를 형성하고, II형은 생식기 주변에 생기는데, 이를 성병의 하나로 보고 있으며, 두 가지 형 모두 어떤 점막에도 침투할 수 있다. 대체로 성교에 의해 전염된다. 즉 성기를 서로 접촉하거나, 입과 성기를 접촉하거나 항문성교를 하거나, 입과 항문을 접촉할 때 HSV가 옮게 된다.

(2) 잠복기간: 5~10일

드물게 4주 이상이며, 감염되면 곧바로 증상을 보인다.

(3) 전염경로 및 특징

감염된 상대의 피부와 자신의 노출된 피부와의 친밀한 접촉에 의해 쉽게 전파되므로 모든 형태의 구강 접촉(키스, 구강 대 성기, 구강 대 항문의 성행위)에 의해 전염된다. 드물기는 하지만 이차적인 접촉에 의해서도 전염이 가능하다. 외음부에 궤양이 있는 사람이 자신의 손을 통해 자신의 눈이나 입안에 전염시키기도 한다. 그러므로 헤르페스에 걸린 사람은 꼭 손을 씻는 습관을 가져야 한다. 헤르페스는 흔히 입술 주변과 회음부, 항문, 음경, 질, 눈에 생긴다. 또한 스트레스, 햇빛, 쇠약에 의해 연중 여러 차례 생길 수 있으며, 땅콩, 커피, 술에 의해 돋아나는 사람도 있다. 돋아나기 시작하면 생긴 부위에 발적과 함께 뜨겁고 가려운 증세가 나타난다. 통증이 있으면서 적포도송이 모양으로 물집이 나타나고, 3주 정도 지나면 붉은 흉터를 남기며 사라진다. 그리고 바이러스가 숨어서 남아 있다가 다음에 다시 재발한다. 환부에 증상이 나타날 때부터 증상이 완전히 사라지기까지 바이러스 감염이 활성을 띠고 있으므로 피부를 통하여 전파될 수 있다. 질에서 약간의 분비물이 나오기도 하고 음부를 누를 때 가렵고 따가운 증세가 나타나기도 한다. 어떤 경우에는 헤르페스에 걸린지조차 모르는 여성들도 있다. 바이러스가 체내에 존재하면서 면역기전에 의해 제거되지 않으므로 더 이상의 성 접촉이 없어도 재발할 수 있으며, 이로 인한 정서적 · 정신적 장애가 신체적 장애보다 더 심각한 문제를 초래할 수 있다(그림 7.5).

(4) 치료 및 합병증

이 질환은 치료는 되지만 치유는 되지 않는다. 즉, 물집이나 통증은 줄일 수 있어도 한번 걸리면 평생 그 바이러스를 지니고 다니게 된다. 심하면 발열, 음경 부종, 두통, 요통이 생기기도 한다. 통증이 너무 심하여 잠을 못 자기도 한다. 아주 면역력이 약한 사람은 이런 증상이 심하게 나타나고 물집이 전신에 퍼져 오랫동안 지속되기도 하며, 둔부에 생기면 배변 시 아주 심한 통증을 호소하기도 한다.

여성에게 생기면 아기에게 전염되기도 하는데, 이것은 아주 큰 문제이다. 아기들은 면역이 완성되지 않아 뇌와 같은 신경계를 쉽게 침범 당하므로 출생시에 걸리게 되면 사망률이 높다. 임산부의 자궁경부에 이 질환이 생기면 사산될 수 있으므로 산전관

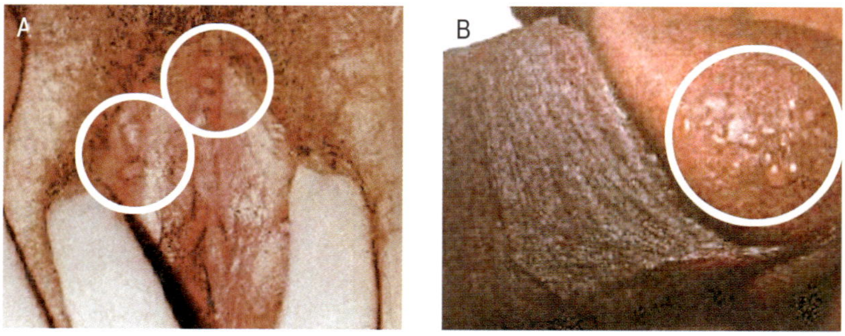

그림 7.5 외음부에 생긴 헤르페스
A: 여성의 외음부에 생긴 물집, B: 남성의 귀두에 생긴 물집

리가 중요하다. 또한 자궁경부에 생기는 경우 암을 유발시키기도 하지만, 성병 사마귀(warts)보다는 발생빈도가 낮은 편이다.

진단은 임상적 징후와 증상에 기초하고, 수포에서 나온 액체의 바이러스 배양으로 확진한다. 완치는 없지만 항바이러스제를 이용하여 증상, 바이러스 전파, 재발을 줄이거나 억제할 수 있다. 항바이러스제에는 아시클로버, 팜시클로버, 발아시클로버가 포함된다. 여성은 병소가 있는 동안 성적 상대자에게 전파를 막기 위해 성교를 삼가야 한다.

6) 클라미디아

클라미디아(Chlamydia)는 클라미디아 트라코마티스(Chlamydia trachomatis) 균에 감염되어 발생하는 성전파성질환으로 남성에서는 비임균성 요도염, 여성에서는 자궁경부염의 형태로 나타난다.

클라미디아는 가장 흔한 성병(STD) 유발요인으로 성적으로 활발한 십대와 젊은 성인에서 특히 높다. 여성에서 감염 증상이 나타나지 않아, 질병의 진단과 치료를 어렵게 한다. 여성은 노란색 질분비물, 배뇨 시 통증과 같은 임질과 비슷한 증상을 보일 때 클라미디아 감염을 의심해야 한다. 성인은 물론 신생아와 어린이에게도 감염될 수 있다. 여성의 생식기 감염 시 난관 손상 및 폐쇄를 일으킴으로써 불임과 자궁외임신의 원인이 될 수 있다. 인간에게만 감염되며, 성 접촉이나 감염부위의 점막에 직접 노출됨으로써 감염이 된다. 감염자의 80%는 무증상이다.

(1) 원인: Chlamydia trachomatis

아주 작은 기생충이 세포 내에 거주하므로, 세균에 의한 것과는 약간 다르다.

(2) 잠복기간: 남성의 경우, 감염 후 1~2주 지나 증세가 나타난다.

(3) 전염경로 및 특징

클라미디아는 친밀한 음부 접촉에 의해 쉽게 전염되며, 애무, 전희, 이차 접촉에 의해서도 전염이 가능하다. 이 질환에 걸려도 건강해 보일 수 있다. 감염된 부위를 만져 신체의 다른 부위에 이차감염이 오기도 한다. 산모가 감염되어 있으면 아기에게 감염될 확률이 60~70%로, 출생 시 아기에게 감염되면 아주 심각한 문제가 생긴다.

눈에 전염되면 충혈되고 가렵고 심하게 붓기도 한다. 눈뿐만 아니라 남녀 요도에 생길 수도 있고, 여성에서는 골반 깊숙한 곳에서 심해지기도 한다. 증세가 없기도 하지만 요도로 분비물이 흘러나오며 감염 부위에 발적이 생긴다. 클라미디아는 치료하지 않으면 수개월 내지 수년 동안 지속되기도 한다. 감염의 위험군은 25세 이하의 젊은 사람, 결혼하지 않은 여성, 저소득층, 경구용 피임약을 사용하는 사람, 다수의 성적 상대자를 가진 사람, 임질에 이환된 여성 등이다(그림 7.6).

(4) 치료 및 합병증

여러 항생제로 쉽게 치료된다. 한 번 완치되면 헤르페스처럼 잠복해 있다가 재발하지는 않는다. 그러나 감염 후 흉터가 남아 계속 자극이 되기도 한다. 여성의 경우 불임과 같은 아즈 심각한 합병증이 올 수도 있다. 성관계가 활발한 사람은 검사를 자주 받아보아야 한다.

진단은 조직 배양에서 효소 면역측정법(enzyme-linked immunosorbent assay, ELISA)이나 직접적인 형광단일클론항체(fluorescent monoclonal antibody)를 사용한다. 치료되지 않은 클라미디아 감염은 자궁경부로부터 위로 올라가 나팔관을 침범하고 PID, 난임(infertility) 또는 자궁외임신의 주요요인 중의 하나이며, 불임을 초래한다. 치료 약물로는 azithromycin(Zithromax), doxycycline(Vibramycin), ofloxacin(Floxin), levofloxacin(Levaquin), erythromycin 등이 있다. 모든 성적 상대자에 대한 치료는 재발과 더 이상의 전파를 막기 위해 필수적이다. 완치가 될 때까지 콘돔을 사용하는 것 또한 필수적이다. 1~2주 정도의 항생제 치료 후, 3~4주 후에 다시 검사를 받아야 한다.

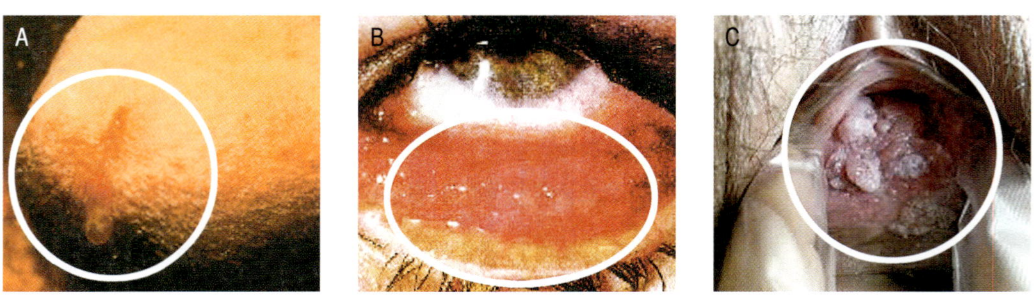

그림 7.6 클라미디아에 감염된 부위

A: 음경의 끝으로 흘러나오는 분비물, B: 결막에 감염된 모습, C: 여성 내음부에 감염된 모습

7) 성병 사마귀

성병 사마귀(venereal warts)는 전염성이 매우 강한 성병이다. 주로 성기 또는 항문 주위에 생기고 허벅지, 요도, 방광 등에 생길 때도 있다. 통증이나 가려움은 없는 것이 보통이지만, 때로 피가 나기도 하고 드물게는 자궁경부암 등의 악성종양으로 변할 수도 있다. 레이저나 전기로 태워서 없애거나 포도필린이라는 약제를 발라 치료한다.

성병 사마귀로 알려진 첨형콘딜로마(condyloma acuminata)는 사람유두종바이러스(human papillomavirus, HPV)에 의해 초래된다. 건조하고 사마귀 같은 모양으로 증식하여 작고 분리되어 있거나 집락을 이루고 콜리플라워를 닮은 모습을 하고 있다. 주로 질, 음순, 자궁경부, 회음부에서 발견된다.

(1) 원인: HPV

(2) 잠복기간: 1개월~1년

어떤 경우에는 잠복기간이 더 길 수도 있다. 즉, 오랜 기간 동안 질병에 이환되어 있어도 모를 수 있다는 것을 의미한다.

(3) 전염경로 및 특징

성병 사마귀는 걸리기가 쉬우며 증상을 보이지 않는 경우가 많다. 성기를 삽입하지 않더라도 애무나 성기의 접촉만으로도 감염이 가능하다. 원발 부위에서 발생하였다가 신체의 다른 부위에 묻어 상대에게 전염되는 이차 접촉에 의한 감염도 가능하다. 예를 들어 애무, 전희로도 전염이 잘 된다. 상대에게 과거 이 질환을 앓은 적이 있는지 물어보는 것이 가장 좋은 방법이다.

산도(産道)에 사마귀(warts)가 있는 여성들은 출산 시 아기에게 질병을 전염시킬 수 있다. 보통 아기의 목 안에 성병 사마귀가 생긴다. 성병 사마귀는 주로 구강, 음부, 항문과 회음부에 생기는데 맥주 거품 모양으로 돋아 올라 만져진다. 통증이 없지만 크게 자라나면 요도나 질을 막기도 한다.

전염력은 25~60%이다. 성교 시 직접적으로 침범을 받는 곳에 주로 발생하여 대부분이 밖으로 성장해 나오는 것으로 시간이 지남에 따라 구진이 모여 닭벼슬이나 배추꽃 모양이 되기도 한다. 약간의 소양감은 있으나 통증이 없고, 크기가 커지며 괴사를 일으켜 이차감염이 초래되고, 이로 인해 출혈이나 분비물이 나타난다(그림 7.7).

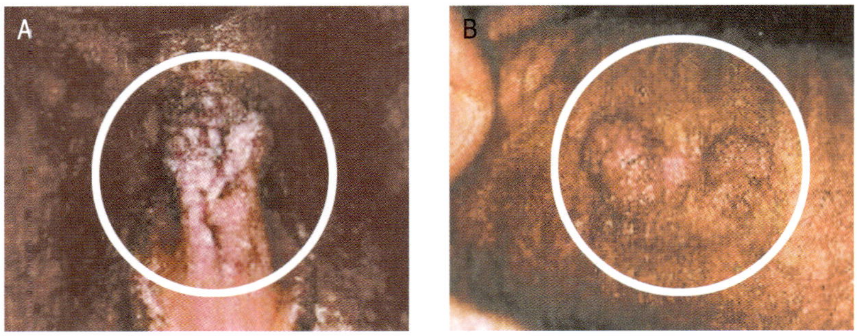

그림 7.7 외음부에 생긴 사마귀(피부색과 같은 색으로 돋아난 융기부가 보인다)
A: 여성의 질 입구에 생긴 사마귀, B: 남성의 음경에 생긴 사마귀

(4) 치료 및 합병증

치료를 하지 않아도 없어지기는 하지만 기대할 것은 못 된다. 치료약으로는 Trichloracetic acid, Podophyllin, Fluorouracil이 있으며, 냉동요법(cryotherapy), 투열요법, 전기소작법(electrocautery), 레이저요법(lazertherapy) 등으로도 치료한다. HPV는 여성에서 자궁경부암, 음경과 항문에 암을 일으킬 수 있는데, 초기 치료만이 이런 위험을 줄일 수 있다.

국소적인 세포독성 약물의 사용이나 파괴요법이 이용된다. HPV와 자궁경부암과의 연관성 때문에 특별히 우려된다. 더 자주 자궁경부세포진검사(Pap test)를 하도록 히야 한다. 국소 치료는 포도필린(podophyllin), trichloroacetic acid(TCA), bichloroacetic acid(BCA)가 포함된다. 국소치료에 반응하지 않는 사마귀 또는 광범위한 사마귀는 냉동요법, 레이저기화(laser vaporization), Loop Elctro Surgical Excision(LEEP) 또는 원추절제(conization)에 의한 제거가 요구될 수도 있다. 재발할 수 있다는 사실을 이해해야 하며, 모든 성적 상대자들도 치료되어야 한다. 모든 병소가 치유될 때까지 성 접촉을 피해야 하고 전파를 막기 위해 콘돔 사용이 권장된다.

8) 후천성면역결핍증후군: AIDS

AIDS는 새로운 치료 방법이 나타나고 있지만, 여전히 오늘날 세계에서 가장 파괴적인 성매개 질환으로 남아 있다. 혈액, 정액, 질 분비물, 소변, 침, 눈물, 척수액, 양수, 모유에서 진단될 수 있다. 전파의 일차 양상은 감염된 신체분비물과 밀접한 접촉, 감염된 혈액과 혈액제제에의 노출, 그리고 출생전후기 산모에서 영아로의 전파이다.

(1) 원인

Retrovirus과에 속하는 HIV 감염에 의한 면역결핍증후군이다. AIDS 바이러스는 20~30℃의 실온에서 건조되지 않은 상태의 혈액이나 체액에서는 수일간 생존 가능하지만, 공기가 건조하여 혈액이나 체액이 바싹 말라버린 상태에서는 활성이 급속도로 떨어지며, 수영장이나 욕조에서는 대량의 물로 희석되기 때문에 AIDS 바이러스의 감염력은 약해진다.

(2) 잠복기간: 보통 6개월~4년

AIDS 바이러스를 분리하거나 혈청학적 방법으로 확진할 수 있다.

(3) 전염경로 및 특징

AIDS는 바이러스에 오염된 혈액이나 혈액산물의 수혈을 통해서, 주로 AIDS 환자와의 성 접촉 시 정액이나 질분비물을 통해 감염된다. 남성 동성연애자에게서 발생률이 가장 높고, 혈액인자나 혈액산물로 치료받은 혈우병환자, 정맥주사용 약물남용자, 이성관계가 복잡한 남성 등에서 주로 발생한다. 공기감염은 전혀 있을 수 없다.

많은 환자에서 열, 권태감, 체중감소 등의 증세가 수일 내지는 수개월에 걸쳐서 나타나다가 면역기능이 현저히 저하되어, 여러 가지의 기회감염증이 오게 된다. 피로, 권태, 원인불명의 체중감소, 발열, 만성 설사, 임파선증 등이 발현된다. 폐포자충 폐렴은 AIDS 환자에게 가장 잘 생기는 감염증으로, 호흡곤란을 일으키고 수개월간 지속되는 기침을 한다. AIDS 환자의 대표적인 점막피부 증세는 카포시육종이 있으며, AIDS 환자에서 발생되는 감염증으로는 칸디다(Candida)로 생기는 아구창과 식도염이 잘 생기며, HSV, B형간염 및 C(non-A, B)형간염 등이 있다. 뚜렷한 원인 없이 임파선증과 면역기능 이상의 증상이 장기간 지속되는 남성 동성연애자의 5~10%에게서 AIDS가 진행된다.

AIDS의 특징은 장기에 대한 바이러스의 직접적인 영향과 정상적인 면역체계의 변화로 인한 후유증으로 결국 죽음을 초래한다. HIV의 주전파 경로는 감염된 환자의 혈액에 대한 직접적인 접촉이나 성 접촉, 신생아에 대한 수직감염 등이 있다. 모유 수유 시에도 전파의 가능성이 있으나 일상적인 접촉, 즉 악수, 포옹, 가벼운 키스, 피부의 접촉을 통해서는 감염되지 않고 모기나 기타 곤충을 통해서도 감염되지 않는 것으로 알려져 있다. 주사침이나 주사기를 공유하는 정맥내 약물 사용자 간의 경우 직접적인 혈액 접촉으로 전파되며, 혈우병 등의 수혈이 필요한 환자에게도 드물게 전파될 수 있다. 감염된 환자의 정액이나 질액에서 HIV를 검출할 수 있으며, 남성에서 여성으로의 감염이 훨씬 높고, 직장 점막이 질 점막보다 얇으므로 항문성교 시에 더 잘 전파된다. 매독, 음부포진, 연성하감 등의 성병 존재 시 점막의 파열을 초래하므로 HIV의 전파가 잘 일어난다.

첫 감염 후 평균 14주 경에 발열, 무력감, 근육통, 설사 등의 유행성 독감과 유사한 전신 증세가 나타나지만 자연치유되며, 이러한 증세가 소실되면서 혈청항체가 증가하여 혈청검사에서 양성을 보이기 시작한다.

전구증상으로는 밥맛이 없고, 피곤하고 잠잘 때 심하게 땀을 흘리거나, 이유 없이 열이 나고, 설사가 계속 되면서, 심한 경우에는 체중이 빠지게 된다. 또한 여러 가지 피부병이 나타나기도 하고, 기억력이 나빠지거나, 집중력이 떨어지고, 몸의 균형을 잡기가 힘들어지면서, 심한 경우에는 글씨를 쓰는 것조차 힘들어진다. 특히 한 달 이상의 고열, 10% 이상의 체중감소, 한 달 이상의 설사증상이 AIDS 발현이 가능한 고위험군(동성연애자나 성생활이 부정한 자, 마약중독자 등)에서 나타날 경우에는 HIV 항체검사와 의사의 관찰이 필요하다. AIDS로 이행하면 대개는 2~3년 후에 위중한 감염증과 암으로 인해 사망하게 된다(그림 7.8).

(4) 치료 및 합병증

바이러스를 약화시키는 여러 약제가 있지만 치유는 되지 않고 있으며, 백신이 개발되어 있지만 아직 완전하지는 않다. 통증을 줄이고 기운이 나게 하고, 증세를 줄이는 정도의

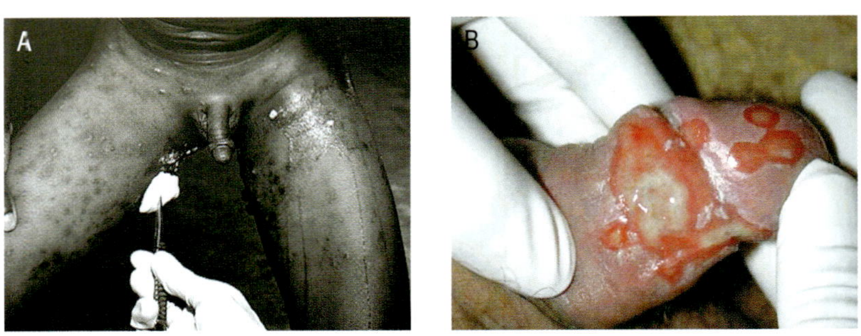

그림 7.8 AIDS 환자에 생긴 질병

A: 카포시육종, B: 남성 생식기의 백색 반점

치료밖에는 기대하기 힘들다. 또한 AIDS 자체가 합병증이므로 예방은 불가능하다.

감염자와의 성 접촉을 피해야 하며, 콘돔을 사용하여 예방할 수 있지만 개발된 백신은 아직 없다. 1981년 미국에서 첫 보고가 있었으며, 우리나라에서는 1985년에 첫 감염자가 보고된 바 있고, 전세계적으로 수백만 명의 환자가 있다. AIDS는 동성애, 정맥내 약물남용 등으로 인해 전파된다.

쾌락을 위한 거의 모든 행위는 하나 이상의 질환을 일으킬 위험이 있다. 어떤 질병은 완전히 나을 수도 있어 그것에 대해 크게 걱정을 할 필요가 없기도 하다. 정기적으로 의사를 찾아가고 스스로 청결을 유지한다면 감염에 대해서는 걱정하지 않아도 된다. 그러나 바이러스 감염(헤르페스, 사마귀, 간염과 HIV)은 주의를 해야 한다. AIDS 치료 원칙은 HIV에 대한 치료와 다른 세균에 대한 기회감염을 예방하는데 있으며, 다음과 같은 성행위에 따라 위험할 수 있다.

① 위험한 행위

항문이나 질을 통해 사정에 이르는 성행위(남, 녀 모두 해당)로, 만약 콘돔을 사용하지 않고 이와 같은 성행위를 하여 항문, 질, 음경에 작은 상처라도 나면 HIV와 간염에 걸릴 위험이 매우 높다. 이곳을 통해 정액, 질분비물, 혈액 등이 혈관으로 흘러 들어가기 때문이다.

② 중증도의 위험한 행위

주고받는 사람 모두 해당 정액을 입으로 삼키는 것은 단지 입안에 사정하지 않고 오럴 섹스만 하는 것보다 HIV에 감염될 위험이 훨씬 크다. 입안에 상처가 조금이라도 생겨 체액과 접촉하게 되면 위험하다.

③ 위험도가 낮은 행위

- 성기를 애무하는 행위
- 상호간 자위 행위
- 키스

이러한 행위는 직접적인 피부접촉을 허용한 경우인데, 노출된 어떤 접촉도 성병에 걸릴 위험이 있다. 이러한 경우 세균이나 사마귀, 헤르페스가 전염될 수 있고, 드물기는 하지만 키스도 위험성은 있다. 상대가 감염의 위험이 있는 행위를 원할 때 안전한 성행위를 원하며 성병에 걸리는 것을 싫어한다고 말해야 한다. 상대가 확실히 청결하다고 말해도 누구나 성병에 걸린지조차 모른 채 지낼 수도 있다는 사실 또한 중요하다.

2 성병의 예방

성병의 예방은 성병이 전염되는 것을 관리할 수 있는 최선의 방책이다. 특히, 완치법이나 예방주사가 없는 경우에는 성병의 위험을 낮추는 것은 힘든 일이다. 안전한 성행위가 유일한 예방 방법이다. 성병의 위험으로부터 자신을 보호할 수 있는 방법은 다음과 같다.

- 성적 상대자와의 안전한 성행위에 대한 소통 능력
- 자신의 필요와 관심이 상대로부터 존중받을 수 있는 자기주장 능력
- 또래의 압력에 굴하지 않는 사회적 능력
- 콘돔의 올바른 사용법 숙지

특정 증류의 성병은 성적 접촉이 없어도 전염될 수 있다.

토의할 문제

1. 성병을 유발하는 상황은 다양하다. 또한 자신도 모르게 성병에 걸릴 수도 있다. 이런 경우 여러분은 성병에 걸리지 않기 위해 어떠한 자세가 필요한지 생각해보고, 이에 대해 서로 이야기해 보세요.

2. 성병은 청소년들의 성에 대한 무지와 오해로 인해 발생빈도가 높다. 이러한 문제를 최소화하기 위해 어떤 방향으로 교육이 이루어져야 한다고 생각하는지 토의해 보세요.

Human Health and Sexuality

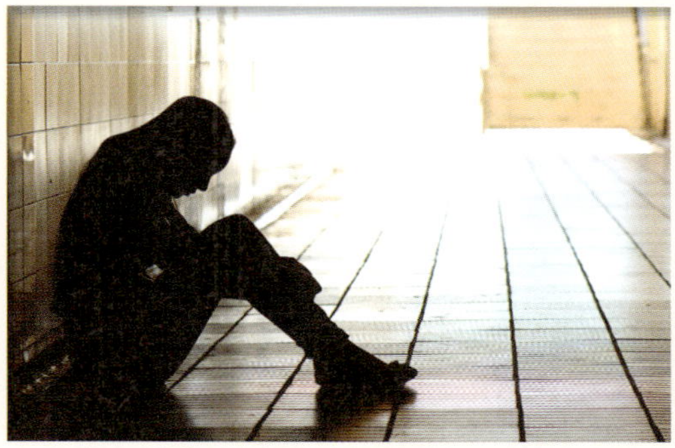

CHAPTER

8

중독

한 가지 운동이나 취미를 시작하면 너무 열중하는 것도 '중독'이다. 일시적인 중독은 삶의 활력소가 되고, 새로운 것을 학습하게 하는 동기를 부여한다. 어느 정도 시간이 지나면 즐거움이나 집착은 줄어들고, 새로운 취미나 운동이 일상생활에 자연스럽게 스며들어 일부분을 차지한다. 이렇듯 삶이 균형을 되찾아 간다. 중독이란 시스템의 순기능이지만 인간에게 역기능적인 중독은 치명적이고 매력적이며 쾌감을 동반하는 유혹이다. 그래서 빠져나오지 못하는 사람들이 많고, 삶의 균형이 깨질 때까지 오직 '달리기'만 해서 후유증이 남는 안타까운 상황이 벌어진다. 그러므로 유혹을 즐기며 삶의 원동력으로 삼되, 참고 절제할 수 있는 의지력이 필요하다.

1 중독이란

중독은 개인적 차원의 문제보다는 사회문화적 차원의 문제가 더 큰 영향을 미치므로 사회적 변화가 필요하다. 중독에는 사전적으로 두 가지 의미가 존재한다. 농약, 중금속, 약물 등의 유해물질이 급성이나 만성적으로 우리 몸에 쌓여서 발생하는 신체적 증상으로서의 중독과 특정 행동이나 물질에 대한 지나친 집착으로 인해 일상생활이 불가능한 정신적 증상으로서의 중독이 있다. 이 두 가지 의미를 구분하기 위해 최근에는 정신적 증상으로서의 중독을 의존증, 탐닉, 남용이라는 단어로 바꾸어서 사용하기도 한다. 정신적 중독은 대상에 따라서 행위중독과 물질중독으로 나뉜다. 행위중독은 도박, 일, 성행위, 게임, 스마트폰 등의 특정 행위에 지나치게 심취하여 반복행동을 보이고, 이로 인해 일상생활에 영향을 초래하는 경우를 말한다. 물질중독은 마약, 담배, 알코올, 카페인, 탄수화물 등의 특정한 물질을 오용, 남용하면서 물질에 대해 지나치게 의존하면서 탐닉하는 경우를 말한다. 특수한 상황에서 접할 수 있는 신체적 중독 증상을 초래하는 유해물질들과 다르게 정신적 중독을 야기하는 것은 일상생활에서 쉽게 접할 수 있는 행위나 물질인 만큼, 많은 현대인들이 중독에 노출되어 있다. 정신적 중독 증상들은 일상생활에 깊게 침투하여 신체적, 정신적, 경제적, 사회적으로도 큰 악영향을 미친다. 따라서 현재 정신적 중독증은 일상적으로 중독이라는 단어로 빈번하게 사용되며, 심각한 사회적 문제 중 하나로 부각되고 있다.

2 중독에 빠지는 이유

한 개인이 중독에 빠지게 되는 이유는 크게 네 가지로 나눌 수 있다. 첫 번째로, 정신 · 심리적 요인이 있다. 중독은 일반인보다는 정신적인 문제를 가진 환자들, 특히 우울증, 조울증, 불안장애를 가진 환자들이 더욱 빠지기 쉽다.

두 번째로는 생리적 요인이 존재한다. 일단 중독물질에 노출되면 빠져나오고 싶어도 약물에 대한 내성이나 금단현상 때문에 빠져나오지 못하게 된다. 금단현상은 평소에 작용하던 생물학적 기전이 갑자기 멈추면서 역작용이 일어나게 되는 것을 말한다. 평소에 나른함을 느끼게 하던 약물은 역으로 불안, 초조, 흥분을 느끼게 만들고, 평소에 각성효과가 있던 약물은 나른함과 공허함을 느끼게 만든다. 따라서 금단현상은 역작용으로 인해 약물을 복용하고 있던 평소보다 두 배로 괴로움을 느끼게 되고, 중독자들은 이러한 불편한 상황을 벗어나기 위해 중독물질을 더욱 많이 찾게 되므로 중독에서 빠져나오지 못하게 된다.

세 번째로는 유전적인 요인이 존재한다. 알코올중독의 경우 유전학적 요인이 중독 발생 위험도의 60%를 차지하며, 중독에 잘 빠지게 되는 사람의 뇌를 연구한 결과, 일반인보다 도파민 수용체의 개수가 선천적으로 적은 것으로 나타났다. 따라서 중독에 빠지는 요인으로 유전적 요인 역시 작용한다고 볼 수 있다.

마지막으로는 사회·환경적인 요인이 존재한다. 과거 마약중독은 마약 내의 성분 탓에 발생한다고 여겨졌다. 과거의 마약 실험은 쥐에게 마약을 강제로 주입한 뒤 쥐의 반응을 살피는 것으로, 마약이 주입된 쥐는 계속해서 마약을 찾음으로서 마약중독은 마약의 성분 탓에 발생한다는 가설에 힘을 실어줬다. 그러나 1980년 캐나다의 심리학자 브루스 알렉산더(Bruce K. Alexander)는 기존의 마약 실험이 쥐의 우리가 더럽고, 비좁았으며, 최소한의 음식이 주어진다는 점에 주목했고 환경적으로 개선된 새로운 실험을 계획한다. 이것이 쥐

BOX 8.1 쥐공원 실험

1980년 캐나다의 심리학자 브루스 알렉산더는 더럽고 비좁은 공간에 쥐를 수용하는 대신에 200제곱 피트의 넓은 공간을 사용했으며, 푹신한 톱밥도 깔아주고, 조명과 온도도 최적으로 맞춰주었다. 갇혀있다는 느낌이 들지 않도록 숲 그림이 그려진 벽지도 발라주었고, 거기에 쥐들이 좋아하는 치즈와 장난감, 심지어 암컷도 함께 넣어 번식 욕구까지 충족시켜 주었다. 말 그대로 쥐들에게 낙원같이 행복한 공원을 조성해준 것이다. 그리고 몇 가지 실험을 진행시켰다.

첫 번째 실험은 16마리의 쥐를 각각 쥐공원과 일반 우리에 수용한 뒤, 물에 모르핀과 당을 섞어 마약 음료를 만들었다. 쥐공원의 쥐는 마약 음료를 거부했으며, 일반 우리의 쥐들은 마약 음료를 지속적으로 섭취했다. 통계적으로 분석한 결과, 일반 우리의 쥐들은 쥐공원의 쥐들보다 약 16배로 마약 음료를 탐닉한 것으로 나타났다.

두 번째 실험은 마약 음료의 마약 성분을 제거하여 쥐공원의 쥐들에게 주었다. 그러자 모든 쥐들이 음료를 마시기 시작했다.

마지막 실험은 모든 쥐들을 마약에 중독시킨 뒤에 이루어졌다. 쥐공원의 쥐들 역시 마약에 중독시키기 위해서 마약 음료를 제외한 어떤 음식도 주지 않았고, 그에 따라 모든 쥐들이 마약에 중독되고 마약 의존도가 높아졌다. 그 후, 다시 양쪽 쥐들에게 일반 음식과 마약 음료를 제공했다. 실험의 결과는 놀라웠다. 쥐공원의 쥐들은 마약 음료보다 일반 음식을 택하여 중독에서 벗어나려고 했다. 이러한 세 가지 실험의 결과를 통해 마약 중독은 마약 때문에 일어나지 않는다는 것을 증명하였다.

공원 실험이다(Box 8.1).

취공원 실험의 결과로, 브루스 알렉산더는 중독은 중독물질 그 자체 혹은 중독물질의 접근성 때문에 발생된다는 기존 가설을 제대로 맞받아쳤을 뿐 아니라, 좋은 환경이 지속된다면 아무리 중독성이 강한 마약이라도 거부할 수 있고, 금단현상 역시 부정적인 환경 때문에 더욱 크게 느껴지는 것이며, 이를 해결하기 위해서는 사회복지에 좀 더 신경을 써야한다는 그의 주장을 주목받게 만들었다.

또한 증독이 환경적 문제 때문에 야기된다는 것을 증명하는 사례는 베트남 전쟁이다. 미국에서 베트남 전쟁에 파병된 병사들은 현장에서 마약에 중독되어 있는 경우가 굉장히 많았다. 이러한 파병 병사들이 미국에 복귀하게 되면서 마약중독으로 야기될 사회적 문제 때문에 많은 사람들이 걱정했으나 우려와 다르게 미국으로 돌아간 병사들의 90%가 마약을 끊을 수 있었으며, 치료목적으로 모르핀을 투여받았던 병사들 역시 퇴원 후 모르핀을 찾는 경우는 거의 없었다. 이를 통해, 중독은 단순히 개인의 병리적인 문제일 뿐만 아니라 사회적, 환경적 측면역시 크게 작용하는 복합적인 문제임을 알 수 있다.

3 중독물질의 종류

중독물질의 종류는 다양하다. 익숙한 중독물질인 마약, 담배, 알코올을 비롯해서 탄수화물, 카페인 등 우리가 일상생활에서 접할 수 있는 물질들도 중독될 수 있다. 사실상 우리가 섭취할 수 있는 모든 것들은 중독될 수 있다고 볼 수 있으며, 중독물질은 그 종류에 따라 위해도와 의존성이 달라지게 된다.

1) 알코올

우리는 주로 시중에서 판매하는 술을 알코올이라고 한다. 그러나 모든 알코올의 종류를 우리가 섭취 가능한 것은 아니고, 우리가 먹는 것은 일반적으로 알코올 중에서도 에탄올이다. 또 다른 알코올의 일종인 메탄올이나 프로판올 등은 독이나 마찬가지이기 때문에 중독될 틈도 없이 사망에 이를 수 있다.

알코올은 WHO에서 지정한 1급 발암물질로, 알코올을 마시면 쾌감을 느끼지만 느끼는 쾌감에 비해 엄청난 신체적 피해를 동반하는 것으로 알려져 있다. 가장 먼저 위와 간 그리고 췌장에 악영향을 미치며, 알코올의 섭취가 지속되면 중추신경계에도 이상이 생긴다. 또한 혈관을 망가뜨려 뇌질환이나 심장질환에 쉽게 노출될 수 있고, 더 나아가 지속되면 알코올성 치매에 걸릴 수 있다.

일반적으로 혈중 알코올 농도를 통해서 얼마나 취했는가를 짐작할 수 있는데, 혈중 알코올 농도는 개개인이 알코올을 해독하는 능력이나 술의 알코올 함량에 따라서 달라질 수 있다. 혈중 알코올 농도 0.1%부터는 판단력과 기억력이 저하되며 신체의 균형을 잡기가 어려워지고, 0.2%부터는 운동조절능력이 상실되며 정신적 활동에 혼란이 생기기 시작한다. 0.3% 이상부터는 몸과 정신을 가눌 수 없는 소위 인사불성의 상태가 되며, 이 이상 혈중알코올 농도가 높아지면 호흡과 심장박동을 제어하는 뇌의 연수부위가 마비되어서 혼수상태에 빠지거나 사망에 이를 수 있다. 이를 급성 알코올중독이라고 하는데, 대학의 신입생 환영회 때 본인의 주량을 파악하지 못한 채 무턱대고 마시다가 사망하는 사례가 여기에 속한다. 제3자가 보기에는 취해서 잠든 것처럼 보일 수 있어서 제때 처치가 어렵다. 우리나라는 일반 음식점이나 편의점에서 술을 굉장히 쉽게 접할 수 있으며, 원만한 사회생활을 위해서는 음주가 당연하게 여겨지는 면이 있다. 하지만 술이 가져오는 정신적 · 신체적 위험과 알코올중독이 가져오는 피해를 생각한다면 알코올은 결코 가볍게 여겨져서는 안될 존재이다(그림 8.1).

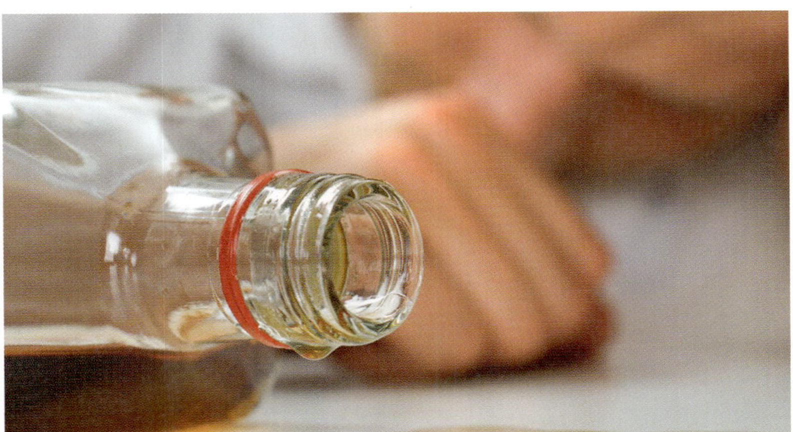

그림 8.1 알코올중독

2) 니코틴

니코틴은 알칼리성 유기물질의 일종으로 주로 가지과의 식물인 담배에 많이 들어 있으며, 말초신경을 흥분시키거나 마비시키는 역할을 한다. 따라서 니코틴중독이라고 하면 보통 담배에 중독된 상태를 말한다. 담배는 흔히 기호품이라고 알고 있지만, 단순한 기호품이 아닌 마약성 기호품의 일종으로 WHO에서 지정한 마약이다(그림 8.2).

담배에 함유된 니코틴 자체의 유해성은 낮지만, 담배는 니코틴뿐만 아니라 타르, 일산화탄소, 카드뮴 등의 다양한 유해물질을 포함하고 있으며, 이를 태우게 되면, 유해물질을 그대로 마시는 것과 같다. 또한 중독성과 의존도가 대마초나 알코올, 심지어 코카인보다도 높아 더욱 끊기 어려운 것으로 나타난다.

니코틴에는 일시적인 각성효과가 존재하여 스트레스 호르몬인 코티솔과 아드레날린을 과다분비하도록 교감신경을 흥분시킨다. 그에 따라 일시적으로 머리가 맑아지는 듯한 각성효과가 있으며, 이와 더불어 도파민계 중추신경을 강제로 자극해 일시적으로 행복감을 느낄 수 있다. 그러나 이러한 효과는 오래가지 않고, 장기적으로는 뇌의 기능이 감소하며, 피부노화가 촉진된다. 골밀도가 감소되며, 치아에도 니코틴이 흡착되어서 착색되고, 치석도 더욱 잘 발생한다. 이에 따라 암 발생률도 기하급수적으로 올라가는 데 특히 폐암이나 위암의 가장 큰 원인으로 여겨진다. 니코틴은 혈압을 높이기 때문에 고혈압을 유발시킬 수 있으며, 이에 따른 각종 심혈관계 질환의 원인이 된다. 또한 뇌졸중을 발생시킬 수 있으며 모세

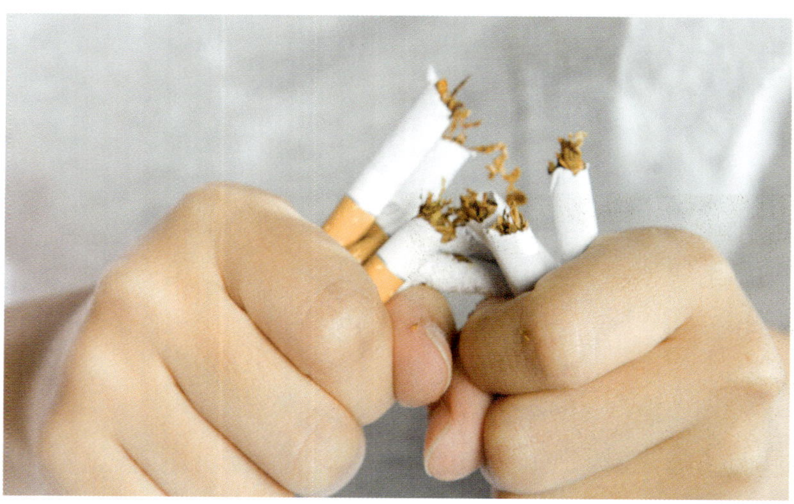

그림 8.2 니코틴중독

혈관 수축으로 인해 탈모를 유발하거나 인슐린 대사를 막아 당뇨를 유발할 수도 있다. 대부분의 흡연자는 담배를 끊고 싶어도 금단현상 때문에 끊기가 어려운데, 대표적인 금단현상으로는 불면증, 피로감, 긴장, 신경과민, 두통과 집중장애가 있다. 이러한 신체적 금단현상은 길어야 3주면 사라지기 때문에 첫 3주만 잘 참고 넘기면 금연에 성공할 확률이 높아진다. 하지만 이미 흡연이 습관화되었을 경우에는 신체적인 금단현상보다 정신적인 안정을 위해 담배를 찾게 되어 단순히 금단현상을 조절하는 것만으로는 담배에서 벗어나기 어렵다. 이러한 경우 니코틴 패치 등을 이용해 신체적 의존을 치료하는 것과 더불어 의존성에 관련된 정신적인 치료를 병행하여야 한다.

3) 마약

마약은 진통작용, 마취작용을 하는 약으로 중독 증상이 나타날 수 있는 물질들을 통틀어 말한다. 마약은 본래 진통제, 마취제로 의료 목적으로 사용되었으나, 최근에는 일시적으로 사람의 기분을 좋게 해주거나 편안하게 만들어주지만 남용하면 인체에 해가 되는 약물들을 마약이라 말한다. 마약은 작용기전에 따라서 크게 세 가지로 나눌 수 있다(그림 8.3).

(1) 각성제(흥분제)

각성제는 인체에 각성효과를 주어 일시적으로 행복감을 느끼게 해주며 흥분상태로 만드

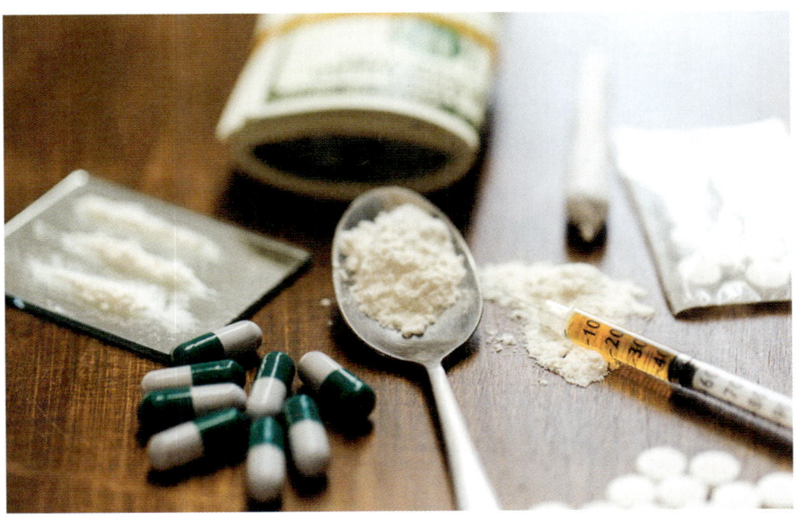

그림 8.3 마약

는 약물이다. 코카인, 암페타민, 메스암페타민 등이 각성제에 포함된다.

① 코카인

코카인은 코카나무잎에서 추출한 것을 원료로, 마약 중에서도 남미 일부 지역에서만 생산이 가능하고 유통이 어려워 암시장에서도 가격이 매우 비싼 것으로 알려져 있다. 결정성 분말로 국소마취제의 기능이 있고 흡입할 수도 있고 주사제로 사용할 수도 있다. 주로 비강을 통해서 흡입하는데, 혈관수축 작용이 있어 지속적으로 흡입하면 비염이나 각종 기관지 질병에 노출되기 쉽다. 코카인은 일시적으로 뇌 도파민 활성을 크게 증가시켜 쾌감과 집중력을 향상시켜주는 각성제의 역할을 하게 되지만, 지속적으로 복용 시 수면장애나 인성장애, 반사회적 행동이 증가하게 된다. 무엇보다 코카인을 복용하다가 중단하면 금단현상으로 인해 큰 불안감을 느끼게 되고, 손이 떨리며 두통을 느끼게 된다. 코카인에 중독될 경우에는 도파민 수용체의 20%가 영구히 상실되어 나중에는 오로지 코카인을 통해서만 행복감을 느끼거나 정상적인 상태를 유지할 수 있어 의존성과 위험성이 높은 마약으로 취급된다.

② 암페타민

중추신경 자극제의 일종으로, FDA가 승인한 치료약으로 사용된다. 미국에서는 마약이 아닌 2급 규제약물로, 기면증과 ADHD의 치료목적의 처방만 받으면 약국에서 자유롭게 살 수 있으나 우리나라에서는 처방이 불법이며 마약으로 취급된다. 암페타민은 교감신경을 흥분시켜 각성작용을 가지고 있고, 도파민의 분비를 촉진시켜 뇌와 신경활동을 활성화시켜 집중력을 향상시키고 행복감을 느끼게 만들지만 부작용으로는 불면증과 식욕저하가 생길 수 있다. 집중력을 높여주는 약, 식욕을 억제시키는 약으로 알려져 남용하는 경우가 많으나, 도파민 과다로 인해 망상, 환각, 조현병 등의 정신질환을 유발할 수 있기 때문에 사용에 주의를 요하는 약물이다.

③ 메스암페타민

메스암페타민은 암페타민 계열의 약물로, 필로폰, 히로뽕이라고도 한다. 암페타민 계열이지만 위험성, 의존성, 부작용이 암페타민과 비교할 수 없이 높다. 미국에서 암페타민은 처방전이 있으면 구매가 가능하고 치료약으로 사용되는데 비해 메스암페타민은 엄격히 마약으로 분류되어 있다. 주로 결정화된 것을 경구로 투여하거나 정맥주사 혹은 흡연 등을 통해 복용하는데, 현재는 대부분 정맥주사를 통해 투여한다.

소량을 복용할 경우 강한 각성효과와 집중력 증가, 행복감 등으로 신체적인 활력을 높여주는 효과가 있으나, 의존성이 매우 높으며 소량 복용만으로도 도파민 수용체가 반영구적으로 손상되기 때문에 점점 더 많은 복용량을 요구하게 된다. 강한 각성효과를 가진 만큼 부작용 역시 강력한 것으로 알려져 있는데, 가장 먼저 각성효과로 인해 대사량이 크게 증가하여 살이 빠지고 피부가 마르게 된다. 얼굴의 지방이 급격히 빠져 노화가 찾아오고, 약의 부작용으로 인해 입이 계속 마르게 되며, 흥분작용으로 이를 갈게 되어 구강질환에 시달리게 된다. 또한 약효가 사라지면 벌레가 피부 밑을 지나가는 듯한 가려움에 시달리게 되고, 이를 긁게 됨에 따라 만성적으로 상처와 염증을 달고 살게 된다. 의존 상태가 지속될수록 많은 양을 투약해야 효과를 볼 수 있으며, 그 결과 약물 과용으로 인해 호흡곤란 혹은 심정지로 사망하는 경우도 있다.

1951년까지는 강한 각성효과로 인해 일반적인 피로회복제로 제재 없이 판매되었고, 세계 2차대전 당시에는 군용으로도 활용되었으나, 높은 중독성과 후유증에 대한 경각심이 생기게 되면서 뒤늦게 금지약물로 지정되었다. 메스암페타민의 제조는 기존의 처방약과 조제법만 있으면 누구나 만들 수 있을 정도로 간단해, 실제로 2010년 우리나라에서도 한 화학박사가 대량 생산하다가 적발된 경우도 있다.

(2) 억제제(이완제)

억제제는 인체의 긴장을 풀어주고 이완시켜 포근하고 안락한 느낌을 준다. 대표적으로 아편, 대마, 모르핀, 헤로인 등이 여기에 속한다.

① 아편

양귀비의 덜 익은 꽃봉오리와 꽃씨에서 채취하여 이를 이용해 만드는 마약으로는 모르핀, 코데인, 파파베린 등이 있다. 강한 마취, 진통, 진정, 최면, 해열 작용이 있어서 옛날부터 의약용으로 사용되어 왔다. 현재는 아편 자체보다 이를 원료로 만들어지는 모르핀이나 헤로인이 많이 사용된다.

② 모르핀

엔돌핀을 생성해 진통작용을 하는 마약성 진통제 중 하나이다. 진정효과는 진통제 중 가장 뛰어나지만 그만큼 복용자에게 의존성과 부작용을 안겨주기 때문에 통상적인 진통제가 듣지 않는 상황에서 투여한다. 따라서 말기 암 환자나 CRPS, 심한 화상 환자 등에게만 사용되는 것이 원칙이며, 유통과정 역시 다른 의약품보다 훨씬 더 엄격하게 관리된다. 투여받는 동안에는 모든 육체적 고통에서 벗어날 수 있지만, 이러한 느낌이 강한 정신적 의존성의 원인이 되어 투여를 중단하면 모든 것이 고통스럽게 느껴져 결국 남용으로 이어진다. 진통 작용 외에도 구토를 일으키고 호흡을 억제하는 효과가 있기 때문에 과다투여 시 호흡곤란으로 사망에 이를 수 있다.

③ 헤로인

헤로인은 모르핀보다도 강한 진통작용과 의존성을 가진 마약으로, 의료용으로 사용되는 모르핀에 비해 헤로인은 그 부작용과 의존성이 강해 의료용으로써의 사용 역시 금지되어 있다. 마약 중에서도 제일 위험한 마약으로 여겨지고, 소량을 투여하기만 해도 매우 포근한 느낌과 순간적인 쾌락을 느끼게 된다. 몸을 전혀 움직이지 않아도 끝없는 도취감을 느끼며 하늘을 날아다니는 듯한 가벼운 느낌을 가질 수 있다. 그러나 헤로인은 의존성이 심하고 내성도 심해 점점 증량을 요하게 되고, 헤로인을 과다투여 하게 되면 호흡곤란이나 약에 취해 의식이 없는 상태에서 자신의 토사물에 의한 질식사에 이르게 된다.

④ 대마

대마는 삼을 가공해서 만드는 마약으로 마리화나라고도 한다. 미국의 몇몇 주에서는 합법으로 쉽게 구할 수 있으며 의료용으로도 사용되는데 반해, 우리나라에서는 불법 마약류로 구분된다. 대마는 말아서 피우는 형태로, 갑자기 붕뜨는 느낌이 들고 몸이 가벼워지며 감각이 굉장히 예민해지고 몽롱해지는 특징을 갖는다. 대마의 종류나 사람마다 겪게 되는 경험이 다르며 각성제 계열의 마약과 달리 운동능력이 매우 둔해진다. 대마는 다른 마약들과 다르게 위험성이나 의존도가 술이나 담배보다 낮아서 그나마 안전한 마약류로 취급된다. 그에 따라 우리나라에서도 과거에 대마를 합법화해야 한다는 주장도 있었으나 피우게 되면 몽롱한 상태가 지속되어 일상생활에 지장을 주기 때문에 위험성이나 의존도와 상관없이 우리나라에서는 불법 마약류로 분류된다.

(3) 환각제

향정신성의약품의 일종이자 강력한 환각제인 LSD는 체내에서 어떻게 작용하는지는 전부 밝혀지지 않았으나, 세로토닌 수용체에 관여해 환각을 보게 하는 것으로 알려져 있다. LSD는 인위적으로 합성된 물질이기 때문에 생산을 위해서는 연구소 수준의 설비가 필요하며, 화학적으로 불안정하고 빛과 온도, 습도에 의해 쉽게 다른 물질로 분해되어 자연상태에 존재할 수 없으므로 취급이 어려운 마약류에 속한다. LSD를 복용하게 되면 다양한 환각 경험을 하게 되는데, 유쾌한 환각일수도 있고 불쾌한 환각일 수도 있다. 이 차이는 복용 당시의 기분과 환경에 강하게 영향을 받는 것으로 알려져 있다. 수십 마이크로그램만으로도 강렬한 환각이 지속되기 때문에 LSD의 투여량은 굉장히 적다. 다른 마약류처럼 주사나 흡입이 아니라 두꺼운 종이에 LSD를 바른 뒤 그것을 새끼손톱만한 크기로 잘라 혀 위에 올려 녹이는 방식으로 투여한다. 강렬한 환각을 보게 만드는 데 비해 약물에 대한 의존성과 신체 위험도가 다른 약물에 비해 월등히 낮은 편에 속하며, 독특한 환각작용을 이용해 편집증이나 정신분열증 등의 중증 정신질환의 치료목적으로도 활용될 수 있어 활발한 연구가 이루어지고 있는 약물이다. 그러나 환각이라는 경험의 특성상 정신적인 의존이 생길 수 있어 우리나라에서는 마약류로 취급하며 단순 소지만으로도 처벌받을 수 있는 마약이다.

4) 도박

도박은 금품을 걸고 승부를 다투는 일을 말하며, 내기 · 노름 · 박희라고도 한다. 도박은 우연성이 큰 비중을 차지하며, 여기에 약간의 기량을 발휘할 여지가 있다. 스릴이 있고 인간 고유의 사행심을 자극해서, 예로부터 세계 각처에서 행해졌다. 도박장애는 지속적이고 반복적인 도박으로 인해 심각한 손상이나 고통을 일으키는 행위로 개인은 물론, 가족, 사회적 그리고 직업적 측면에서 장애를 일으킨다(그림 8.4).

도박장애는 DSM-III로부터 병적도박(pathological gambling)이라는 공식적인 진단으로 인정되었는데, 개인적 통제를 넘어선 도박 충동이 주가 된다는 측면에서 충동조절장애의 일종으로 분류되었다. 최근 DSM-5에서는 물질 관련 및 중독장애로 재분류되었다(BOX 8.2).

원인으로는 심리적 요인(정신분석적 견해로는 도박행위를 피학적이고 강박적인 성격성향, 흥분추구, 권위에 대한 도전, 무의식적 죄의식의 완화, 우울감을 없애려는 노력)과 유전적 요인(가족력이 있는 경우), 신경생물학적 요인(세로토닌, 도파민, 노르아드레날린, 오피오이드계의 이상)이 있다.

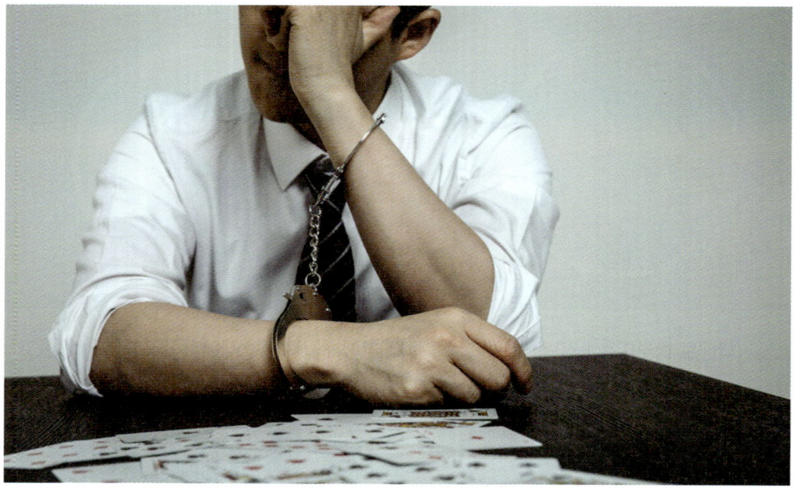

그림 8.4 도박중독

지속적으로 도박에 집착하며 조절하는 능력을 상실한다. 돈을 잃게 되면 판단력이 떨어지고 계속 집착하게 되어 결국 자포자기 상태로 도박에만 매달리게 된다. 이 상태가 되면 성격의 황폐화가 일어나 거짓말을 하고 도박행위를 숨긴다.

BOX 8.2 DSM-5에 의한 도박장애 진단기준

지속적이고 반복적인 문제적 도박 행동이 임상적으로 현저한 손상이나 고통을 일으키고, 지난 12개월 동안 다음의 항목 중 4개(또는 그 이상)가 나타난다.

- 원하는 흥분을 얻기 위해 액수를 늘리면서 도박하려는 욕구가 있다.
- 도박을 줄이거나 중지시키려고 시도할 때 안절부절 못하거나 과민해진다.
- 도박을 조절하거나 줄이거나 중지시키려는 노력이 반복적으로 실패한다.
- 종종 도박에 집착한다(예: 과거의 도박 경험을 되새기고, 다음 도박의 승산을 예견해 보거나 계획하고, 도박으로 돈을 벌 수 있는 방법을 생각한다).
- 괴로움(예: 무기력감, 죄책감, 불안감, 우울감)을 느낄 때 도박한다.
- 도박으로 돈을 잃은 후 흔히 만회하기 위해 다음날 다시 도박한다(손실을 쫓아간다).
- 도박에 관여된 정도를 숨기기 위해 거짓말을 한다.
- 도박으로 인해 중요한 관계, 일자리, 교육적, 직업적 기회를 상실하거나 위험에 빠뜨린다.

출처: 국가건강정보포털 의학정보

또한 도박 자금을 마련하기 위해 불법행위를 하거나 가정적, 사회적으로 심각한 후유증이 있는데도 도박을 지속한다. 정서적으로 짜증이 많아지고 난폭한 행동을 하기도 한다. 결국 대인관계와 가족 기능의 문제, 재정 문제, 고용의 어려움, 법적 문제 등에 직면하게 된다. 치료 방법은 다음과 같다.

(1) 인지행동치료

인지행동치료는 도박장애 환자들의 비합리적이고 왜곡된 인지체계로 인해 지속적으로 도박행동을 보인다는 이론을 바탕으로 이루어지며 효과적이다. 환자의 내적 통제력을 통해 도박 충동을 조절하고 더 나은 삶을 살도록 유도하는 것이지만 이를 위해서는 상당한 시간이 필요하다. 따라서 초기에는 반드시 환자가 도박을 할 수 없는 상황이 되도록 환경을 조성하는 것이 필요하다.

(2) 자조 모임

자조 모임은 상호지지를 바탕으로 한 대중적인 모임으로 익명의 도박중독자 모임이다. 단도박 모임은 도박의 치료는 물론이고 재활 및 재발방지에 중요한 역할을 한다.

(3) 가족 치료

환자가 도박을 하는 것은 가족들의 잘못이 아니지만 가족들의 비난이나 집착, 과거 빚에 대한 잘못된 대처 행동 등이 환자의 도박행동을 더 강화시켜 준다는 사실을 교육해야한다.

(4) 약물치료

현재까지 도박장애에 승인된 약물은 없다. 그러나 여러 연구에서 오피오이드 길항제(naltrexone), 항우울제, 기분 안정제가 효과가 있는 것으로 나타났다.

대개 남성의 경우 청소년기 무렵부터 도박을 시작하는 경우가 많고, 여성의 경우는 중년기 이후에 도박에 빠지는 경우가 많다. 대부분 자신의 도박 문제를 부정하거나 부끄러워하고 스스로 문제를 해결하고자 하기 때문에 치료를 거부하는 경우가 많다.

5) 게임

요즘 게임은 또래 친구들과의 문화에도 중요한 역할을 한다. 그러나 게임에 지나치게 몰두하다 보면 일상생활을 잃어버리게 될 수도 있고, 게임하는 시간이 늘어나게 되면 자연스럽게 가족과 함께하는 시간, 공부하는 시간, 잠을 자야 하는 시간이 줄어들게 되어 밥을 먹어야 할 때 밥을 먹지 않게 되고, 잠을 자야 할 때 잠을 자지 않게 되어 건강이 나빠지게 된다. 신체적으로나 정신적으로 피폐해져 식욕도 떨어져서 몸무게가 줄기도 하고, 가족, 친구들과의 대화에도 함께 할 수가 없다. 심해지면 과도하게 게임에 빠져있는 상태가 된다. 게임중독이란 임상 현장에서 게임에 몰두한 나머지 수면 시간의 감소와 피로 등으로 게임에 관한 것 이외의 생활에 악영향을 미치거나, 인간다운 생활을 영위하기가 어려운 증상을 말한다. 즉, 정상적인 생활에 지장을 받을 정도로 게임에 몰두하는 상태를 말한다. 현실적으로는 지켜야할 규범이 있어 할 수 없었던 것도 게임 속에서는 가능한 부분이 많기 때문에 대리만족을 느끼기도 하고, 너무 빠져들어서 몰두하다보면 현실 세계와 혼돈을 일으켜 위험한 일을 할 수도 있다(그림 8.5).

알코올이나 마약 등의 물질 사용으로 인한 의존이나 남용과는 달리 게임중독은 물질이 개입되지 않은 상태에서 개인이나 다른 사람에게 해가 될 수 있는 행위를 수행하려는 충동이나 욕구, 유혹에 저항하지 못하는 행동장애로 충동조절장애의 한 유형으로 볼 수 있다. 물질 사용과 관련된 중독과 마찬가지로 금단과 내성, 사회적 · 직업적 손상이 뒤따른다.

임상적인 경험을 통하여 병리적인 인터넷 사용자로 구분된 사람들이 유의미하게 중독적인 행동 양상을 보이며, 학업이나 사회적, 직업적, 경제적 생활이 명백히 방해를 받을 수 있

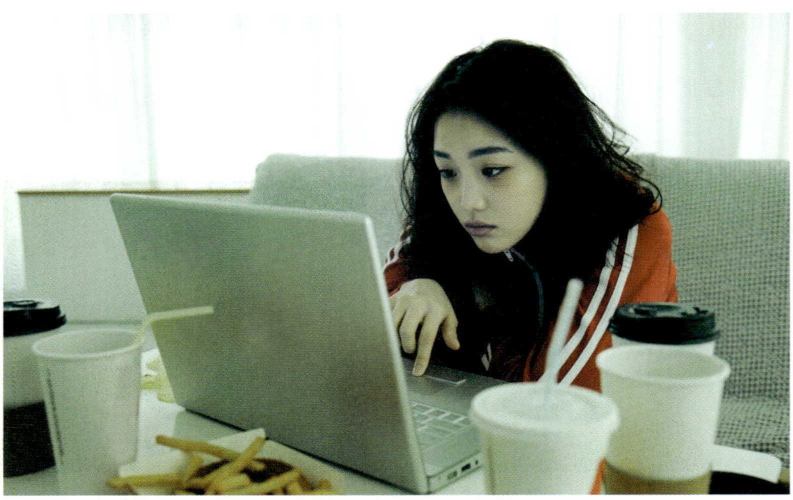

그림 8.5 게임중독

BOX 8.3 온라인중독의 증상

- 해야 할 일들을 미루고 컴퓨터를 한다.
- 현실과 사이버공간의 판단이 어려워 진다.
- 수업에 집중할 수 없고 성적이나 업무 능력이 떨어진다.
- 만성적인 피로에 시달리며, 수면부족으로 인해 졸음증상이 계속 된다.
- 지각이 잦아지고 결석으로 이어진다.

다는 데는 어느 정도 합의가 이루어지고 있다. 유병률은 2~15% 정도로 파악되며, 남성이 여성보다 많다고 보고된다.

(1) 게임중독 원인

게임 중독자들에게 우울증, 불안증, ADHD 등이 자주 나타난다. 게임중독은 새로움을 원하는 성격(novelty seeking), 보상 의존성이 강한 성격(reward dependence), 현실이나 위험을 회피하는 성격(reality or harm avoidance) 등과 관련이 있다는 연구도 있다. 이외에, 자기 노출을 꺼리는 성격, 내성적인 성격, 외로움, 사회적 위축, 낮은 자아존중감 등이 게임중독과 유의미한 상관을 보인다. 부모와 관련된 원인으로는 부모의 권위적 교육 방식과 부모와의 대화 부족으로 인한 소외된 관계 등이 게임중독과 관련이 있다. 부모의 지나친 통제가 오히려 게임중독을 악화시킨다는 결과가 있는 반면, 이와는 반대로 컴퓨터 사용이나 게임에 대한 부모의 통제가 전혀 없는 경우 게임중독이 심해진다는 연구 결과도 있다.

(2) 게임중독의 증상

인터넷 게임중독에 빠지면 먼저 시간 감각이 없어진다. 낮과 밤의 구분이 모호해지며, 사용 시간을 조절하는 능력이 떨어지고, 그만해야겠다는 시도는 매번 실패하다가 결국 포기하게 된다. 지나치게 오래 사용하여 현실 세계에서 해야 할 학업이나 업무의 성과가 떨어지며, 대인 관계가 줄어들게 된다. 학생은 출석을 하지 못해 휴학을 하거나 제적을 당하기도 하며, 직장인은 직장에서 문제를 일으켜 그만두게 될 수도 있다. 심하면 컴퓨터가 있는 방이나 PC방에서 며칠간 꼼짝하지 않고 식사까지 그 안에서 해결하면서 지내는 경우도 있다. 소아와 청소년의 경우, 컴퓨터 사용 시간을 놓고 가족과 갈등을 일으키고, 폭언과 공격적인 행동을 하는 등의 반항적 태도를 보이는 경우가 많다(BOX 8.3).

특히 갈등 또는 우울감이나 불안감이 강해질 때 인터넷에 접속하면 기분이 나아지는 효과가 있다고 말한다. 심리적인 문제에 대한 보상이나 자가치료를 위해 인터넷에 빠지게 되는 것으로 볼 수 있다. 또한 병적인 탐닉에 대한 죄의식, 자기 조절 실패로 인한 좌절감 등이 우울감을 악화시키고 자존감을 낮춰 인터넷에 더욱 몰두하게 하는 악순환에 빠진다. 또한 초등학생 및 청소년의 경우에는 학교 생활 부적응, 사회성 저하, 불안, 우울 증상, 낮은 정체성을 보이고, 신체 건강(예: 두통, 불면증, 소화기 문제)에도 부정적인 영향을 미치는 것으로 나타났다.

(3) 게임중독의 치료

현재 인터넷중독 치료를 위해서는 약물요법과 정신치료를 함께할 것을 권유한다. 하지만 게임중독 아동과 청소년의 경우 현실이 재미없고 고통스럽거나 외로워서 게임을 떠나지 못하는 경우가 많으므로 컴퓨터 이용 환경을 제한하고, 다른 취미 활동이나 또래 관계를 찾아보는 것이 중요하다. 먼저 컴퓨터 사용을 제한하는 것이 일차적인 방법이다. 가정에서는 컴퓨터에 패스워드를 걸어 놓는 등의 방법으로 인터넷이나 게임을 하고 싶은 순간적인 욕구가 생기더라도 물리적으로 불가능하게 하는 것이 좋다. 일단 중독이 되면 자율적으로 조절하는 것이 거의 불가능하므로 타율적인 통제가 필요할 수 있다.

현재 게임중독과 관련된 치료에서는 모임 프로그램이 가장 많이 사용되고 있다. 이러한 모임 프로그램은 예방 프로그램과 치료 프로그램으로 나뉘는데 모두 인지 행동적 모델을 주로 이용한다. 또한 개인치료로서도 인지치료가 많이 사용되며, 게임중독을 가진 모임들은 오랫동안 비적응적인 생활을 해왔기 때문에 현실 생활에 대한 두려움, 심리적 고통에 대한 정신치료도 시행될 수 있다. 게임중독과 관계되거나 게임중독으로 보일 수 있는 우울증, 강박증, ADHD 등을 치료하면 게임중독 증상도 호전될 수 있다.

아동과 청소년의 경우에는 첫 번째, 아이들이 게임 세계가 아닌 현실 세계에서 재미를 느낄 수 있어야 한다. 예를 들어, 재미도 있고 교육적인 효과도 볼 수 있는 교육용 만화 영화나 운동, 음악, 미술 등의 취미 생활을 가지게 도와주는 것이 좋다. 특히 신체적인 활동을 늘리고, 현실 세계에서 대인 관계를 넓혀주는 것이 좋다. 두 번째, 컴퓨터를 가족이 함께 사용하는 공동 물건으로 인식할 수 있도록 거실에 두거나, 자녀와 부모가 대화를 하면서 컴퓨터를 함께 사용하는 방법도 도움이 될 수 있다. 세 번째, 작은 일도 자주 칭찬해 주고, 적극적이고 건강한 스트레스 대처방법을 가르쳐 주는 것이 좋다. 자녀가 왜 게임을 좋아하는지, 게임을 통해 자기 나름대로 얻는 것이 무엇인지, 혹시 다른 고민은 없는지 자녀의 감정을 경청하고 공감해 주는 것이 중요하다.

4 중독의 치료

중독치료란 특정 중독증을 가진 사람이 자기 조절력을 회복하고 손상된 적응 기능을 개선할 수 있도록 돕는 일련의 과정을 말한다. 그러나 현대 사회에서는 이미 중독으로 인해 신체적, 정신적, 경제적, 사회적 손해를 경험하고 있음에도 불구하고 중독이라고 인지하지 못하는 경우가 많으며, 실제로 의료기관 등에서 중독치료를 받고 있는 사람은 중독을 앓고 있는 전체 환자의 수에 비해 5%도 채 되지 않는다. 중독치료는 보통 신체적 치료와 더불어 심리적 치료를 병행하며 치료 과정은 초기, 중기, 후기로 나눌 수 있다(그림 8.6).

초기는 중독자의 치료에 대한 동기를 형성하고 동기를 강화하는 과정이다. 치료의 목표를 설정하는 동시에 장기적인 계획을 세우게 된다. 중기에는 본격적으로 중독에 대한 자기조절력을 회복시키기 위해 인지치료를 병행하게 된다. 보통 알코올 중독자의 경우 술을 마시면 괴로운 상황이 해결된다는 사고방식을 가지며, 도박중독자의 경우에는 도박으로 잃은 돈은 도박으로 만회해야 한다는 잘못된 사고방식을 갖게 된다. 인지치료는 이러한 중독자가 가지고 있는 잘못된 사고방식을 고쳐주는 것이다. 인지치료와 함께 어떠한 사건, 사고가 발생했을 때 스트레스성으로 중독물질이나 행위를 찾지 않도록 문제를 해결하는 기술을 훈련하고, 누군가가 중독 행위를 권유했을 때 거절할 수 있도록 의사소통 기술 역시 훈련하게 된다. 후기에는 재발 예방 훈련을 포함해 중독자가 일상에 다시금 적응할 수 있도록 도와주게 되는데, 지속적으로 도움을 받을 수 있도록 익명의 지지 집단과 연결해주거나 중독이 아닌 다른 활동으로부터 삶의 즐거움과 의미를 찾을 수 있도록 여가 활동을 개발해주는 것이 포함된다.

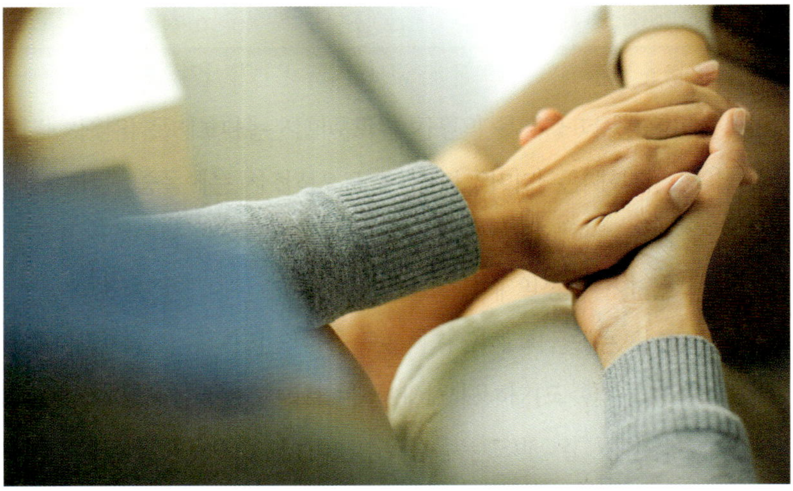

그림 8.6 중독치료

중독에서 벗어나기 위해서는 스트레스를 풀고 건강하고 행복하게 즐기는 문화생활을 많이 만드는 사회적 노력이 있어야 한다. 한편으로는 개인의 부담을 줄이고 여럿이 함께 문제를 공유하는 방식을 고려하고 가족과 함께 즐거운 시간을 더 갖도록 하는 사회적 환경이 조성되어야 한다.

토의할 문제

1. 중독 물질에 대하여 이야기해보고, 자신이 처한 상황에서 제일 손 쉽게 빠져들 수 있는 것은 어떠한 것들이 있는지 토의해 보세요.

2. 주변에서 중독에 빠져있는 사람들을 살펴보고, 그들을 도와줄 수 있는 방법에 대하여 토의해 보세요.

3. 온라인 게임의 장 · 단점을 서로 토의해 보세요.

중독 사례

사례 1

40대 직장인 A씨는 평소 주량이 소주 한두 잔 정도이지만, 연말 송년회식에서 어쩔 수 없이 소주 한 병 정도를 마시고, 취한 상태로 귀가하던 중 음주운전 차량에 치여 큰 사고를 당하게 되었다.

➡ 이 사례를 통해 우리는 중독 수준까지 술을 많이 마시지 않더라도, 누구든 중독과 관련된 피해를 입을 수 있음을 알 수 있다. 중독 폐해에 관한 사회적 의미가 큰 이유는 간접흡연과 같이 그 폐해가 가족뿐만 아니라 불특정 다수의 사람에서도 발생한다는 점이다.

사례 2

평소 부모님 말씀도 잘 듣고 학교 성적도 비교적 상위권을 유지하던 중학교 3학년인 B양은 최근 들어 항상 피곤해하고, 수업시간에 집중도 잘 하지 못하고, 학교 성적도 떨어지게 되었다. 살펴보니, B양은 최근 한 달 전부터 새벽 한두시, 심할 때는 세시 정도까지 친구들과 카톡을 즐기거나 스마트폰으로 게임을 하고 있었다.

➡ 스마트폰 같은 경우에는 개인이 언제 어디서나 휴대할 수 있기 때문에 쉽게 중독이 될 수 있고, 중독이 되어 문제가 생기더라도 주변에서 쉽게 알아차리기 어렵다는 점에서 더욱 심각할 수 있다.

사례 3

식품가공업 공장에서 일하는 40대 여성 B씨는 급성 췌장염으로 내과에 입원했다. 입원 다음 날부터 검사 수치는 호전되었으나, 밤에 전혀 잠을 못 자고 혈압과 맥박수가 급격히 증가되며 식은땀을 심하게 흘리는 모습이 관찰되었다. 확인 결과, B씨는 알코올성췌장염과 음주 중단으로 인해 심한 금단증상을 겪고 있었다. 요즘 음주에 빠진 이유는 가족으로 인한 스트레스 때문이었다. 남편은 최근 실직 이후 재미로 시작한 불법 스포츠 도박에 빠져 수천만 원의 손해를 본 상태였고, 중학교 2학년인 아들은 엄마가 잦은 음주로 늦게 귀가하는 일이 많아지자 게임을 하느라 외박을 하는 일이 잦은 상태였다.

➡ 비교적 경쟁이 심한 현대사회에서 B씨의 사례처럼 누구나 중독의 위험에 쉽게 노출될 수 있다. 일단 중독이 진행되면 부부관계, 자녀와의 관계의 문제뿐만 아니라 경제적인 문제 등의 다양한 문제로 확대되면서 가족 전체의 붕괴로까지 이어지기도 한다.

출처: [네이버 지식백과] 현실 속 중독으로 인한 문제들(정신이 건강해야 삶이 행복합니다, 대한신경정신의학회)

Human Health and Sexuality

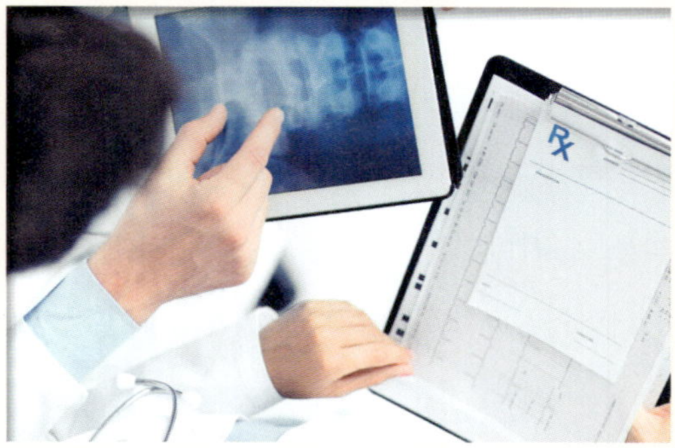

CHAPTER

9

현대인과 질병

현대사회의 질병은 인체의 과도한 흥분과 긴장, 자극에서 오며 인체를 흥분시키는 요소로는 스트레스, 음식, 환경 등이 있다. 주로 인체는 낮에 일하고 밤에 충분한 수면을 통해 에너지를 축척하여 다음날을 위하여 신경근육의 이완을 통해 충분한 에너지충전을 해야 한다. 그러나 낮 동안의 활동 상태에서 받은 스트레스나 강한 자극은 밤 동안의 휴식을 방해하면서 과호흡, 과도흥분, 과대사를 초래하여 건강을 해치게 된다.

1 한국인의 5대 암

악성종양, 악성신생물이라고도 불리는 암은 만성질환 중의 하나이다. 현재 세계적으로 약 천만 명이 암에 걸리고, 전체 사인의 13%가 암으로 사망하고 있다. 우리나라에서도 암으로 인한 사망이 전체 사망의 28.3%로 사인의 1위는 폐암, 그 뒤로 간암, 위암, 대장암, 췌장암 순으로 발생률이 높다. 특히 폐암과 대장암, 전립샘암, 췌장암이 증가하는 반면 위암과 자궁암은 감소추세를 보이고 있다.

인간에게 발생되는 암 가운데 75~80%는 오염 및 식품 등의 환경적 요인에 기인한다. 암을 일으키는 주요 물질로는 화학물질, 방사선 및 바이러스 등이다. 발암물질에 노출되면 인체는 여러 식이인자, 유전, 환경, 심리적 요인 및 비타민 등에 의해 변화를 가져오게 되는데, 이때 세포의 변이가 일어나 암세포로 발전된다.

암이 발생될 때는 반드시 시초물질이 있으며, 이것이 인체에서 진전되는 것을 돕는 증진제가 있게 된다. 따라서 시초물질 단독으로는 암세포가 발생할 수 없으며, 증진제만으로도 암세포는 발생되지 못한다. 현재 우리나라에서 건강검진 항목으로 정해진 5가지 암 종류는 다음과 같다.

1) 5대 암

(1) 위암

남자에게 가장 흔하게 나타나는 암으로, 위암(stomach cancer)은 주로 위동 부위에서 발생하며, 선암이 90%를 차지한다. 원인은 *H.pylori* 감염, 염산결핍, 특정 식품 등에 의해 발생하며, 초기에는 소화불량, 복부 불편감을 호소하다가 진행이 되면 오심, 구토 및 폐색 증상과 더불어 심와부 종양이 촉진된다. 이런 경우 만 40세 이상의 남성, 만 45세 이상의 여성인 경우 증상이 없어도 1년에 1회 이상 내시경 검사를 받는 것이 바람직하다. 조기 위암은 완치율이 90% 이상을 넘을 만큼 치료 효과가 높은데 대부분 개복수술이 아닌 내시경 절제술로 완치가 가능하다.

(2) 간암

간암(liver cancer)은 원발성 간세포암이 세계적으로 가장 흔한 암 중의 하나로 우리나라 남성의 암 사망원인의 두 번째에 해당되며, 주로 40~50대에 흔하다. 간암은 B형 · HBV와 HCV 감염이나 장기간 음주자에서 볼 수 있으며, 대상자의 80%는 간경화증이 있는 것으로 나타났다. 초기에는 간경화증과 증상이 유사하여 감별하기 어려우나 후기에는 상복부 복통, 복부둘레 증가, 오심, 구토 등이 나타난다. 대개 진단이 내려진 후 종양의 진행을 막지 못하면 3~6개월 내에 간기능부전으로 사망하게 된다.

치료 방법으로는 외과적 절제, 고주파 절제술, 냉동수술, 에탄올 주사, 방사선물질 주입술, 화학색전술, 경피경간적 담도배액술, 화학요법, 간이식 등이 있다.

(3) 대장암

대장암(colon cancer)은 우리나라 전체 암의 3위에 해당되는 질환으로 50세 이상 남녀에게 비슷하게 발병하며, 점점 증가 추세를 보이고 있다. 암이 결장과 직장에 국한되어 있으면 5년 생존률이 90% 이상인 반면, 주변 조직으로 전이가 된 경우에는 65%로, 원거리 전이가 된 경우는 8%로 생존률이 감소된다(Box 9.1) (Box 9.2).

대개 직장출혈, 배변습관의 변화, 이급후증, 장폐색증을 동반하며, 심한 경우 장천공이 발생할 수도 있다. 암을 조기에 발견하여 치료하는 것이 바람직하다.

BOX 9.1 대장암의 위험인자

- 연령: 50세 이상
- 식이: 저섬유소, 고지방식이, 육류의 과다섭취
- 과거력: 궤양성대장염(진단 8~12년 후 위험 증가), 대장 용종, 선암
- 가족력: 결장암, 가족성 · 선종성 용종증후군
- 기타: 알코올, 비만, 만성 변비, 흡연

BOX 9.2 대장암 조기검진

- 50세 이상: 매년 직장지두검사, 장혈검사와 S자 결장경검사
  2년 이상 S자 결장경검사에서 이상이 없는 경우: 5년에 한 번 S자 결장경검사 실시
- 고위험 환자: 50세 이전에 2~3년마다 바륨관장이나 결장경검사

(4) 유방암

유방암(breast cancer)은 한국의 5대 암 중 하나로 여성에서 두 번째로 흔한 암이다. 주로 40세 이상에 흔하지만 20~30대 역시 발생빈도가 증가하고 있는 추세이다. 일반적으로 유방암은 소엽이나 유관의 상피에서 발생하며, 주요 호발 부위는 유선조직 90%, 소엽 5%, 기타 5%이며, 유방의 상외측 사분원에서 가장 많이 발생한다(Box 9.3).

대부분 초기에 증상이 없고 종양이 커져 진행된 유방암이 된 경우 종양이 만져지고, 유두의 퇴축, 궤양, 피부 인성, 혈액분비물, 유두 통증, 압통, 오렌지 껍질과 같은 피부 등의 증상이 나타나게 된다. 그러므로 유방암을 조기에 발견하고 예방하기 위해서는 정기적인 검사가 매우 중요하다(Box 9.4)(Box 9.5).

BOX 9.3 유방암의 위험 요인

호르몬 요인

- 월경기간 지연(빠른 초경, 늦은 폐경)
- 경구피임약 복용
- 호르몬 대체요법
- 30세 이후 초산
- 자궁내막암
- 유방암의 과거력
- 양성 유방질환
- 다른 장기의 암

비호르몬 요인

- 유방암 가족력
- 폐경 후 비만 및 운동 부족
- 지방이나 알코올 과다섭취
- 미산부
- 모유수유를 하지 않은 경우

BOX 9.4 유방암 검진 권고안(국립암센터, 한국유방암협회)

- 30세 이상 여성: 매월 유방자가검진
- 35세 이상 여성: 2년마다 의사의 임상유방검사
- 40세 이상 여성: 1~2년마다 의사의 임상유방검사 및 유방촬영술
- 고위험군 여성: 전문가와 상의

BOX 9.5 유방 자가진단법

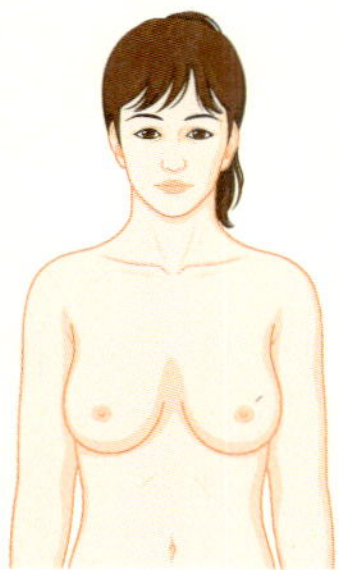

1

거울 앞에 서서 양쪽 유방을 살펴본다. 유두에 분비물이 묻어 있는지, 피부함몰이 있는지, 비대칭인지를 살펴본다.

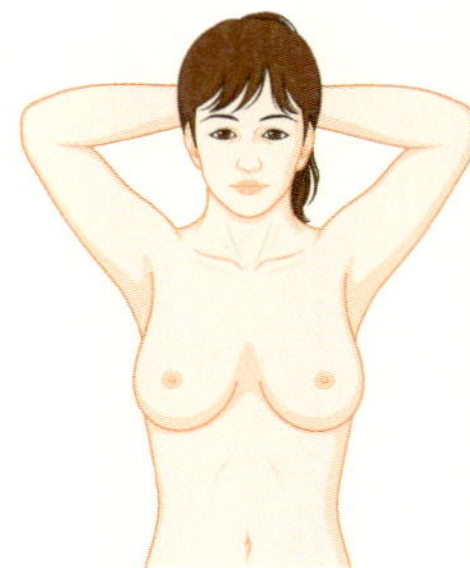

2

거울 앞에 선 채로 손을 머리 뒤에 얹고 앞쪽으로 기울여 유방을 살핀다.

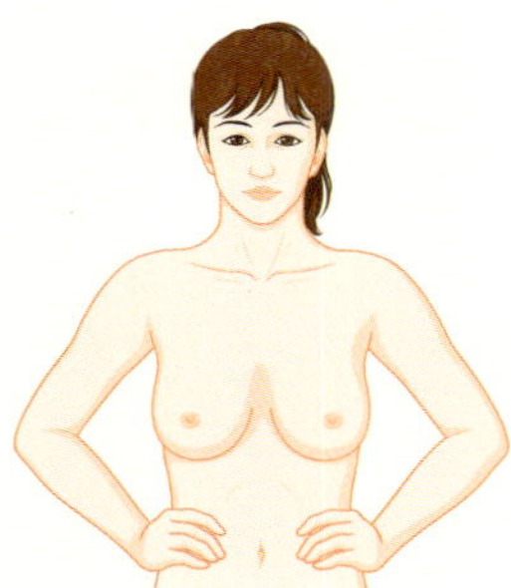

3

허리에 손을 얹고 몸을 앞으로 기울여 유방을 자세히 살펴 본다.

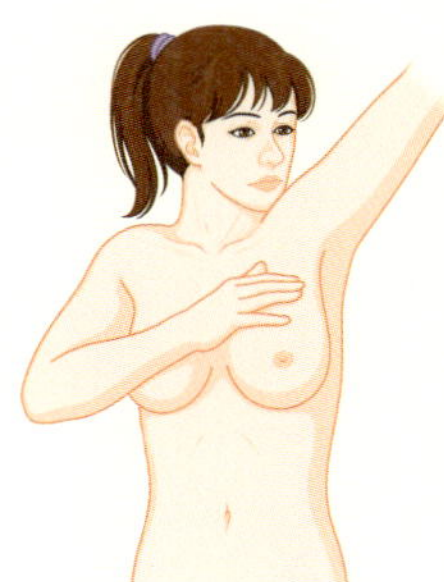

4

왼팔을 벌리고 오른손 끝으로 동심원을 그리며 겨드랑이부터 시계방향으로 천천히 유방을 만져간다. 원을 좁혀 유두까지 충분히 만져본다.

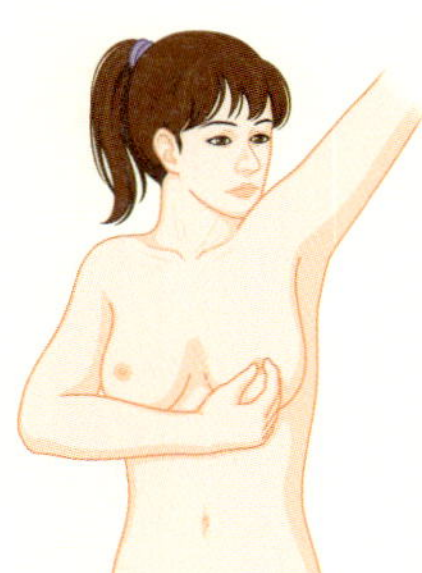

5

유두를 가볍게 짜내 분비물이 있는지 살펴본다. 오른팔을 올리고 왼손으로 오른쪽 유방을 같은 방법으로 진찰한다.

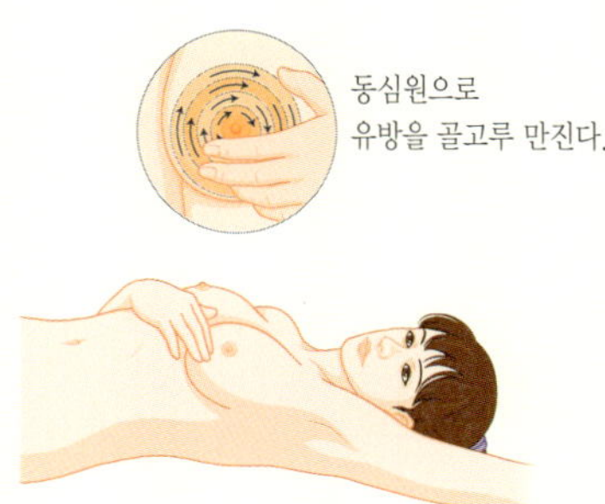

6

타월이나 베개를 어깨에 받치고 누워서 4, 5번의 동작을 반복한다.

(5) 자궁경부암

자궁경부암은 유방암이나 폐암의 뒤를 잇는 여성 사망원인의 3위에 해당한다. 대개 40대 후반에 가장 많이 발병하지만 최근 식생활습관의 변화와 성경험 연령이 낮아지면서 35세 미만의 젊은 여성들의 발병률이 증가하고 있다. 특히 HPV가 주된 원인이라고 보고 있는데, 백신주사를 통해 예방이 가능하며, 성교 시 콘돔 사용을 권장하고 있다. 자궁경부암도 초기에 자각 증상이 없으나 비정상적인 질출혈, 질분비물 증가, 골반통, 요통, 체중감소 등이 나타날 수 있다. 따라서 매년 정기검진, 즉 자궁경세포검사를 1회 정도 받는 것이 매우 바람직하다. 암치료 방법으로는 수술요법, 방사선치료, 화학요법이 있다.

2) 암 예방을 위한 권장사항

- ❖ 편식하지 않고 균형잡힌 영양을 섭취한다.
- ❖ 과식하지 않는다.
- ❖ 과음을 피한다.
- ❖ 금연한다.
- ❖ 알맞은 양의 비타민 A, C, E와 섬유질 식품을 많이 섭취한다.
- ❖ 짠 음식과 뜨거운 음식을 먹지 않는다.
- ❖ 탄 음식은 먹지 않는다.
- ❖ 곰팡이가 핀 것은 먹지 않는다.
- ❖ 과도하게 햇빛을 쬐지 않는다.
- ❖ 과로를 피한다.
- ❖ 몸을 청결하게 유지한다.
- ❖ 운동을 꾸준히 한다.
- ❖ 스트레스를 받지 않는다.

아직 몇몇 암종을 제외하고는 완벽한 치료법이 개발되지 않고 있는 현 단계에서의 조기발견과 이미 밝혀진 발암물질에 가능한 한 노출을 피하거나 줄이는 것만이 암의 공포로부터 벗어날 수 있는 최선의 방법이다(표 9.1).

표 9.1 암의 종류별 위험인자, 경고증상 및 생존율

구분	위험인자	경고증상	5년 이상 생존율
폐암	• 흡연 · 공기오염 • 우라늄 방사선 노출 • 석면 · 비소 채굴자 • 비타민 A 결핍	• 지속적인 기침 • 객담, 혈담 • 가슴에 통증 • 폐렴 · 기관지염 증상	• 13%(과거 20년 동안 뚜렷한 증거는 없었음)
위암	• 짠 음식 · 절인 음식 • 불에 탄 음식 • 흡연 • 방사능	• 6시간 동안 지속되는 복부통증, 구토증 • 토혈, 혈변 • 체중감소, 황달, 발열	• 주로 진행성으로 발견되어 생존율 낮음 • 6개월 이상 생존 50% • 5년 이상 생존 13%
자궁암	• 성매매 등의 난교자 • 10대의 성경험자 • 출산횟수가 많은 여성 • 에스트로겐 장기 투여자	• 출혈 • 대하(악취)	• 자궁경부암 초기 90%, 진행성 65% • 자궁체부암 초기 90%, 진행성 84%
전립샘암	• 햇빛(자외선) 노출 • 라듐 방사능 노출 • 크레오조트, 비소화합물을 다루는 사람	• 안면, 손 등에 발진, 악취 • 눈 주위, 입 주위에 검은 사마귀 • 피부에 흑갈색 반점	• 편평상피암 및 기저세포암은 조기발견 시 거의 완치됨 • 악성 흑색종은 백인의 경우 82%
피부암	• 고지방 • 카드뮴 노출 • 알칼리성 배터리 생산자	• 초기에는 자각증상 거의 없음 • 빈뇨증, 배뇨곤란, 혈뇨 • 엉덩이, 골반부위 통증	• 백인의 경우 68% • 흑인의 경우 58%
유방암	• 유전적 소인을 가진 50세 이상의 여성 • 임신 경험이 없는 여성 • 초경이 빠르고 폐경이 늦은 여성 • 자녀가 적은 여성	• 유방에 덩어리, 혹, 딱딱한 느낌, 보조개, 피부과민, 유두분비, 통증	• 조기발견 시 96% • 진행 시 70%
대장암	• 유전적 소인 • 고지방식 • 저섬유식	• 직장출혈 • 대변에 혈흔, 혈변 • 변비, 배변 시 통증	• 조기발견 시: 결장암 87%, 직장암 78% • 진행시: 결장암 87%, 직장암 78%
방광암	• 흡연 • 방향성 아민 노출 • 가죽, 고무공장 종사자	• 혈뇨 • 배뇨횟수 증가(빈뇨) • 방광경련성 통증	• 3년 이상 생존율 50% • 조기발견 시 85%
구강암	• 흡연 • 음주 • 잘못된 의치 • 감염	• 통증, 출혈 • 종양 또는 반점 • 씹기가 어렵고 통증이 혀-턱으로 이동	• 인두암 22% • 입술암 84%, 전체적으로 40%
백혈병	• 다운증후군 • 방사능, 벤젠 노출자 • HTLV I, II 감염	• 급성: 고열, 관절통, 피로, 출혈 • 만성: 피로, 식욕감소, 도한증	• 소아 백혈병 65% • 성인 30%

2 현대인의 질병

1) 디지털 치매

갑자기 전화번호가 떠오르지 않거나 매번 다녔던 길인데도 내비게이션 없이 찾아가기가 힘들어졌다면 '디지털 치매'를 의심해봐야 한다. 디지털 치매란 IT기기가 널리 보급되면서 늘어나기 시작한 증상으로, 뇌가 IT기기에 의존해 혼자서는 제 기능을 잘 발휘하지 못하는 것이다. 디지털 치매는 일반적으로 알려진 치매와는 다르다. 치매는 기억력 감퇴는 물론 언어능력, 이해력, 판단력, 사고력 같은 인지기능에 다발성 장애가 생겨 정상적인 생활을 유지하기 힘들지만, 디지털 치매는 단순히 기억력이 약화되는 것이다. 하지만 디지털 치매가 심해지면 치매로 발전할 수 있으므로 주의해야 한다. 디지털 치매는 정보가 필요할 때 두뇌에 저장된 정보를 찾아내려는 노력 없이 곧바로 전자기기를 이용함으로써 뇌에서 기억을 저장하는 매커니즘이 약해지기 때문에 발생한다. 이를 예방하기 위해서는 독서와 신문 읽기, 외국어 공부 등을 통해 뇌에 지적 자극을 주어야 한다. 초행길이 아닌 경우에는 내비게이션을 사용하기보다는 기억을 이용해서 운전하는 것이 좋으며, TV를 시청할 때도 수동적으로 시청할 것이 아니라 어떤 식으로 전개가 이뤄질지 머릿속으로 그려보는 등 일상에서 적극적으로 뇌를 사용해야 한다.

2) VDT증후군

원래 VDT증후군(visua display terminal syndrome)은 한 자세로 앉아서 사무일을 보는 사무직 종사자에게 나타나는 일종의 직업병이었다. 그러나 최근에는 남녀노소를 불문하고 누구나 스마트기기를 사용하기 때문에 그 누구도 방심할 수 없는 질환이 되었다. 현재 건강보험심사평가원에 따르면 VDT증후군을 앓는 사람들이 1,000만 명에 달한다고 한다.

증후군의 종류로는 거북목증후군(고개를 숙여서 머리 무게로 인해 목에 하중이 가해짐), 손목터널증후군(반복적인 손목 동작을 수행하며 손목 신경이 압박됨), 목디스크(목에 가해진 하중으로 인해 목뼈 사이의 디스크가 튀어나옴), 근막통증증후군(자세를 바꾸지 않아 근육이 뭉침), 안구건조증(눈을 오래 깜빡이지 않고 한 곳을 응시해 건조해짐)이 있다.

스마트폰 사용은 다양한 근육 · 신경 문제뿐만 아니라 안과 · 이비인후과 질환, 불임의 원인이 된다. 목 건강을 유지하고 질환을 예방하려면 올바른 자세를 유지해야 한다. 오랜 시간 몸을 구부리고, 목을 숙이는 것은 목과 척추 건강에 좋지 않으므로 스마트폰이나 컴퓨터를 사용할 때 고개를 너무 들거나 숙이지 않도록 신경 써야 한다. 앉았을 때 귓바퀴가 어깨, 어깨뼈와 일직선을 이루도록 하는 것이 좋다. 또한 등의 자세도 중요한데, 등을 꼿꼿하게 펴면 자연스럽게 목도 펴지며 척추가 바르게 펴진다. 목과 등을 스트레칭으로 풀어주는 것도 좋다. 아침에 일어난 후, 점심 식사 후, 자기 전, 업무 중 간단한 스트레칭을 통해 목을 풀어주는 것이 좋다.

스마트폰을 건강하게 사용하려면 우선 고개를 숙이지 않은 자세에서 눈과 수평이 되도록 스마트폰을 들어 올려 쓰는 것이 가장 좋다. 15분 이상 연속해서 사용하지 말고, 15분 사용했으면 2~3분은 쉬어야 한다. 같은 자세로 15분이 지나면 근육에 통증이 생기기 시작하므로 쉴 때는 손목, 손가락, 목을 뒤로 젖히는 스트레칭을 하는 게 좋다. 어깨를 아래 위로 올렸다 내리기를 반복하는 것도 도움이 된다. 눈 건강을 위해서는 중간에 휴식을 취할 때 눈을 감거나 먼 곳을 쳐다봐야 한다. 취침 시 스마트폰을 머리맡에 두지 않고, 통화는 최대한 짧게 해야 전자파 노출을 줄일 수 있다.

3 만성질환

1) 소화성궤양

소화성궤양(peptic ulcer)은 위산과 펩신의 작용으로 상부 위장관의 점막이 결손된 상태를 말하는데, 대부분의 경우에 있어서 위와 십이지장의 궤양을 뜻한다.

우리나라에서는 십이지장궤양의 발생빈도가 점차 증가하여 위궤양보다 더 많이 발생하지만 아직도 외국에 비하여 위궤양 환자가 많은 편이다. 위궤양 환자 중 전형적인 증상이 없이 비특이적인 위장증상을 보이는 경우도 상당수이기 때문에 많은 궤양 환자들이 자신이 이러한 질병을 가지고 있는지 모른 채 지내고 있다. 궤양의 증상은 환자마다 개인차가 매우 많으며 합병증의 유무에 따라 다르다.

1990년대 이후부터 소화성궤양의 가장 중요한 원인은 헬리코박터필로리(*Helicobacter pylori*)의 위내 감염과 비스테로이드성 소염제(nonsteroid ant-inflammatory drugs, NSAIDs)의 복용 등이다.

소화성궤양의 원인은 과다한 위산분비를 포함한 위벽 공격인자의 증가와 방어인자의 감소로 알려져 있었으나 최근 위 전정부에서 *H. pylori*가 기생함이 알려지면서 대부분의 소화성궤양이 *H. pylori*의 감염에 의한 것으로 생각하고 있다(그림 9.1).

소화성궤양의 증상으로는 위궤양이나 십이지장궤양 모두 심와부 통증, 식욕부진, 체중감소, 오심, 구토, 속쓰림, 팽만, 트림 등이 나타난다. 심하면 궤양 부위의 혈관이 터져 토혈 또는 혈변이 보일 수 있으며, 장벽이 깊이 패여 위, 십이지장 천공을 일으키기도 한다. 소화성궤양이 있으면서도 증상이 전혀 없는 경우도 있다.

이 질환의 진단으로는 상부위장관 내시경이나 방사선 투시가 있으나, 최근에는 고통을 느끼지 않고 받을 수 있는 수면내시경법이 보편화되고 있다. 음식물의 종류나 성분이 궤양의 치료와는 관계가 없다. 먹어서 증상이 악화되지만 않으면 음식에 제한을 둘 필요는 없다. 그러나 다량의 우유나 간식 또는 취침 전에 음식을 먹으면 산 분비가 증가되므로 삼가하여야 한다.

담배는 위산분비를 촉진시키고 췌장의 탄산기(bicarbonate)의 분비를 억제시킬 뿐 아니라 내인성 프로스타글란딘(prostaglandin) 생성을 억제하기 때문에 십이지장궤양 환자는 담배를 끊어야 한다. *H. pylori*에 대한 항생제로 1~2주 치료하며, 제산제, H2 수용체 길항제, H+ 펌프(proton pump) 억제제 등을 투여한다. 소화성궤양의 연간 재발률은

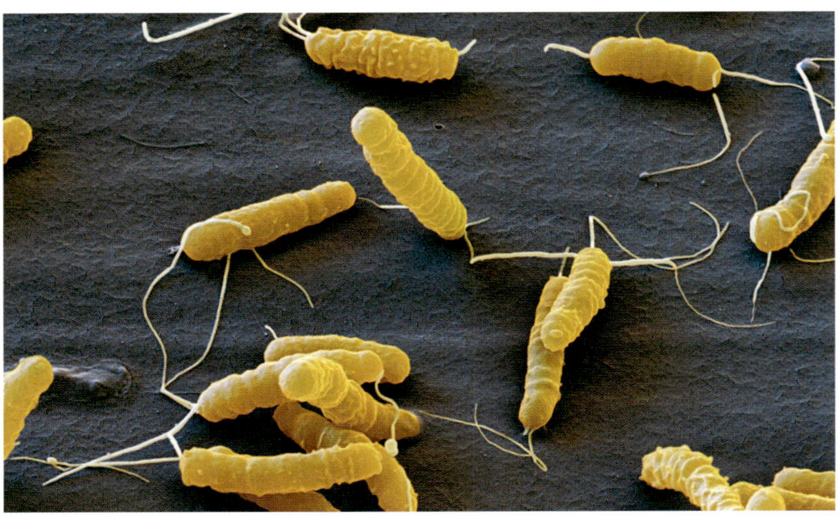

그림 9.1 *H. pylori* 균체의 전자 현미경 사진

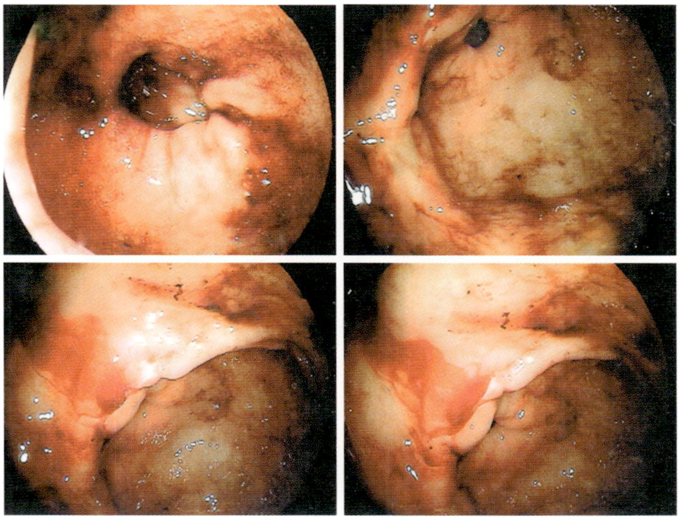

A: 위 전정부에 생긴 궤양에서 출혈하는 모습

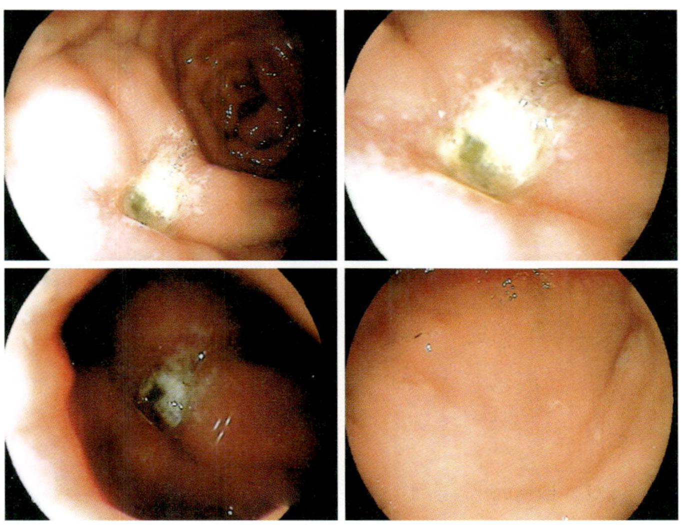

B: 만성 십이지장궤양

그림 9.2 소화성궤양의 내시경 사진

*H. pylori*를 치료하지 않은 경우에 70~80%이며, *H. pylori*를 치료한 경우에는 5% 이하로 알려져 있다. 궤양으로 인한 합병증(출혈, 천공 등)도 내시경으로 치료할 수 있어 수술의 빈도가 줄어들고 있다(그림 9.2).

2) 만성간염

만성간염(chronic hepatitis)이란 6개월 이상 지속되는 간의 염증 및 괴사성 병변을 말한다. 원인으로는 바이러스, 약물, 자가 면역성 기전, 대사장애, 원인 미상 등이 있지만, 바이러스성 간염이 만성간염의 절대 다수를 차지하고 있다. 현재 만성간염을 일으킬 수 있는 바이러스는 B형간염 바이러스(hepatitis B virus, HBV)와 C형간염 바이러스(hepatitic C virus, HCV), A형간염 등이 있다.

(1) B형간염

HBV에 감염된 후 만성간염으로의 진행은 감염된 시기에 따라 큰 차이를 보인다. 출생 시에 모체로부터 수직감염된 아기는 거의 대부분 무증상 급성간염을 거쳐 90% 이상에서 만성간염으로 진행하는 반면, 성인에서 감염되는 경우에는 5% 정도에서 만성이 되는 것으로 알려져 있다.

출생 시 HBV에 감염된 사람은 혈청학적으로는 왕성한 바이러스의 증식소견을 보이나 무증상 HBV 보유자로 소아기를 경과하게 된다. 그러나 10대 후반기가 되면 바이러스에 감염된 간세포에 대하여 면역반응이 일어나기 시작하면서 활동성 간염이 발생하게 되는데, 이 기간이 길어지면 간경화가 될 위험이 크다. 사람에 따라서 평생 건강한 보균 상태가 유지되는 사람도 있다.

(2) C형간염

C형간염의 발생기전에 대해서는 B형과 유사할 것으로 추정하고 있지만 확실한 결론이 내려지지 않은 실정이다. HCV 감염 후 20% 정도의 환자는 급성간염의 증상을 보이고, 80%의 환자는 별 증상 없이 간염이 경과한다. 감염된 사람의 50~70%가 만성간염으로 진행된다고 알려져 있다.

HCV 감염 후 간경화로 진행되기까지 대개 20년이 걸릴 것으로 추정되며, 간세포암의 발생은 감염 후 28~30년 정도에 일어나는 것으로 보고되어 있다.

(3) A형간염

A형간염은 바이러스의 경구감염으로 일어나는 간염으로, 주로 늦은 여름에 4~10세의 어린이에게 감염되며, 15~30일의 잠복기를 거쳐 식욕부진, 발열, 황달, 간비대, 복통과 같은 증상을 보인다. 집단적으로 발병하는 일도 있다.

A형간염은 계속 높은 발생 수준을 보이고 있으며, B형간염이나 C형간염은 주로 혈액이나 체액을 통해서 전파되는데 반해, A형간염은 환자의 대변으로 배설된 후 음용수나 손을 통해 전파되는 수인성 전파를 한다.

A형간염 예방을 위해 끓인 물을 섭취하고 안전한 상수원을 사용하는 등의 전반적인 위생 상태를 개선하고, 철저한 손씻기 등 개인 위생에 만전을 기한다. 특히, 위생 상태가 취약한 동남아나 아프리카 등지에서 장기 체류하게 되는 경우에는 A형간염 예방백신 접종을 받아야 한다.

만성간염이나 보균자에 대한 특별한 치료는 없다. 그러나 간 효소치가 높으면서 조직검사상 활동성 간염을 보이는 경우에는 선택하여 인터페론(interferon)을 수개월 동안 투여해 볼 수 있다.

만성간염이나 보균상태의 사람들이 약물을 복용해야 하는 경우에는 간의 기능을 악화시킬 수도 있기 때문에 전문의의 의견을 듣는 것이 좋다. 만성간염이 있는 사람은 3~6개월마다, 보균자의 경우에는 1년에 한 번 정도 초음파검사와 간암에 대한 혈액검사를 하는 것이 간암을 초기에 발견하는 방법이다(그림 9.3).

만성간염은 염증이 지속될 경우 간경화 및 간암 등의 원인이 되며, 특히 우리나라에서 간경화를 비롯한 만성간질환은 사망률 5위, 간암은 암으로 인한 주요한 사망원인 2위를 차지하고 있다. 그 외에 콩팥에서 사구체염, 결절성 동맥염 등을 일으킨다.

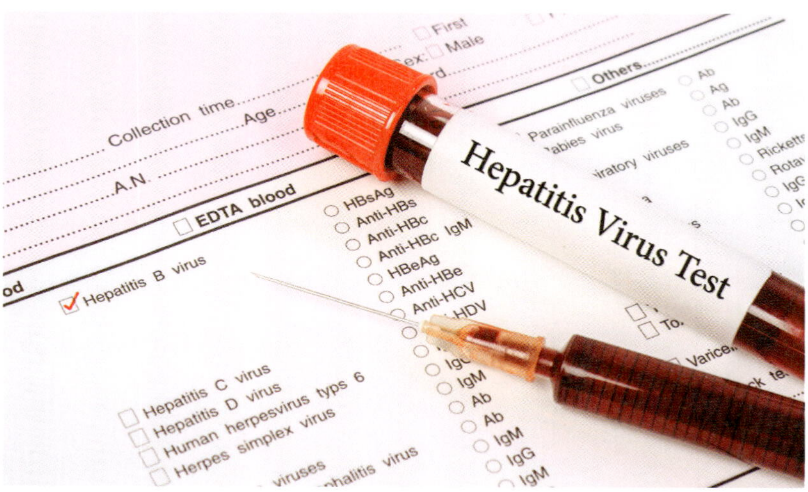

그림 9.3 간염

특히, B형간염에 대한 항체가 없는 사람은 예방접종을 해야 한다. 간염백신을 세 차례 맞게 되는데 첫 접종 후 1개월, 6개월 째에 추가 접종한다.

출산 시 아기에게 B형간염 백신을 접종하며, B형간염 보균자나 만성 B형간염이 있는 산모로부터 출생한 아기에게는 면역글로불린과 간염백신을 함께 투여해야 한다. 예방접종을 하였는데도 항체가 생기지 않은 경우에는 예방접종을 다시 하거나, 5년 후 추가접종을 해 볼 수 있다. 그러나 항체의 여부와 관계없이 한 차례 예방접종으로도 효과가 있다고도 한다.

B형간염과 C형간염은 주로 혈액을 통해 전염되기 때문에 몸에 상처나 진물이 흐르는 피부병이 생긴 경우에는 각별히 주의해야 한다. 유아들끼리 함께 장난감을 가지고 노는 것도 아이들은 장난감을 입에 물고 놀기 때문에 전염의 가능성이 있다. 학령기의 아이들은 활동을 많이 하므로 친구들끼리 접촉의 가능성이 많기 때문에 몸에 상처가 생겼을 경우에는 잘 감싸 매주는 것이 좋다. 면도기를 함께 쓰거나 문신을 하는 것은 간염에 노출될 위험이 크다. 배우자가 간염에 걸려 있으면 예방접종을 꼭 해야 한다.

3) 고혈압

(1) 혈압

심장에서 박출된 혈액이 체순환을 하기 위해서는 엄청난 힘이 필요한데, 심장의 수축력과 혈관의 저항에 의해 생긴 힘을 혈압(blood pressure)이라고 정의한다. 혈압은 수축기혈압과 이완기혈압이 있는데, 각각 심장 수축 시의 혈압과 이완 시의 혈압을 의미하며 정상 수축기혈압은 120mmHg, 정상 이완기혈압은 80mmHg 정도이다. 혈압이 120/80mmHg 이상으로 오르게 되면 심혈관질환의 위험이 시작된다. 지속적으로 140/90mmHg 이상이 되면 고혈압(hypertension)이라고 한다(그림 9.4). 혈압이 높아질수록, 고혈압의 기간이 길수록 심혈관질환의 위험이 더욱 커진다. 당뇨병이나 신장질환이 있는 사람은 혈압을 반드시 120/80mmHg 이하로 낮추어야 한다. 주의할 점은 혈압의 측정과 평가인데, 혈압은 정상인에서도 활동량, 감정의 상태, 병의 유무, 정신적 긴장, 약물복용 등에 의해 변동이 심하므로 반드시 한 번 내원 시 두 번 이상 측정하고, 다시 두 번 이상 내원하여 평가해야 한다(그러므로 최소 4회 이상 측정해야 됨). 만약 혈압 변동이 심한 경우에는 24시간 자동혈압측정기를 통해 정확한 평가를 받아야 한다.

(2) 원인

고혈압은 대부분 뚜렷한 원인이 없이 생긴다. 따라서 이를 '본태성 고혈압'이라고 부른다. 고혈압의 뚜렷한 원인을 가지고 있는 환자는 전체 고혈압 환자의 10% 미만인데 이런 경우를 '이차성 고혈압'이라고 한다. 이차성 고혈압의 원인으로는 신장병이 가장 중요한 원인이며, 이외에 갈색세포종, 알도스테론증, 쿠싱증후군 등의 여러 질환이 있다. 특히 젊은 사람이 혈압이 높은 경우에는 이러한 원인을 조사하는 것이 반드시 필요하다. 본태성 고혈압은 단기간 치료로는 결코 완치될 수 없으므로 지속적인 치료가 필요

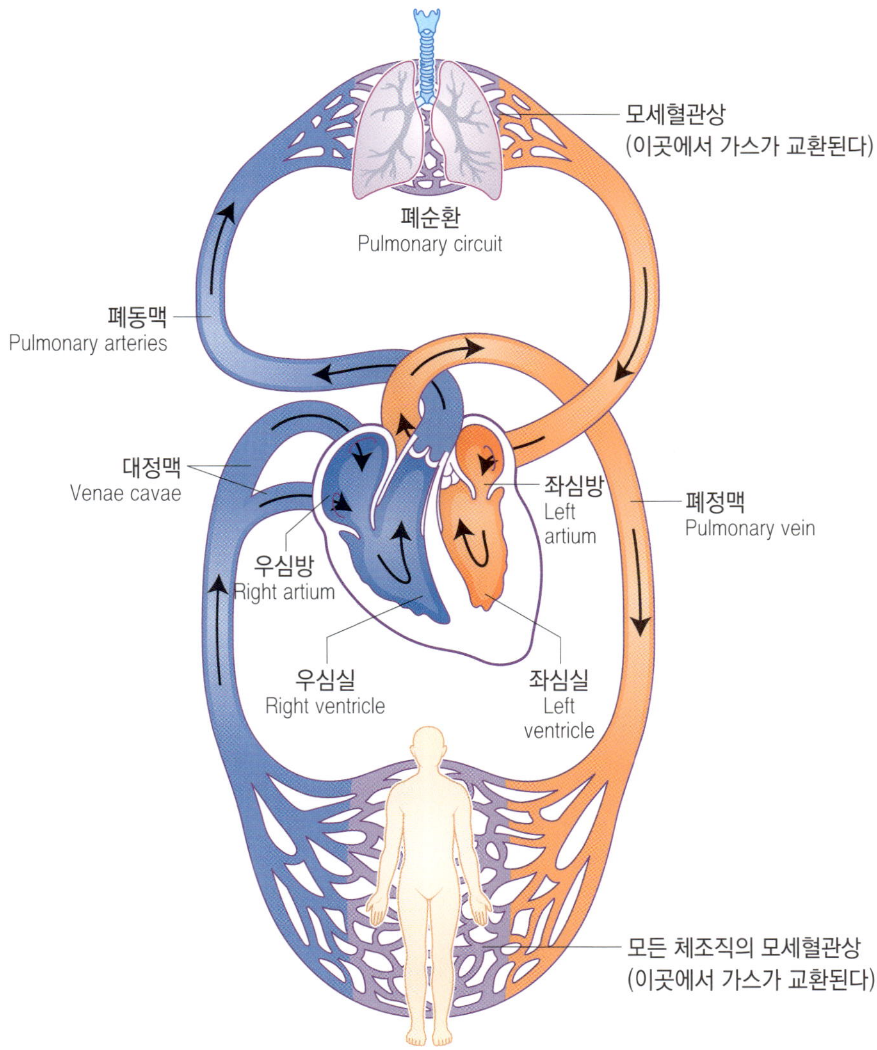

그림 9.4 혈액의 체순환 모식도

하다. 이차성 고혈압에 대한 치료는 원인을 찾아내어 교정하는 것이다(그림 9.5).

(3) 고혈압 발생에 관계되는 인자

① 술

술은 비만, 흡연, 육체적 활동, 성별, 나이와 무관하게 혈압을 상승시키는 것으로 알려져 있다. 경계치는 확실하지는 않지만, 하루에 2~3잔의 술은 수축기혈압을 1mmHg, 이완기혈압을 0.5mmHg 올리는 것으로 알려져 있다.

② 흡연

흡연은 교감신경계를 항진시켜 혈압을 증가시킨다. 흡연자는 비흡연자에 비해서 악성 고혈압의 위험성이 5배나 되는 것으로 인정되고 있다.

③ 카페인

카페인을 전혀 먹지 않던 사람이 처음 카페인을 섭취할 경우, 교감신경과 레닌을 통한 일시적인 혈압 상승이 생기지만, 며칠동안 계속 섭취하면 내성이 생겨서 카페인의 승압 효과는 사라진다.

④ 비만증

배가 많이 나온 비만증의 경우, 특히 고혈압의 위험이 높다. 혈액량의 증가에 따른 심박

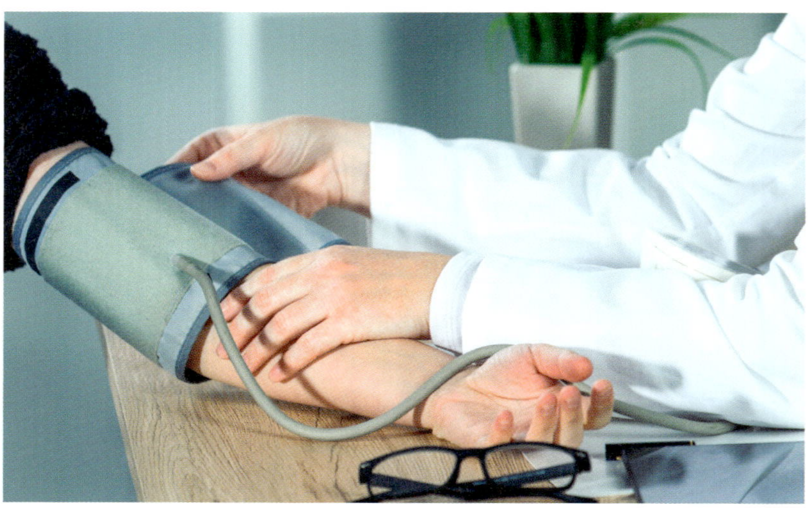

그림 9.5 혈압 측정

출량의 증가가 그 원인이다. 그 외에도 연령, 유전, 성별, 감정 상태, 고염 및 고열량 식이 등은 고혈압을 악화시킬 수 있는 인자이다.

⑤ 신체활동

주로 앉아서 생활을 하는 사람처럼 활동이 적은 사람들은 활동적인 사람에 비해 고혈압이 발생할 가능성이 20~50%로 증가한다. 규칙적인 신체활동은 고혈압의 예방뿐만 아니라 치료적인 면에서도 유리하다.

⑥ 심리적 요소와 환경적 요소

정신적 스트레스는 혈압을 일시적으로 상승시키지만, 지속적인 자극에 대해서는 확실하지 않다. 소음, 대기오염, 탄산수와 혈압의 관계에 대해서도 아직 알려져 있지 않다.

(4) 증상 및 치료

고혈압은 혈압이 높은 상태일 뿐 대부분 아무런 증상이나 위험신호를 나타내지 않는다. 혈압이 갑작스럽게 아주 높아지면 머리가 몹시 아프고, 심지어 의식이 혼미해지거나 경련을 일으킬 수도 있다. 하지만 이런 경우는 매우 드물다.

머리가 항상 띵하고, 어지러우며, 손발이 저리고, 눈이 충혈되거나 코피가 자주 나는 것을 고혈압의 증상으로 알고 있는 사람이 많다. 이러한 증세가 생길 때마다 혈압약을 복용하는 사람들도 있다. 그러나 실제로는 이러한 증세가 고혈압 때문인 경우는 별로 없다. 즉 고혈압은 혈압을 재어 알 수 있을 뿐 자신이 느끼는 증세로 알 수 있는 것은 아니다.

고혈압의 치료는 크게 생활습관 개선과 약물요법으로 나눌 수 있는데, 혈압이 160/100mmHg를 넘지 않으면 생활습관 개선(체중 감량, 금연, 금주, 저염식, 과로 회피, 긴장완화)을 먼저 시도해보고, 160/100mmHg 이상인 경우는 약물투여를 하면서 혈압을 반복 측정하여 약물조정에 반영해야 한다(Box 9.6).

① 약물치료

목표 혈압은 140/90mmHg 이하이며, 수축기나 이완기 둘 중 하나라도 조절되지 않으면 약을 증량하거나 병합요법을 한다. 약물의 종류는 이뇨제, 베타차단제, ACE 억제제, 안지오텐진II수용체 차단제, 칼슘통로 차단제, 알파1-수용제 차단제, 알파2-수용제 차단제, 혈관이완제 등이 있다. 이와 같이 고혈압은 완치되지 않는 만성질환이지만 생

BOX 9.6 고혈압치료를 시작하기 전에 알아둘 사항

- 본태성 고혈압의 원인은 모르기 때문에 원인을 찾는다고 시간과 돈을 들일 필요가 없다.
- 합병증이 생기기 전에는 대개 증상이 없다.
- 혈압의 높이와 증상과는 상관이 없다.
- 고혈압은 완치되지 않기 때문에 평생 치료를 계속해야 한다.
- 고혈압치료의 목적은 심혈관 합병증의 발생과 진행을 방지하여 뇌졸중, 심장병을 예방하는 데에 있다. 따라서 증상이 있거나 없거나 혈압이 높으면 치료해야 한다. 치료 목표는 정상혈압 140/90까지 내리는 데 있다.

활습관의 변화와 약물요법 등으로 잘 조절된다면 건강한 생활을 할 수 있다.

② 생활습관의 변화

고혈압 환자에서 약물을 사용하지 않는 모든 치료를 말하며, 고혈압의 합병증(심전도에 나타나는 심장비대, 심부전, 신부전, 뇌졸중 등)이 없는 '경한 고혈압' 환자(고혈압 1기)에게 사용된다. 이 방법을 3~6개월 시행했는데도 혈압이 정상으로 돌아오지 않거나 고혈압의 합병증이 나타난다면 지체없이 약물을 사용해야 한다. 약물을 복용하고 있는 환자도 생활습관의 변화가 필요하다. 이를 통해 약물의 용량을 줄일 수 있고 경우에 따라 약물복용을 중단할 수 있다.

생활습관의 변화에는 염분섭취 제한, 체중조절, 풍부한 야채섭취, 술, 담배의 절제, 규칙적인 운동, 콜레스테롤 섭취 제한, 심리적 안정 등이 있다. 특히 고혈압이 있는 사람의 대부분은 뇌졸중에 더 잘 걸린다. 그 외에도 심부전, 신부전, 망막 손상 등을 초래할 수 있다

4) 당뇨병

당뇨병은 신체가 인슐린을 생산하지 못하거나 적절히 이용하지 못하게 되어 생기는 질환이다. 인슐린은 포도당과 탄수화물과 같은 음식물을 생활에 필요한 에너지로 바꾸는 데 필요한 호르몬이다. 만약 포도당이 세포 내로 들어가지 못하고 혈중에서 상승하게 되면 세포는

에너지 고갈상태에 빠지고 시간이 흐르면 눈, 신장, 신경, 심장 등에 손상을 주게 된다. 당뇨병의 원인은 유전적인 요소와 비만과 운동부족에 의해 환경적 요소가 작용하지만 아직 정확히 규명되지 않았다.

진단 기준을 살펴보면 다음과 같다.

❖ 8시간 이상 금식 후 채혈한 공복 시 혈장 포도당 농도가 126mg/dL 이상일 때
❖ 식사와 관계없이 하루 중 어느 때에 채혈한 혈청 포도당 농도가 200mg/dL 이상일 때
❖ 경구 당 부하검사에서 2시간 포도당 농도가 200mg/dL 이상일 때(그림 9.6)

당뇨병의 종류는 다음과 같다.

❖ **I형 당뇨병(인슐린 의존형 당뇨병, IDDM)**: 신체에서 인슐린을 전혀 만들어내지 못하며, 당뇨병의 5~10% 정도를 차지하고, 어린이나 젊은이에게 생긴다. I형 당뇨병이 있는 사람들은 반드시 매일 인슐린주사를 맞아야 한다.
❖ **II형 당뇨병(인슐린 비의존형 당뇨병, NIDDM)**: 신체에서 인슐린을 충분히 생산하지 못하거나 세포에서 인슐린을 적절히 이용하지 못해 생기는 대사질환이며 당뇨병의 대부분을 차지한다(Box 9.7).
❖ **임신성 당뇨병**: 임신말기에 임신성 당뇨병이 생기는 여성들이 있다. 이러한 당뇨는 보통 출산 후 좋아지더라도 중년 이후에 대개 II형 당뇨병이 발생한다. 임신성 당뇨병은 임신

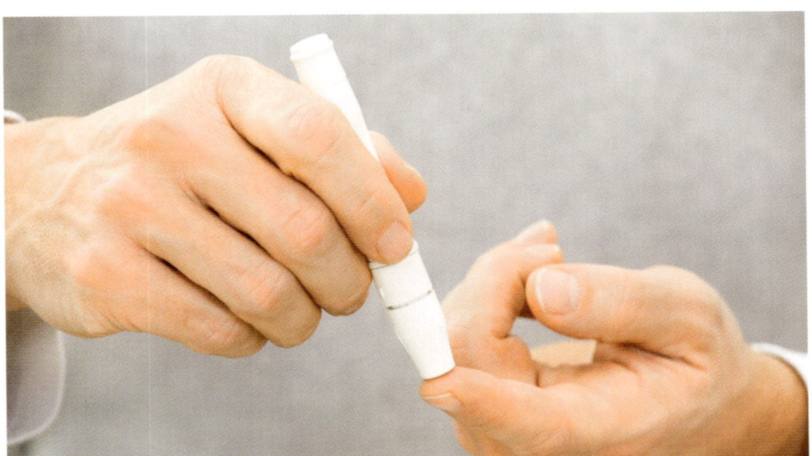

그림 9.6 혈당 측정

BOX 9.7 II형 당뇨병이 생길 수 있는 위험인자

- 부모, 형제, 자매 중 당뇨병이 있는 경우
- 과거 임신성 당뇨가 있었거나 4kg 이상의 아기를 낳은 경험이 있는 경우
- 혈당이 정상보다 높지만 당뇨로 진단될 정도는 아닌 적이 있었던 경우
- 과체중인 경우, 표준의 20%를 초과하는 경우
- 혈압이 140/90 이상인 고혈압 환자
- 콜레스테롤이 정상이 아닌 경우: 저밀도 콜레스테롤 ≥ 100
고밀도 콜레스테롤 ≤ 35
중성지방 ≥ 250

에 의한 호르몬의 변화나 인슐린의 고갈에 의해 발생한다.

당뇨병은 합병증으로 저혈당, 망막 손상, 신장질환, 신경질환, 불안 등을 초래한다. 또한 당뇨병은 뇌혈관장애인 뇌졸중의 발생빈도가 높다. 그러므로 이러한 질환의 경고 증세를 파악하고 있는 것이 필요하다. 즉, 한쪽 방향의 얼굴, 팔, 다리가 갑자기 약해지거나 감각이상이 올 때, 갑자기 의식이 흐려지거나 말하기 힘들고 이해하기 힘들 때, 갑작스러운 현기증, 중심을 잃거나 걷기 힘들 때, 갑자기 한쪽의 시야에 변화가 오거나 중복되어 보일 때, 갑작스러운 심한 두통이 나타날 때 진찰을 받도록 한다.

고혈당이 발에 미치는 영향을 살펴보면, 신경을 손상시켜 통증, 열감, 차가운 느낌이 없어지게 되어 상처가 나거나 악화되기가 쉽다. 이와 같이 느낌이 없어지는 것은 당뇨병성 신경증을 유발하고, 충분한 혈액이 공급되지 않아 상처가 빨리 낫지 않는다. 이러한 현상을 말초혈관질환이라고 하는데, 염증이 심해지고 낫지 않게 되면 절단을 해야 하는 지경에 이르게 된다. 흡연을 하면 이 증세가 더욱 빨리 진행된다.

당뇨병의 치료방법으로는 인슐린 투여방법(인슐린 주사법: 인슐린 펜, 인슐린 제트 주사기, 인슐린 펌프)과 경구용 혈당강하제와 운동요법, 식이요법이 있다.

정상 혈당치는 다음과 같다.

❖ 이른 아침 공복 시: 80~100mg/100mL

❖ 식사 직후: 150mg/100mL

❖ 식사 2시간 후: 120mg/100mL

5) 갑상선질환

(1) 갑상선기능항진증

갑상선 자체에서 호르몬 생산량이 많아서 혈액 내로 갑상선호르몬(T4, T3)이 증가된 상태를 말하며, 갑상선 자체 내에서 호르몬의 생산량이 많을 뿐 아니라, 갑상선의 파괴 혹은 갑상선호르몬의 과다 복용 등에 의해 혈액 내의 갑상선호르몬이 증가되어 생기는 증세이다(그림 9.7) (Box 9.8).

그레이브스병(Grave's disease)은 자가면역장애로 인한 질환으로 알려져 있으며, 주로 20~40대에 호발하고, 여자에서 5~10배 더 많이 발병한다. 또한 이 질환은 대사를 항진시키고, 산소소비가 증가되며, 열이 과다하게 생산되고, 자율신경이 과다하게 흥분된다. 임상증세로는 미만성 갑상선종, 갑상선호르몬 과다, 안병증(안구돌출, 안구주위 부종, 안검퇴축, 안근마비), 피부병증(점액수종), 하지의 경골부를 누르면 손자국이 나지 않는 부종이 온다. 치료로는 약물요법, 수술요법, 방사선요오드요법 등이 있다(Box 9.9).

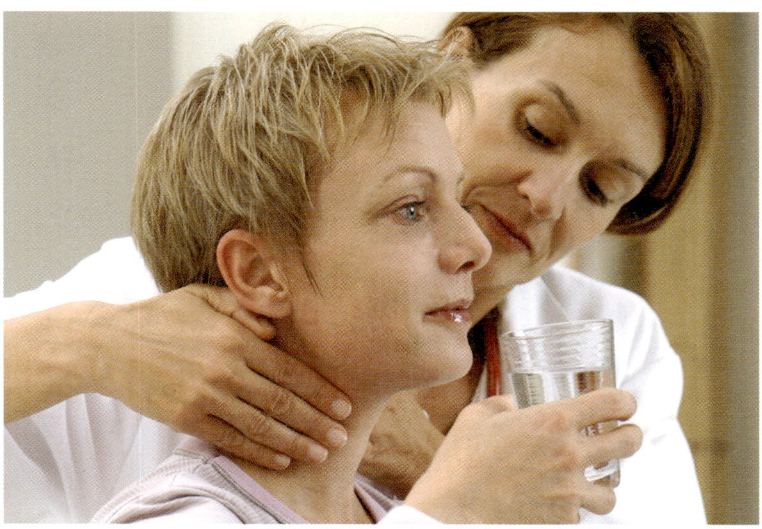

그림 9.7 갑상선 촉진

BOX 9.8 갑상선기능항진증의 증상

- 갑상선: 전체적으로 커진다.
- 피부: 따뜻하고 촉촉, 안면 홍조, 머리카락이 가늘어진다. 손발톱이 갈라진다.
- 눈: 안구돌출(약 20%), 안구주위 부종, 안검퇴축(흰자위가 위아래로 보임), 안근마비(복시, 시력감퇴의 원인이 됨)
- 신경근육계: 신경예민, 떨림, 건반사 항진, 불안, 신경증, 피로, 근육마비, 쇠약
- 심혈관계: 심계항진, 부정맥, 심부전
- 호흡기계: 호흡곤란
- 혈액계: 빈혈
- 위장관계: 식욕은 증가하나 대사과다로 인한 체중감소, 복통, 설사
- 골격계: 골다공증
- 생식기계: 무월경, 불임 등

BOX 9.9 항갑상선약물 투여 시 주의사항

항갑상선약물의 부작용은 피부발진, 소양증, 두드러기, 관절통, 황달, 림프절 비대, 오심, 구토, 발열, 무과립구증 등이 있다. 항갑상선약물을 복용하는 사람이 고열이 날 경우 반드시 내과를 방문하여 혈액검사를 받아 보아야 한다. 특히 임신 중 고용량의 항갑상선약물을 써야 하는 경우, 이 약물이 태반을 통과하여 태아에게 갑상선기능저하증을 유발할 수 있으며, 임신 2기 이후에는 거의 태반을 통과하지 않으므로, 임신 2기 이내에는 어쩔 수 없이 갑상선부분절제술을 시행해야 하는 경우도 있다. 임신 중에는 방사선 요오드치료를 하지 않는다.

(2) 갑상선종양

갑상선에 생긴 종양이 독립적으로 갑상선호르몬을 과다분비하여 갑상선항진증을 일으키는 질환으로 이 질환은 갑상선중독증의 5~10%를 차지하며, 대부분 50대 이후에 발병하고, 여자에게 5~6배 더 많이 호발한다. 증상으로는 경한 갑상선기능항진이 나타나지만 안구병변은 거의 나타나지 않는다. 치료는 수술 및 방사선요오드요법으로 치료한다(그림 9.8).

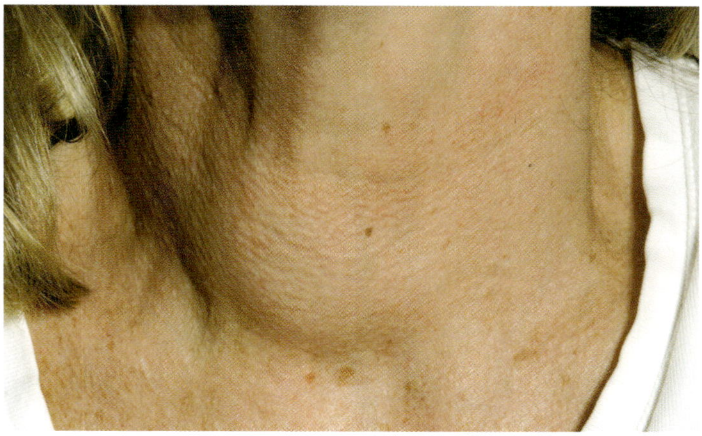

그림 9.8 갑상선종양

(3) 갑상선비대

갑상선이 정상보다 비대해진 상태로, 임상적 혹은 검사소견 상 갑상선기능장애가 없으며, 자가면역성 갑상선질환, 갑상선염, 악성종양 이외의 다른 원인으로 갑상선종이 생긴 경우를 말한다. 갑상선종은 요오드 결핍, 요오드 과다, 갑상선종 유발물질, 갑상선 호르몬 합성장애 및 이온화 방사선 노출로 인해 발생한다. 남성보다는 여성에서 5배 정도 더 많이 호발하고, 대부분 증상이 없지만 드물게 기침, 압박감, 호흡곤란 등을 느낄 수 있다. 치료는 보존적 방법과 약물요법(진통제, 스테로이드 등)이 있으며, 예후는 거의 대부분 회복되나 재발하기도 하고, 약 10% 정도는 평생 갑상선기능저하증이 될 수 있다.

(4) 갑상선기능저하증

만성갑상선염, 방사성 요오드치료, 갑상선수술 후, 뇌하수체나 시상하부의 기능부전의 원인으로 올 수 있다.

갑상선종을 동반한 기능저하증의 가장 흔한 원인은 만성갑상선염(하시모토 갑상선염)이다. 원인은 자가면역장애로 인한 설이 유력하며, 가족력도 거론된다. 주로 30~50대에 호발하고, 여성에서 15~20배 더 많이 발생한다.

증상은 대부분 무증상으로, 갑상선이 커진다. 초기에는 염증에 의해 갑상선기능이 일시적으로 증가하였다가 점차 감소하여 정상으로 유지된다. 그 후 갑상선염이 지속되어 조직이 파괴되면 갑상선기능저하증에 빠지게 된다. 이때 치료는 대부분 증세가 없고 기능이 정상으로 유지되므로 관찰하면서 정기적인 검진만 한다. 그러나 갑상선기능이 떨어지면 갑상선호르몬을 투여받아야 한다. 갑상선이 너무 커서 압박증세가 생기면 기능이 정상이더라도 호르몬을 투여받아야 한다. 예후는 일부에서 악성림프종이 생길 수 있으므로 추적검사 중 갑자기 갑상선종이 커지면 의심할 수 있다. 점액수종(눈주위 부종, 하지에 비함몰 부종), 피부가 건조해지며, 거칠고 두꺼워진다. 혈중 카로틴이 증가하여 손·발바닥이 황색을 띄고, 손톱이 얇아지고 잘 부러진다. 모발이 거칠고, 잘 부서지며, 눈썹의 외측부에 소실이 심하다.

갑상선호르몬제로 치료한다. 만일 치료받지 않고 장기간 지속되면 점액수종성 혼수(저체온, 저혈압, 늦은 맥박, 낮은 호흡, 저나트륨혈증, 저혈당, 장폐색, 복부팽만, 혼수)에 빠질 수 있다.

갑상선기능저하증의 증상은 다음과 같다.

❖ **갑상선:** 전체적으로 커진다.

❖ **구강:** 목소리가 쉽게 쉬고, 느려진다. 혀가 크고 두터워진다.

❖ **심혈관계:** 빈혈, 맥박이 느려지고 심장의 수축력이 감소된다. 심전도에 변화가 오고 심부전증이 올 수 있다.

❖ **중추신경계:** 무력감과 우울감, 사고과정의 지연 및 기억력의 감퇴, 말초지각 이상으로 인해 손발이 저리다.

❖ **호흡기계:** 호흡이 느려지고 늑막삼출물을 형성한다.

❖ **소화기계:** 식욕은 줄지만 체중 증가, 위산분비 감소, 장운동 저하로 변비가 잘 생긴다.

❖ **근골격계:** 근육의 통증 및 강직감이 흔하고, 사춘기 이전에 성장장애를 유발한다.

❖ **생식기계:** 배란장애, 월경불순, 월경과다, 정자결핍증, 발기불능, 스트레스에 대한 반응 호르몬 감소, 유루증 등이 일어난다.

❖ **대사장애:** 콜레스테롤, 중성지방 증가, 공복 시 혈당 감소, 당질의 장내흡수가 감소한다.

4 심리 정신적질환

1) 수면장애

수면장애란 건강한 수면을 취하지 못하거나, 충분한 수면을 취하고 있음에도 낮 동안에 각성을 유지하지 못하는 상태로, 수면리듬이 흐트러져 있어서 잠자거나 깨어 있을 때 어려움을 겪는 상태를 포함한다.

(1) 불면증

불면증은 잠들기 힘들거나, 잠은 들지만 자주 깨고, 새벽에 너무 일찍 잠에서 깨어 수면부족 상태가 되어, 이로 인해 낮 동안 피로감, 졸음, 의욕상실 등의 결과를 초래하는 대표적인 수면장애이다(그림 9.9). 불면증의 원인은 다양하며 평소 수면리듬이 약한 사람이 심리적인 스트레스를 겪으면서 수면리듬이 더욱 심하게 약화되고, 그 결과 잘못된 수면습관을 가지게 되면서 불면증이 생기게 된다. 이후 심리적 스트레스 등이 줄어들더라도 잘못된 수면습관이 남아 있어 불면증을 지속시키며, 만성불면증으로 발전되어 우울증, 불안장애 및 기타 정신질환을 초래할 수가 있다.

(2) 과면증 및 기면증

과면증(수면과다증)은 야간에 최소 7시간 이상 수면을 취하고도 낮에 과도한 졸음을 호

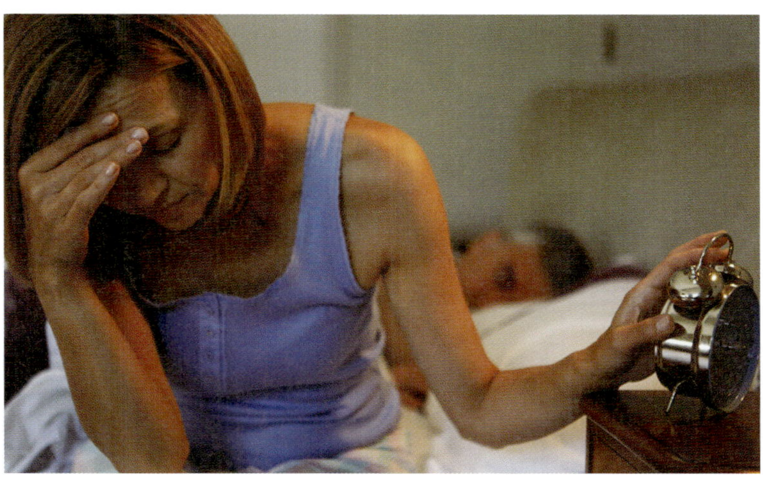

그림 9.9 불면증

소하는 경우이다. 기면증도 주간의 과도한 수면과 관련된 질환으로 누를 수 없는 졸음이 나타나 갑자기 수분간 잠에 빠져들기도 하며, 이는 먹거나, 말하거나 운전하는 등 보통 졸릴만하지 않은 상황에서도 나타날 수 있다. 낮 동안 졸음 외에도 감정적으로 흥분할 때 힘이 빠지는 탈력발작 증상이 나타날 수 있으며, 수면마비(가위눌림), 잠들 무렵의 환각 증상 등이 동반될 수도 있다. 기면증은 청소년기에 증상이 처음 나타나는 경우가 많으며, 심한 졸음으로 학업에 장애를 초래하고, 운전 중인 사람에게는 사고 위험을 높인다.

(3) 하지불안증후군

하지불안증후군은 잠들 무렵 다리(특히 종아리 부근)에 느껴지는 말로 표현하기 힘든 불편감으로 잠들기 힘들어 수면부족을 초래하는 수면장애이다. 다리에 느껴지는 불편감에 대해 환자들은 "전기가 흐르는 느낌", "벌레가 기어가는 느낌" 등으로 다양하게 표현하지만 통증을 호소하지는 않는다. 불편감은 낮에도 나타날 수 있고, 대개 야간에 심해지며, 다리를 움직이거나 주물러주면 호전되는 경우가 많고 낮 동안에도 같은 자세로 오래 가만히 있어야 하는 경우에 더 심해진다. 하지불안증후군은 50대 이후에 발병하는 경우가 흔하지만 임신 중 철분이 부족한 경우에 발병하는 경우도 흔하다.

(4) 코골이 및 수면무호흡증

코골이는 매우 흔한 생리적인 현상으로 코골이가 있는 사람의 75%는 수면 중에 호흡이 멈추는 수면무호흡증을 동반한다. 하룻밤에 수면무호흡증이 40회 이상 나타나는 경우에는 깊은 잠을 자지 못하고, 체내 산소 공급이 어렵게 되어, 낮 동안 피로감, 자도 잔 것 같지 않은 느낌, 아침 두통, 무기력감, 집중력과 기억력 저하, 우울감 등을 유발한다. 수면무호흡증을 치료하지 않고 장기간 방치하면 당뇨, 심장질환, 뇌혈관질환 등의 심각한 부작용이 일어난다. 수면 중에 코골이가 있고 낮 동안 피로감 등이 나타나는 경우에는 수면무호흡증도 있는지 확인을 한 뒤에 치료를 해야 한다.

깊은 수면이 방해되므로 낮 시간 동안 극심한 졸림과 피로 현상을 경험하게 되고, 자동차 사고, 성격변화, 기억력 감퇴, 성기능 저하, 우울증, 오전 중에 두통, 수면 중 잦은 배뇨 등의 증상을 초래할 수 있다.

진단하는 주 방법은 수면상태를 검사하는 것으로 수면다원검사(polysomnography)가 있다. 이것은 수면 중에 환자의 호흡, 뇌파, 육체의 움직임, 혈액 내 산소의 포화도 등을 감지하는 장치이다. 특히 야간 수면다원검사는 수면장애를 진단하는 가장 기본적이고 중요한 검사이다.

치료방법으로는 체중 감량, 체위요법(잠을 자는 동안 체위를 바꾸는 방법인데 옆으로 눕도록 하는 것이다. 잠옷에 테니스공을 채운 양말을 등에 바느질해 놓으면 불편해져 옆으로 돌아눕게 된다. 베개를 이용할 수도 있다. 이 방법은 한계가 있지만 좋은 결과를 얻은 경우도 있다). 수술요법과 아주 효과적인 방법으로 양압치료(positive pressure therapy)가 있다.

2) 공황장애

공황장애(panic disorder)란 심한 불안발작과 이에 동반되는 다양한 신체 증상들이 아무런 예고 없이 갑작스럽게 발생하는 불안장애의 하나이다. 공황은 공포와 유사한 의미를 갖는데 영어로는 'panic'이라고 한다. 공황의 어원은 그리스의 신화에서 판(Pan)은 반인반수의 목신인데, 그 성격이 어찌나 포악한지 대낮에 낮잠을 방해를 받으면 크게 노하여 인간과 가축에게 공포와 공황을 불어넣었다고 하여 'panic'이라는 단어가 만들어졌다.

의학적인 상태가 아니더라도 갑자기 놀라거나 극심한 불안상태가 되었을 때, 우리는 흔히 '공황 상태에 빠졌다'고 한다. 그러나 공황발작은 급작스럽게 놀라는 상태라는 것은 같지만 이와는 조금 다른 개념이라고 할 수 있다. 공황이란 쉽게 말하면 생명에 위협을 느낄 정도의 상황에서 오는 갑작스러운 공포감을 말한다. 공황상태는 실제로 생명에 위협을 받는 상황이라면 누구에게서나 정상적으로 나타날 수 있는 몸의 반응이다. 공황발작은 특별히 위협을 느낄만한 상황이 아닌데도 불구하고 신체의 경보체계가 오작동을 일으키며 위협을 느끼는 상황에서와 같은 반응을 일으키는 병적인 증상을 말한다.

실제 위험한 상황에서 나타나는 불안은 우리가 스스로를 보호할 수 있게 도와주는 중요한 기능을 가지고 있다. 극한 상황에서 아무런 불안을 느끼지 않는다면 우리는 생명을 유지하기 어렵거나 크게 다치기 쉬울 것이다. 하지만 위험한 상황이나 불안을 느껴야만 하는 상황이 아닌 평상시에 이러한 경험을 시도 때도 없이 하게 된다면 일상적인 생활을 제대로 이어가기 어려워질 수밖에 없을 것이다.

또한 공황장애 환자들은 사소한 신체감각의 변화에도 지나치게 민감한 반응을 보여서 더 불안해하는 경우가 많다. 예를 들어, 심장박동이 빨라지거나 가슴이 답답한 증상이 조금이라도 생기면 심장마비로 죽을지도 모른다는 생각에 빠져들게 된다. 대개 공황발작은 10분 이내에 급격한 불안과 동반되는 신체증상이 정점에 이르며, 20~30분 정도 지속되다가 저절로 사라지게 되고 증상이 1시간 이상 지속되는 경우는 드물다.

공황장애의 약물치료로는 항우울제의 일종인 선택적세로토닌재흡수억제제가 우선적으로 권장되며 선택적세로토닌재흡수억제제는 치료 효과가 좋고 안전한 약물이지만 공황발작을 치료하는데 보통 2~3주 이상의 시간이 걸리기 때문에 치료 초기에는 벤조디아제핀과 같은 항불안제약물을 병용하고 인지치료, 행동치료와 병행하면 더욱 효과적이다.

3) 분노조절장애

요즘 사회적인 이슈가 되고 있는 분노조절장애는 화의 빈도와 강도가 통상적인 정도를 넘어 대인관계나 사회적 기능에 심각하게 부정적인 영향을 미치는 경우를 말하며, 기존의 발현양상을 위주로 기술한 간헐적 폭발 장애로는 그 현상의 이면에 있는 감정들에 대한 이해가 충분하지 않기 때문에 외상 후 격분장애의 개념에 더 가깝다고 할 수 있고 넓게는 충동조절장애의 범주로 볼 수 있다. 평소에 심신을 이완하는 요가, 명상, 심호흡 등과 같은 이완트레이닝을 해주면 도움이 될 수 있으며, 자신의 화를 다스릴 수 없을 때는 그 장소를 잠시 피하는 것도 도움이 된다. 보다 근원적으로는 자기중심적인 사고에서 비롯된 상대를 원망하는 마음, 즉 감정의 응축을 풀어주는 과정이 필요하다. 그래야 화가 날 때 행동으로 바로 옮기지 않고 한 박자 멈출 수 있게 되며, 화가 난 전체의 과정을 객관적으로 살펴보는 중에 자연스럽게 자신을 진정시킬 수 있게 된다.

4) 무기력증

무기력증은 만성적인 마음의 병이다. "몸에 힘이 없고 매사가 귀찮고 모든 일에 의욕이 없다. 멍하게 있거나 누워만 있고, 습관적으로 무의미하게 시간을 보내거나 텔레비전만 보게 된다", "반복되는 실패로 좌절감만 늘어 제 삶이 이대로 끝날 것만 같다…" 무기력증을 경험하고 있는 사람들의 말이다. 가볍게는 게으름을 부리는 것부터 심하면 감정 통제 불능까지 겪게 되며, 사전적 의미로는 기운이 없고 힘이 빠지는 증상이다.

몸이 아프면 만사가 귀찮아지듯이 병이 나서 몸의 기능이 현저하게 떨어지면 무기력증이 찾아온다. 과도한 스트레스도 무기력증을 부른다. 어릴 적에는 공부에 시달리고, 나이가 들어서는 취업과 생계 문제로 여유가 없고, 자신의 무기력증을 인정하고 받아들인다. 문제를 직시하는 것이 바로 극복의 시작이 되는 것이다. 자신의 몸과 마음의 상태를 냉정하게 진단해보고 무기력증이 아닌지 확인한 후 전문가를 찾는다. 몸의 문제를 극복하려면 병원에서 의사를 만나야 하듯이 심리적인 문제가 있다면 심리상담이나 심리치료를 받아야 한다. 또한 극복의 의지를 분명히 가진다. 무기력증치료에는 각별한 의지와 용기, 인내가 필요하다. 시간이 오래 걸릴 수도 있고 노력하다가 다시 실패를 경험할 수도 있기 때문이다. 그러나 의지가 확고하고 극복하기 위해 노력을 계속한다면 삶의 의미를 찾고 더욱 성숙해지는 기회가 될 수 있다. 이와 함께 휴식의 시간을 가지는 것도 중요하다. 바쁜 일상에서 잠시 벗어나 여유로운 마음을 가지고 자신을 돌아보는 시간이 필요하다.

5) 우울증

우울증의 일종인 미소우울증은 웃는 게 웃는 게 아닌 현대인의 병이다. 미소우울증은 연예인들 뿐만 아니라 직장인들, 특히 서비스업 종사자에게 많이 나타난다고 해서 '가면성우울증', '스마일마스크증후군' 등으로 불리기도 한다. 이 증상은 주로 업무나 대인 관계에서 받는 스트레스와 억압으로 인해 나타난다. 겉으로는 웃고 있기 때문에 드러나지 않지만, 억지웃음으로 인해 심리적인 불안정 상태가 야기되고, 식욕 · 성욕이 감소하며, 매사에 재미가 없고 의욕이 떨어진다. 또한 피로감 · 불면증 같은 증세가 나타나며, 심한 경우에는 자살까지 생각하게 된다.

우울감을 극복하기 위해서는 매일 30분 이상의 규칙적인 운동이 효과적이다. 운동이 뇌운동과 혈액순환을 활발하게 해주기 때문에 활력을 되찾을 수 있다. 매일 10분 이상 햇볕을 쐬고, 기분 전환을 할 수 있는 취미를 만들거나, 비타민과 물을 충분히 섭취하는 것도 도움이 된다. 우울증에 좋은 식품인 등푸른 생선, 호두, 바나나, 닭고기, 양배추, 땅콩, 브로콜리, 시금치, 현미 등을 먹는 것도 좋다. 이와 같은 방법으로도 극복이 되지 않고, 우울감이 수개월간 지속될 시에는 적극적으로 치료해야 한다. 우울증치료 시 가장 중요한 것은 악화되기 전 초기 때 치료를 받는 것이다. 증상으로는 졸립고, 정신이 몽롱해지며, 허기지고 어지럽고, 창백해지고, 두통, 안절부절, 떨림, 식은땀, 빈맥이 나타나며 피부가 차가워진다. 심하면 의식을 잃고 혼수에 빠질 수도 있다.

토의할 문제

1. 현대인의 질병 중 주변에서 가장 흔하게 일어나는 질환은 무엇인지 살펴보고, 그에 대한 대처를 토의해 보세요.

2. 공황장애나 분노장애에 대한 원인과 상황을 살펴보고, 이를 적절하게 조절할 수 있는 방법에 대하여 토의해 보세요.

Human Health and Sexuality

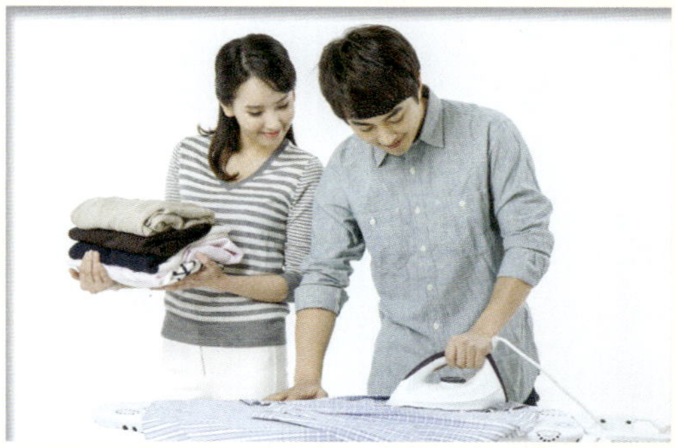

CHAPTER

10

여성상과 남성상

현대사회는 여성과 남성의 지위가 대등하게 인정되고 있어 점차 여성의 권익 주장이 거세게 일어나고 있다. 과거에 비해 많이 좋아졌다고는 하지만 전통적으로 남성우월사상에 입각하여 남성을 우대하고 여성을 하대하는 여성 성차별이 뿌리 깊게 내재되어 있다. 성차별로 인하여 사회 모든 분야에 있어 많은 불평등한 사례가 발견되고 있다. 이로 인해 남성·여성 간의 불필요한 역할 구분, 왜곡된 고정관념 등이 우리 속에 자리 잡게 된다. 동서고금을 막론하여 오랫동안 누적되어온 여성상과 남성상에 대한 고정된 이미지는 여성 스스로에게 있어 개인의 행동을 구속할 뿐만 아니라 가치 판단에 영향을 주게 되었고, 결과적으로 오늘에 이르기까지 남녀 불평등, 성차별과 같은 관계를 지속시키거나 심화시키는데 영향을 주고 있다.

고정관념에 불과한 봉건사회의 여성상과 남성상을 지양하고, 남녀 모두가 새롭게 지향해야 할 인성으로써, 전통적인 여성상과 남성상의 장점을 고루 취합한 양성성의 개념을 정립해야 한다.

1 사회구조 속에서의 여성상과 남성상

1) 원시 사회

이 시기에는 인간에 의한 인간의 착취가 없는 생산관계에서 오로지 모계 중심의 집단혼을 이루며 살았기 때문에 사회적 차별을 동반하지 않고 자연스럽게 형성된 성별 분업이 지배적인 사회에서 평등할 수밖에 없었다. 노동 도구가 발달하지 못해서 사냥기술은 매우 낮았고, 남성들이 노동을 통해 얻는 생산물은 매우 불확실하며 비정기적이었다. 반면 주로 여성들이 담당했던 채집 등의 노동 분야에서의 결실물은 상대적으로 안정적이고 확실한 것이었다. 이것은 공동체 성원들의 생계가 주로 여성이 담당한 채집 노동을 통해 유지되었다는 것을 의미한다. 집단혼 시기의 남녀는 어떤 외부요인에 의해 제약받지 않고 자신들의 의사와 감정에 따라 자유롭게 결합하였으며, 여성들은 그 어떤 것보다도 가장 확실한 노동 도구, 즉 노동력을 가진 인간을 낳고 기르는 능력과 역할을 함으로써 사회적으로 존경받았다.

그러나 사회가 분업화되고, 남성이 주로 담당했던 목축에서 경제적인 잉여가 생기면서, 오랫동안 지속된 평등한 인간관계가 깨지고 노예계급이 나타났다. 즉, 생산력 발전에 적극적인 역할을 수행한 남성에게 경제력이 집중되면서 여성은 경제적 역할의 중요성과 사회적 독립성을 빠른 속도로 상실해 갔다. 여성들은 점차 사회적 생산의 중요한 부분에서 배제되어 경제적으로 남성에게 의존하게 되었고 심리적으로 예속되어 갔다. 따라서 여성은 결혼과 이혼의 자유를 완전히 상실하고, 경제적 · 정서적으로 남성에게 철저히 예속되며, 자식과 재산은 부계를 통해서만 상속 계승되고, 여성은 남성의 가계와 재산의 상속자가 될 "자식을 낳는 도구"로 전락하였다. 결국 여성들은 원시 공동체 사회에서 누렸던 평등하고 상대적으로 존경받던 위치를 잃게 되었다.

2) 노예제 사회

노예제 사회에서 가부장으로서의 남성은 사회적·법적으로 가족원인 아내, 자식, 노예에 대한 지배, 통솔권을 장악할 뿐만 아니라 아내와 자식을 비롯한 가족원의 생사여탈권까지 소유한 절대적인 가부장권을 가졌다. 여성은 결혼과 이혼의 자유도, 재산을 상속할 권리도, 자녀에 대한 친권도 갖지 못했다. 이 사회에서 정착된 가부장제, 일부일처제는 남성에게는 무한한 성적 자유와 방종을 허락하고 여성에게는 일방적으로 정조를 강요한 형식적인 일부일처제였다.

계급별로 보면 귀족 여성은 사회적 활동의 장이 완전히 차단된 상태에서 가내노동도 노예에게 전적으로 위임한 채 남편의 지위와 재산을 상속할 적자를 낳아주고 남편의 성적 대상물로서 만족해야 했다. 이처럼 여성은 노예와 마찬가지로 자신의 인생과 운명을 손아귀에 쥔 가부장에게 철저히 예속되었고, 그들의 일상은 남편의 애정을 구하기 위해 치장에 몰두하거나 전신에 향수를 바르고 무료하고 나태하게 지내는 것이었다.

자유 시민 여성은 남편과 함께 농사를 짓거나 상업과 수공업에 종사하였고, 가내의 모든 일을 책임졌다. 이들은 귀족 여성보다 자유롭게 경제활동에 종사하였고 가정에서도 존중을 받았으나 사회적 지위는 낮았다. 노예계급의 여성은 남자 주인의 성적 대상물이 되거나 주인의 명령에 따라 매춘을 통해 주인의 부를 증대시키는 역할을 하였다.

3) 봉건제 사회

이 시기의 영주의 가부장권은 자신이나 그들의 아내 혹은 딸 등의 재산이나 결혼에 대한 지배권뿐 아니라, 농노의 아내나 딸들의 노동과 성에 대한 통제와 지배권을 행사하는 것으로 나타났다. 이때도 계급별로 성 차이가 심하게 나타났는데, 특히 지배계급의 여성은 자신의 결혼과 이혼에 대한 결정권도 없고, 주로 가문과 재산을 지키기 위해 정략결혼의 희생자가 되었으며, 남편의 가문과 재산을 유지할 적자를 낳아야 하며, 남편이 죽은 후 정치적 권한 행사나 재산권을 확보할 수 없었다.

수공업자와 상인층의 여성은 기혼, 미혼을 떠나 자신의 사회적 생산 활동의 몫에 대해 권리를 행사하며 독자적인 사회경제적 지위를 누렸고 가정 내에서도 독립적인 위치를 갖고 있었다. 농노계급의 여성은 생계유지를 위한 협력자로서, 아내는 평등한 협력자가 아니라 가족구성원의 노동과 성의 지배 및 통제권을 갖고 있던 남편에게 봉건적으로 예속되어 있었다. 뿐만 아니라 여성 농노의 삶은 여러 부역에 동원되거나, 초야권에서 상징적으로 나타나듯이 영주에게 인격적으로 예속되어 노동과 성의 착취와 유린을 감수해야 했다.

4) 자본주의 사회

드디어 여성들은 가부장인 아버지나 남편에 의존하지 않고 여성 스스로의 힘을 통해 독립적인 사회경제적 지위를 획득할 수 있게 되었다(그림 10.1). 그러나 자본주의의 발달은 성에 따른 역할규정과 분업을 강화하여 여성들이 독자적으로 사회경제적인 지위를 획득하는 데 장애가 되었다. 결국 자본주의 사회에서 여성은 한편으로는 자유로운 노동자로서의 위치를 획득하였지만, 다른 한편으로는 가사의 전담자로서 가정에 묶이는 모순된 위치에 놓이게 되었으며, 남성은 생산의 전담자로서 성별 분업이 고정되기 시작했다.

자본주의 사회에서는 개인의 능력이나 자질 부족, 성차별적인 법과 사회제도, 여성의 생물학적인 조건, 남성이 여성을 지배하고 억압하기 때문에 발생한 것이 아니다. 여성 억압은 계급사회의 출현과 더불어 시작된 것으로, 시대를 초월한 보편적인 현상이 아니라 특정 시대와 사회적인 조건에서 발생하는 역사적인 문제이다. 따라서 여성 억압은 사회발전 단계에 따라 상이한 방식과 형태로 표출되고 사회적 지위에 따라 그 내용과 정도가 다를 수밖에 없다.

현재의 성별 문제는 계급사회가 형성된 이후 오랜 역사를 통해 다양한 사회문화와 이데올로기, 정치경제체제와 가족제도 등과 결합하여 강고하게 지속되었고, 남성이 여성을 지

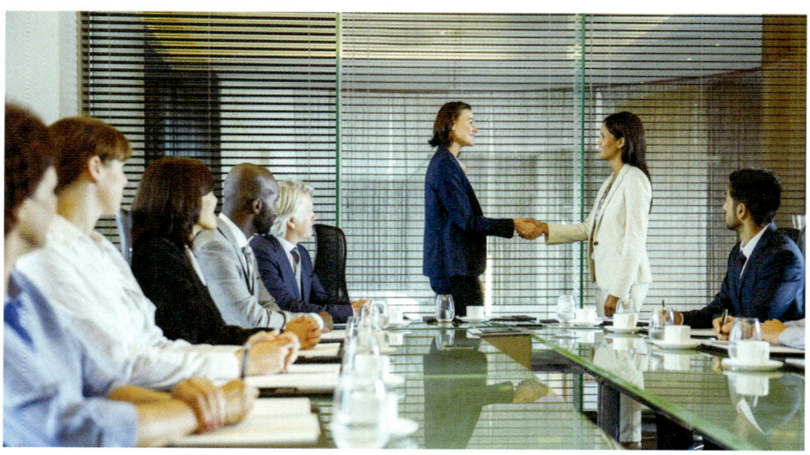

그림 10.1 자본주의 사회

배, 억압하는 틀로 유지되었기 때문이다. 따라서 자본주의 사회의 여성 문제는 기본적으로 자본과 여성노동의 문제이지만 자본주의와 민주주의의 발달 정도, 각 국가나 민족의 고유한 역사적인 경험, 남녀관계의 전통 등에 따라 복잡한 양상을 띠며, 중층적인 모순구조를 갖고 있다.

실제 전통사회에서 착출해 낸 '이성적' 남성이란 한편으로는 명분주의적이고 이상주의적이면서 현실생활에서는 상당히 나약하고 상호의존적인 인간이었으며, 다른 한편으로는 특수한 인간관계를 매우 중시하는 사회성이 높은 남성이었음을 고려할 때, 현대적 '남성다움'과 전통적 '남성다움' 사이에는 연속성보다 단절성이 더 깊음을 알게 된다. 최근 전통적인 '여성다움'과 '남성다움'에 대한 집착 현상은 크게 줄어들고 있다. 특히 여성의 경우, 오히려 딸이 '남성적' 성향을 갖도록 장려하는 경우도 쉽게 찾아볼 수 있다. 여성도 명랑하고 발랄하며 주체적인 데가 있어야 한다는 인식은 매우 보편화되고 있는 것이다. 여성이 '남성화'되는 문제는 남성의 경우보다 덜 심각하게 인지되고 있는데, 이유는 현대사회가 여성에게 문호개방을 하였다는 점에서 찾아진다. 여성의 사회진출이 가능해지면서 여성이 어느 정도 남성화되는 것은 신분상승이며 자연스러운 현상으로 간주된다.

결론적으로, 지배 종속적인 남녀관계를 유지시키는 성별분업, 가부장제도, 성차별 문화와 가부장적 이데올로기 등을 철폐하기 위해 다양하고 폭넓은 운동으로 나아가야 한다. 성별 모순구조를 없애는 것은 여성들에 의해서만이 아니라 전체 사회 문제를 해결하려는 의지를 가진 남성들과의 공동노력을 통해서만 해결할 수 있다.

위의 단계별 사회구조 속의 흐름을 보면서 과연 여성과 남성이 서로 돕고 사랑하며 평등하고 조화롭게 살아가는 사회는 어떤 세상일까? 아니면 어떤 사회가 되어야 남녀가 서로 자유로워지는 것일까에 대해 좀 더 깊게 생각해 볼 필요가 있겠다.

2 대중매체 속에서의 여성상과 남성상

대중매체는 수용자로 하여금 각 매체가 갖고 있는 특유의 매체 논리에 입각하여 사고하도록 하기 때문에 그 사회를 지배하는 매체의 특징은 곧 그 사회의 성격과 논리를 결정한다. 따라서 현대 산업사회가 요구하는 여성의 역할이 다양함에도 불구하고 대중매체의 내용과 형식, 제도는 전통적인 고정관념에 의해 여성의 능력과 역할을 소극적으로 평가하고 있다. 그러므로 대중매체가 실제로 어떻게 성차별을 하고 왜곡시키는지에 대해 분석해보는 일이 필요하다.

1) 영상매체

대중매체 중에서도 TV는 학력, 나이, 성별, 직업, 지위 등과 관계없이 누구나 접촉하기 쉽고 오락성이 높아 시청률 1위를 기록하는 TV 드라마가 방영되는 시간대에는 수돗물 소비량이 줄어들고 술집 매상이 떨어진다고 한다. 이는 TV 드라마가 오늘날 우리 생활에서 얼마나 큰 비중을 차지하고 있는가를 단적으로 보여주고 있으며, 영상으로 메시지를 직접 전달하기 때문에 그 영향력이 크고, TV를 시청하는 사람들은 TV 속의 내용들을 사실로 받아들이고 등장인물과 자신을 동일시하는 경향이 매우 높기 때문에 사회화 기관으로서의 기능이 크다고 한다. 이러한 현상은 우리 사회에서도 쉽게 찾아볼 수 있다. 예를 들어 슈퍼맨을 즐겨보는 어린이들이 슈퍼맨 흉내를 내며 높은 곳에서 뛰어내리다 다치거나, 불치병으로 시한부 인생을 사는 드라마 속의 주인공에 몰입되어 몸이 아프다고 병원을 찾는 사람이 증가하는 현상, 또 특정 프로그램에 출연하는 여성 탤런트의 '공주병'이 여학생과 주부들 사이에서의 확산 등을 통해 TV는 성역할 사회화 과정에서 중요한 역할을 한다고 생각된다.

TV의 다양한 프로그램 중에서도 특히 드라마는 시청자들에게 역할모델을 제시한다는 면에서 성역할 사회화의 영향력이 대단하다. 드라마는 시청률을 높여야 한다는 점을 항상 고려해야 하기 때문에 극적 효과를 극대화하기 위해 현실을 과장하거나 왜곡하는 경우가 많다. TV 프로그램이 보여주는 성차별적 현상은 크게 두 가지 측면으로 설명할 수 있다. 첫 번째는 양적인 측면으로, 등장인물의 남녀비율, 이성 문제를 가시화한 사건 등의 수량적 차이를 말한다. 드라마, 코미디, 뉴스 등의 프로그램 유형에 관계없이 등장인물 수를 조사해 보면 여성의 수가 남성의 수에 비해 상당히 낮은 비율을 차지한다.

두 번째, 양적인 성차별 현상보다 더 큰 문제는 질적인 차별이다. 일부 드라마에서는 신세대의 변화된 모습을 과장하여 남존여비가 아닌 여존남비의 인물들을 등장시키기도 하며, 반대로 전통적인 가부장적 남성상과 순종적인 여성상을 더 강조하는 배역을 설정하기도 하여 시청자들을 혼돈에 빠뜨리기도 한다. 따라서 드라마에서 그리고 있는 남녀의 역할, 이미지, 남녀의 관계는 바로 성역할 사회화에 매우 중요한 모델이 되며, TV 드라마의 위력을 실감하게 한다.

한 드라마를 통해 본 이 시대의 여성상과 남성상에 대한 고민을 해보자.

> 천부적인 재능과 능력을 타고난 영웅이 운명적 사건으로 인해 부모님에게서 버림을 받고(혹은 헤어지게 되고) 비천한 삶 속에서 자신의 능력의 잠재력을 모르고 성장하다가 운명에 이끌려 자신의 부모와 만나게 된다. 또한 자신의 위치를 회복하기 위해 노력하지만, 이러한 과정을 방해하는 2인자가 나타나게 된다. 2인자는 끊임없는 노력으로 영웅의 위치를 대신하고 있지만, 그 위치는 자신이 타고난 것이 아니기에 언제나 불안감 속에 살아야 한다.
>
> 영웅은 자신의 잠재력을 알지 못한 채 방해자들의 핍박과 박해 속에 자신의 능력을 잠시 상실하며 좌절과 절망 속에 방황하기도 한다. 하지만 자신을 도와주는 조력자를 만나 자신의 능력을 다시 찾기 위한 노력을 거치게 되고, 이 과정을 통해 자신의 존재가치를 스스로에게 입증하고 자신의 위치를 스스로의 힘으로 찾으며, 자신을 낳아준 부모와도 떳떳한 모습으로 만나게 된다는 것이 그리스 신화로부터 비롯되어 고대에서 중세를 거쳐 현대까지도 늘 계속되는 영웅서사의 패턴이다.
>
> 이 과정에서 특이한 점은, 지금 세대의 여성에게 필요한 남성상에 대해서도 작가가 은유적으로 제시를 하고 있다는 점이다. 이를 드라마를 통해 살펴보면, 준영과 재하는 어린 시절부터 서로에게 이끌린 운명의 상대임이 분명하다. 그 사랑의 운명을 지지하는 사람들도 분명 많을 것이다. 하지만 이들의 사랑을 지지할 수만은 없다는 것이 문제이다. 재하는 준영이 자신의 부모를 만나기 위해 스스로 노력하겠다는 것을 도와주기보다는, 자신이 모든 것을 해결해 놓을 테니 숨어 있으라는 말로 자신의 사랑을 표현한다. 출생의 비밀을 알았지만 자신의 부모에게 무작정 찾아가 자신이 딸이라고 외치는 것이 자신의 위치를 찾는 방법이 될 수 없음을 아는 준영은 힘들더라도 자신의 노력으로 부딪히고 깨지면서 자아를 찾는 길을 가겠다고하는 반면, 재하는 어리광쟁이 아이처럼 무조건 자신을 사랑해 달라고 같이 있어 달라고만 조른다.
>
> 반면, 도윤은 준영이 힘든 일을 겪을 때마다 곁에 있어 주면서 준영이 고통을 참지 못해 도망치려 하면 누구보다 무섭게 다그치며 준영이 자신의 잠재력을 스스로의 노력으로 되찾을 수 있도록 무언중에 용기를 북돋워 주는 역할을 한다. 준영에게 도윤은 영웅서사에 있어 영웅이 제자리를 찾을 때 꼭 필요한 역할을 해주는 조력자의 역할이라고 할 수 있다.
>
> 드라마 「신들의 만찬」 일부 인용

이렇게 판이하게 다른 남성상을 보면서 드는 생각은 지금 시대를 살아가는 여성에게 필요한 남성상은 과연 어느 쪽인가 하는 것이다. 1990년대 말부터 2000년대 중반까지 유행하던 드라마에서 지겹도록 보여주던 캔디나 신데렐라 캐릭터는 이제 큰 울림을 갖지 못한다. 일상에서 자신의 위치를 한 번에 끌어올려 주는 왕자님 같은 남성은 절대 존재하지 않기 때문이다. 사랑 하나만으로 신분의 차이를 극복하며 자신에게 모든 행복을 안겨주는 남성상이란 여성상위시대인 시대 흐름과도 맞지 않는다.

그렇다면 선택은 하나다. 사랑하니까 내가 모든 것을 해결해 주겠다고, 자기를 사랑해주기만 하면 무조건 모든 것이 해결된다고 하는 남성보다는 지금은 암담하고 보이지 않기에 더욱 달려보고 싶은 나의 미래를 위해 용기를 북돋워주며 한 방향을 바라보며 함께 뛰어줄 남성상이 필요한 것이다.

2) 광고

서울 YWCA는 "광고 속에서 전통적인 여성성과 남성성을 강조하는 성차별적인 재현이 반복될 때 사회가 이상적으로 생각하는 여성상 · 남성상에도 영향을 미친다"며 "현실의 변화에 발맞춰 관습화된 성역할에서 벗어나 다양한 인물상을 보여주는 광고가 더욱 많아져야 한다"고 밝혔다. 또한, 광고 속에서 나타나는 남성문화는 주로 공적인 생활세계에 몰입하는 이성문화, 남성적인 기득권에 안주하는 보수성과 그 보상에 대한 예찬, 사회적 성공과 명예를 위한 경쟁, 도전, 끈기를 내면화시키는 문화적 성향에 치중되는 경향이 있다. 이것은 기존의 남성문화를 미화하고 강화하는 이데올로기적 기능을 하여 남성으로 하여금 더욱 남성적이어야 한다는 일종의 강박관념으로 작용할 수도 있음을 보여 준다.

반면에 여성은 가족관계 이외의 다른 인간관계나 사회관계에는 전혀 신경을 쓰지 않는 주부, 맹목적인 소비자로서의 주부, 그리고 아내이면서 동시에 애인이 되기 위해 부단히 성적인 매력을 가꾸는데 열정적인 주부의 모습, 내 아이와 내 가족을 위해서는 그 무엇이라도 불사하겠다는 핵가족 이데올로기가 내면화되어 나타나는 이기적인 주부의 모습은 그 이름이 미시족이 되었든, 프로 주부가 되었든 마찬가지일 뿐이다.

사회변화는 지극히 빠른 속도로 진행되고 있는데 광고에서의 성별역할에 대한 묘사는 지극히 스테레오 타입화되어 거의 변화하지 않거나 미미한 변화를 하고 있다는 것이 문제이다. 여성이 혼자서 광고모델로 등장하고 있는 경우에는 여성에 대한 전통적인 묘사가 가장 지배적이었으나 독립적인 여성상, 전문직업인 여성 이미지로서의 등장이 비교적 많은 빈도를 차지한다.

그리고 가장 특이할만한 사항은 남성에 대한 묘사이다. 대부분의 광고에서는 남성을 전통적으로 묘사하고 있다고 결론짓고 있으나, 최근에는 유머있는 남성 이미지가 전통적인 남성 이미지보다 압도적으로 많이 나타나고 있다. 그러나 이러한 현상이 일시적인 현상으로 해석될 수도 있다.

3) 인터넷 및 스마트폰

모바일 인터넷 서비스와 스마트폰의 보급은 우리의 생활방식을 획기적으로 변화시켰다. 2009년말 아이폰으로부터 촉발된 모바일 인터넷 서비스와 스마트폰의 보급은 과거 유선 인터넷의 보급보다 더욱 빠르고 강력한 변화를 초래했다.

4차 산업혁명과 함께 모바일 인터넷을 기반으로 한 위치기반서비스, 증강현실서비스, 소셜네트워크서비스(SNS) 등을 통해 현대는 모바일 세상으로 변화되었다(그림 10.2). 모바일 인터넷을 통한 생활방식의 변화는 계층, 세대, 직업과 관계없이 급속도로 이루어지고 있으며 스마트폰으로 하루를 시작해 스마트폰으로 하루를 마감하는 생활이 일상이 되었다. 음악, 영화, 게임과 같은 엔터테인먼트뿐만 아니라 쇼핑, 독서, 길 찾기 등 모든 일상 활동을 스마트폰으로 해결하고 여론 형성, 뉴스 전파, 문화 트랜드 형성 등에서 생활방식의 변화를 확인할 수 있다.

한때의 유행어, 혹은 재미 삼아 지어낸 말 같지만 걸 크러시는 당당하게 옥스포드 사전에 올라 있다. 즉, "같은 여성이 다른 여성에게 느끼는, 일반적으론 성적 감정이 동반되지 않은 강한 호감 또는 감탄을 뜻한다." 걸 크러시 현상이 나타나는 이유는 현실에서 결코 찾을 수 없을 것만 같은 여성들이 아이돌과 같이 되고 싶은 모습이고 또 미래에 도전하기 위한 '롤 모델' 역할도 수행하기 때문이다. "가녀리고 연약하고 상냥한 여성미에 대한 고정관

"어디 아침부터 남자가 인상을 써"

걸 크러시의 매력이 외모나 화장에만 국한된 건 아니다. 사상이나 행동에서 걸 크러시를 이끌어내는 이들도 있다. 가상 부부 생활을 하고 있는 예능 프로그램에서 여성 출연자는 남자가 밖에서 돈 벌어오고 여자가 집안일을 한다는 관념 자체를 바꿨다. "어디 아침부터 남자가 인상을 써!", "남자가 조신하니 살림 좀 해야지", "남자가 그런 거 묻는 거 아니야. 여자가 내려오라면 바로 내려와야지"라며 기존 가부장 프레임을 뒤집은 '가모장'이라는 말까지 등장할 정도다.

여성들은 속이 뻥 뚫린다며 열광했다. "우리의 신물 나는 가부장적 전통이 이제 바뀌어야 하는 것 아닌가 싶은데, 거침없는 발언을 보고 정말 통쾌했다"고 말했다. 그는 "친구들끼리 모여도 이 이야기만 한다"면서 "여자들이 가려워하는 구석을 긁어주니 다들 시원하게 여긴다"고 덧붙였다.

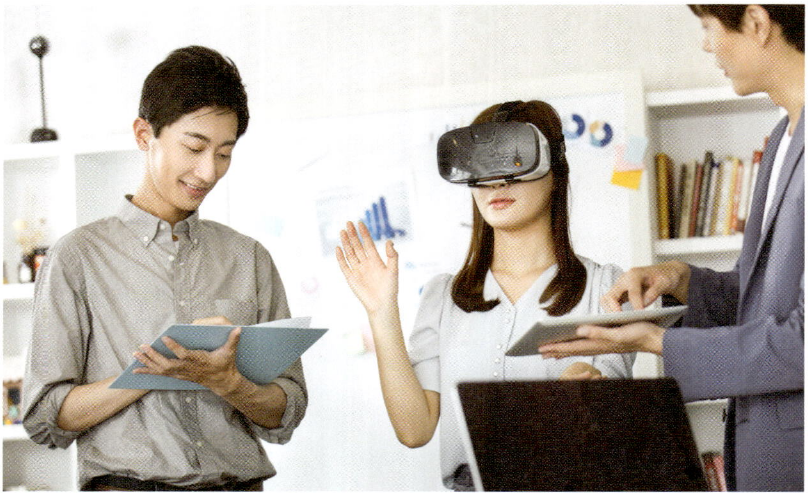

그림 10.2 4차 산업혁명에 의한 생활방식의 변화

념을 뛰어 넘었다는 것은 남성상이 다른 것만큼 현대의 여성상도 다양하다"면서 "당당하고 기가 센 사람 뿐 아니라 다양한 이들에게 걸 크러시되는 것 같다"고 말했다.

4) 여성에게 미치는 부정적 결과

과거의 이상적인 여성상인 '현모양처'란 '현명한 어머니, 좋은 아내'라는 뜻이다. 그런데 어머니와 아내라는 개념은 모두 상대적인 개념이다. 자식이 있어야 어머니가 있을 수 있고, 남편이 있어야 아내가 있을 수 있는 것이다. 그 속에는 독립된 존재로서의 여성은 없다.

그런데 최근에는 '신(新) 현모양처'라는 개념을 소개하였다. 신 현모양처란, 경제력을 갖춘 현모양처를 뜻한다. 이는 가정의 경제적인 책임을 지던 남성들이 여성들 또한 경제력을 갖출 것을 요구하면서 나온 개념이다. 높은 물가와 턱없이 높은 집값 등으로 인해 중산층 가정의 경제적 부담이 매우 높아진 것이 그 배경이다. 이에 따라, 여성들은 기존의 가사노동의 부담과 동시에 경제력이란 새로운 책임을 요구당하고 있다. 문제는, 이러한 사회의 흐름 속에서, 경제적 능력을 갖추지 못한 '구(舊) 현모양처'들의 입지가 좁아졌다는 것이다. 과거 수십 년 동안 가사노동에만 전념할 수밖에 없었던 여성들이 경제력이라는 갑작스러운 시대적 요구에 즉각적으로 대처하는 것은 무리이기 때문이다. 남성들은 경제력을 갖추지 못한 이러한 여성들을 무능하다고 평가하고, 그동안의 여성들의 가정에 대한 헌신은 고려하지 않는다.

이러한 사회상들은 전통적인 성역할을 강조하는 사회에서 성장한 여성들이 아내와 어머니로서 자신의 역할을 규정하게 된다. 그리고 전통적 여성역할의 고정은 여성의 학업과 직업적 성취욕구의 저하를 가져오고, 자존감을 낮춘다.

5) 남성에게 미치는 부정적 결과

남자는 평생 감정을 모르고 산다. 꼬맹이 남자아이는 '사내 녀석이 울긴 왜 울어?'라는 꾸중 앞에서 눈물을 삼키고, 소년은 또래친구들에게 지고 싶지 않아서 나약한 마음을 숨긴다. 그러다 성인이 되면 남성호르몬이 솟구치는 치열한 비즈니스 현장에서 살아남기 위해 감정 따윈 던져버린다. 그렇게 시간이 흐르면 어느덧 주위엔 아무도 없고, 자기 스스로도 자신의 감정을 몰라 당혹스러움과 외로움 사이에서 방황한다. 이를 남성의 한평생이라고 하며, 가정을 경시하면서 자신만의 성역을 확대할 때, 가정은 파괴되어 지고, 아버지로써의 부담감을 느끼면서 중년의 외로움이 깊어진다.

이러한 사회상들은

- ❖ 성역할 고정으로 남성의 대표적인 역할은 일생 동안 가족을 부양하는 짐을 져야 한다는 것이다.
- ❖ 남성의 성격이 남성적이어야 한다는 고정관념은 현대사회의 남성들이 건강한 정서를 발달시키는 데 장애로 작용한다.
- ❖ 남성적 역할에 대한 고정관념은 남성들의 개인적 특성과 자질을 허용하지 않음으로써 적지 않은 비남성적 특성을 지닌 남성들을 불행하거나 특수한 사람으로 격리시킨다.

많은 사람들은 앞으로 도래할 정보화 사회에서는 여성을 필요로 하는 일자리도 증가하고, 역할 분담에 있어서도 성별에 근거하기보다는 각자의 개성과 취향에 따라 이루어질 것이며, 성차별도 감소하고 성차보다는 개인차가 더 강조될 것으로 전망한다.

이처럼 사회가 달라짐에 따라서 시대의 흐름에 맞게 대중매체가 표현하는 우리나라 남성과 여성의 역할은 변화해야 한다. 즉 거시적인 차원에서 남성상과 여성상을 재창조할 필요가 있다. 정부차원에서 여성의 사회참여 확대를 위한 10대 과제를 선정하고 이를 적극적으로 추진하고 있는데, 여기에는 '대중매체를 통한 성차별적 의식개선'이 포함되어 있다. 즉 TV에서 여성의 사회참여를 좀 더 긍정적으로 묘사하고 이로 인한 가정의 공백을 남녀가 함께 메꾸어 나가는 모습들을 건강하게 그리며, 남성과 여성이 동료로서 함께 일하고 인간 대인간의 진솔한 인간관계를 풀어나가는 모습에 초점을 맞추어 나간다면 전 국민에게 미치는 의식화 효과는 좋아질 것이다.

3 여성상과 남성상

여성상과 남성상은 시대에 따라 많이 변하게 된다. 남녀평등을 지향하면 성별 정체성이 무너지고, 전통을 존중하면 현대사회와의 부조화로 고통 받는 사람이 생긴다.

남성은 사냥을 하고, 여성은 동굴에서 아이를 키우던 원시시대와 지금은 분명히 달라졌으며, 최근의 우리나라만 보더라도 많이 달라졌다.

불과 몇 십 년 전만 하더라도 남성은 직장에 나가 일을 하고, 여성은 집에서 열심히 살림 잘하는 현모양처가 그 시대의 남성상, 여성상이었다. 그래서 그때는 여성들이 대학을 졸업하더라도 좋은 남자 만나서 시집 잘 가는 게 최고의 미덕이었다. 하지만 지금은 이렇게 생각하는 사람이 드물고 여성들도 능력이 있다면 사회생활을 하는 것이 당연하게 되었다. 이제는 남성들도 터프가이는 시대에 뒤떨어진 느낌이고 다정다감하면서도 부드러운 스타일이 인기를 얻고 있으며, 여자는 당당하고 터프해지고 있다.

결국 남성상과 여성상은 바로 시대가 원하는 사람이라는 생각이 든다. 아직까지 우리나라는 남성중심의 사회이기는 하지만, 빠른 속도로 바뀌고 있다. 요즘 같은 세상에서 여성이 집에서 가사 일만 하는 것은 심각한 자원의 낭비라는 것이다. 또한 절대적인 가치관뿐만 아니라 상대적인 가치관의 시대상황도 남성상과 여성상이 바뀌는 원인이 되고 있다.

21세기는 첨단의 시대라 불릴 만큼 빠르게 변화하고 있다. IT, 컨버전스, 스마트폰, 인터넷, 유튜브, 밴드, SNS 등이 어우러져 지식산업의 기반을 이루고 있다. 이러한 변화 속에서 능동적인 사고방식을 갖추지 않고 수동적으로 대처한다면 문제는 심각해질 것이라 판단된다. 성공한 여성들의 공통점은 변화하는 미래에 맞추어 목표를 설정하고 목표를 향한 구체적인 설계, 그 설계에 맞추어 노력하는 삶, 좌절하지 않고 열심히 살아가는 자세일 것이다.

한 젊은 저널리스트가 오늘날 서구 남성들의 일상을 현장에서 취재하고 다양한 각도에서 평가한 뒤, 새롭게 떠오르고 있는 남성의 정체성에 대해, 21세기를 위한 남성 진화론을 주장하였는데 거기에는 동성애자 · 메트로섹슈얼 · 위버섹슈얼 등 오늘날 남성상의 변화를 표현하였다.

근대 초기의 여성상은 가족의 생계 부양자이자 가장으로서의 남성상을 보완하는 모습으로 모성, 의존, 감정, 사랑스러움 등이 여성상의 내용을 이룬다. 그러나 후기로 가면서 여성들이 고등교육의 기회를 얻고 경제활동에 대거 참여하게 되자, 이런 변화는 '근대적 여성성'의 위기로 이어졌다. 여성들은 효율성을 중시하는 일터에서는 여성적이기보다 중성적이기를 요구 받으면서도, 가정에 들어가면 남편의 요구를 충실히 들어 주는 종전의 여성성을 그대로 갖추고 있어야 했던 것이다. 이러한 근대적 여성성의 위기는 20세기 말에 들어서면서 크게 완화되었다. 20세기 초반부터 여성 중심의 남녀평등주의자들은 남성과 여성의 차이는 있지만, 그 차이는 대부분 통계적인 차이이지 절대적인 차이는 아님을 강조해 왔다. 만일 성에 따른 생득적 차이가 있다면 그 차이는 그냥 두어도 드러날 것이니, 미리 성별에 따라 다르게 사회화시킬 필요가 없다. 이렇게 여성들이 여성성을 스스로 규정하는 운동을 펼친 결과, 여성들은 가정과 일터 모두에서 스스로의 자신있는 모습을 그대로 드러낼 수 있게 되었다.

가장 선진적 조직인 벤처 회사들의 탁월한 최고경영자(CEO) 가운데 상당수가 여성이라는 사실은 이러한 변화를 시사한다. 여성들이 스스로 여성성을 새롭게 규정하기 시작하면서 '여성성의 딜레마'를 나름대로 극복해 갈 즈음, 남자들은 남성성의 위기를 겪게 된다. 영국의 경우 전통적으로 책임감 있고 용감한 신사들이 급격히 사라지는 한편, 책임을 회피하고 감성적이며 나약한 '신종 남자'들이 생기고 있다는 것이다. 이들 '신세대'들은 남자됨을 자랑스러워하기는커녕 기피하거나 거부하려 든다. 사회로부터 분리되고 아늑한 공간인 가정을 더 이상 유지하기 어려운 고실업 시대로 접어들면서, 가장이 되는 꿈을 꾸던 남자들이 위기를 느끼기 시작한 것이다. 새로운 시대에 가장 큰 거부감을 드러내는 집단은 전통적인 남성성에 자존심을 걸고 있는 보수적 남성들이다. 자신의 존재 가치를 여자를 보호하는 '강한 자' 또는 가장이라는 점에서 찾았던 남자들은, 여성이 더 이상 보호의 대상이 되고 싶어하지 않는 상황에서 큰 혼란을 경험하게 된다. 자존심이 상한 남자는 무리한 방식으로 자신의 남성성을 회복해보려 하게 되는데, 남성들의 폭력은 상당 부분 이러한 근대적 남성성의 붕괴 현상과 관련이 있다. 지금 우리는 여성성보다 남성성에 대한 새로운 정의를 필요로 하고 있는 시점에 살고 있다. 정복과 경쟁의 표상으로서의 남성성이 해체되어야 할 지점에 온 것이다. 상호 협력과 네트워킹이 중요해지는 사회에서 사실상 근대적 남성성의 덕목인 독립성과 경쟁심, 권력 지향성은 오히려 사회적 성공에 걸림돌이 된다. 심각한 위기 상황에 처한 현재 우리 사회에서 이루어지고 있는 선각자적 논의들은 모두 소통과 보살핌의 원리를 강조하고 있다. 최근 눈물을 흘리는 남자, 감정으로 소통할 줄 아는 남자, 평등 의식과 보살핌의 능력을 가진 남자에 대한 이야기들이 회자되고 있다(BOX 10.1).

BOX 10.1 여자는 이런 남성에게 매력을 느낀다

- 잘 기억하는 남성
- 특별한 남성
- 칭찬해 주는 남성
- 자신의 이야기를 잘 들어주는 남성
- 겸손한 남성
- 매너있는 남성
- 긴장감을 유발하는 남성
- 유머감각이 있는 남성
- 깔끔한 스타일의 남성
- 똑똑하고 지혜로운 남성
- 남자에게 인기 많은 남성
- 경제력이 있는 남성

남성적이 아니라면 반드시 여성적이어야 한다는 이분법적 사고는 남성과 여성을 모두 억압하고 있는 사고체계이다. 남녀의 행동을 뚜렷이 구분 짓는 성역할 규범은 남성과 여성 모두의 사고와 행동을 인위적으로 제한하고 좀 더 융통성 있고 서로의 힘든 일을 나누려 할 수 있는 기회를 차단시킨다. 인간은 누구나 정당하게 살고자 하며, 그럼으로써 심리적 만족도 한층 더 높아진다. 그러기 위해서는 여성과 남성은 서로 대등한 관계에서 역할을 교환할 수 있어야 한다.

현대의 맞벌이 부부 가운데에서도 부인이 요리하면 남편이 설거지를 하고, 주말에 같이 장을 보는 등의 가사노동을 공동으로 분담하며 남편이 자녀양육에 적극 참여하는 가족이 늘고 있음은 매우 바람직한 현상이다(그림 10.3).

피임방법의 발달로 여성의 사회 경제적 활동이 확대되면서 여성의 사회경제적 지위가 향상됐다. 남녀평등의 가치관, 페미니즘의 확산과 더불어 이혼율 증가와 저출산 현상도 발생했다. 여성의 사회화는 여성의 가사노동의 부담을 덜어줌으로써 자아성장과 발전을 위한 시간적 여유를 줄 뿐 아니라, 여성의 사회참여와 노동시장에서의 지위를 향상시키는 데 기여할 수 있다. 이들이 가정에서 고립되어 좁은 가족이기주의에 매몰되기보다는 진정한 의

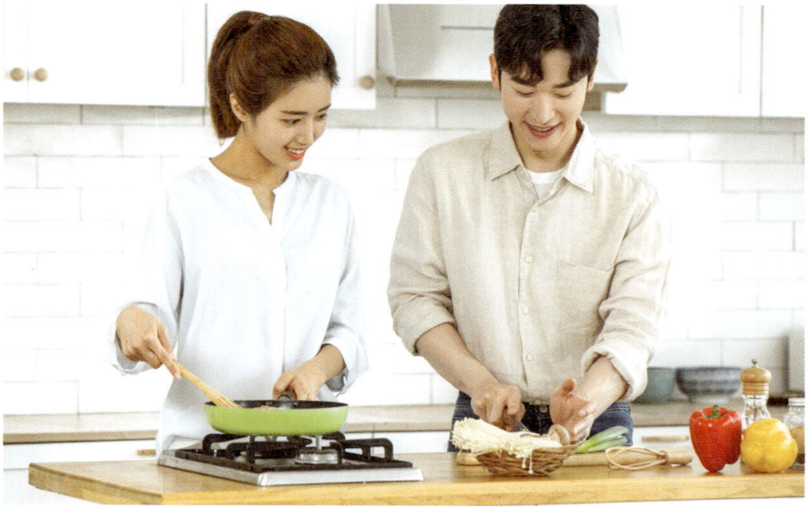

그림 10.3 현대 부부의 역할 분담

미에서 가정을 살리고 올바르게 자녀를 키우기 위해서는 자신이 몸담은 지역사회나 공동체, 우리 전체 사회의 문제에 관심을 갖고 이러한 문제들을 바로잡고 해결하는 데 여성들의 지혜와 힘을 하나로 모으는 새로운 의식과 힘을 가진 여성으로 태어나야만 한다. 자신의 정체감을 가정에 한정시키기보다는 교육, 환경, 정치, 복지, 평화, 문화 등 다양한 영역에 관심과 소양을 갖고, 여성 특유의 세심함과 감수성을 발휘하여 가정과 사회를 살리고 살만한 곳으로 만드는 일에 열성인 새로운 정체감과 의식을 가진 여성으로 변화되어야 하며, 이를 주도할 수 있는 여성운동의 활성화가 필요하다.

토의할 문제

1. 사회구조 속에서의 여성과 남성의 역할을 요약해 보세요.
2. 현대에서 남성과 여성의 역할에 대하여 논의하면서 시대가 반영된 여성과 남성의 이미지에 대해 토의해 보세요.
3. 생활에 비추어 자신의 이미지를 평가해 보세요.

- 강문정, 박인숙, 탁효정, 서순림, 안옥희 공저(2014) 대학생의 성건강, 수문사
- 강영희(2008). 월경. 아카데미서적.
- 강재헌(1997). 일차의료에서 비만의 진단과 관리. 가정의학회지, 18(9), 882-896.
- 고용노동부(2020) 직장 내 성희롱 예방 대응 매뉴얼, 2018.6.
- 곽삼근(1998). 여성과 교육. 심영사.
- 곽진주(2017). 대학생의 실행기능, 성격변인과 성행동의 관계, 경북대학교 문학석사학위논문
- 김금순 외(2012). 성인간호학. 수문사.
- 김명혜, 정기현, 유세경(1999). 대중매체와 성의 정치학. 나남.
- 김석회, 홍찬표(2007). 인간관계개발. 무역경영사.
- 김성권(1993). 부종. 의학교육연수원편. 가정의학. 서울대학출판부. 199-204.
- 김소야자(1990). 청소년의 성장발달과 간호. 수문사.
- 김영훈, 나현숙(2010). 서비스 네비게이션. 아카데미아.
- 김예슬(2016) 한국 미국 스웨덴의 성역할 태도 영향요인 비교: 일, 가정 양립정책에 대한 함의를 중심으로, 이화여자대학교 대학원 석사.
- 김태련, 방희정, 이선자, 조성원, 조숙자, 조혜자(1996). 여성심리. 이화여자대학교 출판부.
- 노유정 기자. 지금 시대의 여성에게 필요한 남성상은 어떤 사람인가?. 서울=뉴스다임.
- 레지나 바레카(1991). 완벽한 남성은 없다. 하서.
- 민창홍(1983). 우리 나라 식중독 현황. 대한의학협회지, 26, 283-287.
- 박민자(1991). 여성사회학. 경문사.
- 박희용 외(1997). 닥터메디. 메디메디아 코리아.
- 백영화(2019) 성폭력범죄 피해자 보호제도에 관한 법적 연구, 동아대학교 대학원 국제법무학과 법학박사학위.
- 변주나, 김강신, 오선희(1996). 기초식품과학과 보건영양. 현문사.
- 서문자 외 7인(1995). 성인간호학. 수문사.
- 서울대학교병원 교육자료
- 서울특별시 간호사회(1996). 성교육. 현문사.
- 양순옥, 김숙영, 이홍자, 이화인, 한영란(1996). 여성과 건강. 수문사.
- 여성가족부(2020). 대학생을 위한 성폭력 예방교육: 평등한 캠퍼스 생활을 위한 우리의 액션플랜, 2017. 11. 28 http://www.mogef.go.kr/oe/olb/oe_olb_s002d.do?mid=etc605&div2=403&bbtSn=704794
- 여성한국사회 연구회(1997). 남성과 한국사회. 사회문화연구소.
- 연합뉴스.
- 오숙희 외(2009). 병원서비스 코디네이터. 수문사.
- 원숙연(2004) 여성정책의 실질적 기능화: 일, 가정 양립지원정책을 중심으로, 한국행정학회 학술대회 발표논문집, 102~119.
- 윌슨 브라이언(1994). 섹스어필 광고미디어. 책과 길.
- 유원상(1992). 본태성 고혈압의 비약물 및 약물요법 35, 201-207.
- 이경순, 오복자, 신성례, 강경아(1997). 건강과 생활. 현문사.
- 이경혜 외(1998). 여성건강간호학(하). 현문사.
- 이광혜(1996). 여성보건. 수문사.
- 이권능(2018), 성범죄의 현실과 관련 통계의 한계, 다른백년 상임연구위원. 1-22.
- 이동원 외(2000). 대중매체와 가족. 양서원.
- 이배용 외(1999). 우리나라 여성들은 어떻게 살았을까. 청년사.
- 이윤정 외(2012). 병원코디네이터. 한솔미래.
- 이정미(2012). 스마트폰 확산으로 인한 영향과 보안 및 향후전망. 건대 정보통신대학원 석사논문.
- 이종우(1998). 성과 사랑. 정문각.
- 이충기(1998). 식중독. 대한 의사협회지 41, 542-548.
- 임영식, 양돈규(1998). 청소년 스트레스와 정신건강. 학지사.
- 임창희, 홍용기, 채수경(2002). 비즈니스 커뮤니케이션. 한올.
- 장인옥 외(1999). 건강과 성. 현문사.
- 정혜경(1994). 건강과 생활. 수문사.
- 정혜경(1998). 건강과학의 이해. 을유문화사.
- 조결자 외(1998). 가족중심의 아동간호학. 현문사.
- 조경숙 외(2013). 성인간호학 상, 하. 현문사.
- 조은숙(2013). 청소년의 인터넷음란물 선호성과 위험 성행동 간의 관계. 청소년학 연구, 20(10), 291-314.

- 조혜영(2012). 성인애착에 따른 대학생의 성태도와 성행동 연구. 영남대학교 교육대학원 석사학위논문.
- 최명애, 정성태(1995). 평생건강. 현문사.
- 최정신 외 33인(1998). 성인간호학. 정담.
- 크리스천 투데이. 2012. 10. 10.
- 한국성폭력상담소(2020) 성폭력의 개념 http://www.sisters.or.kr/load.asp?subPage=220
- 한국여성연구회(1996). 여성학 강의. 동녘.
- 허봉렬(1991). 식중독. 대한 의학협회지, 35, 703-709.
- 홍은경, 박샛별, 신영선, 박혜순(1997). 일부 도시 청소년 여학생들의 신체상에 대한 인지와 체중조절행태. 가정의학회지, 18(7), 714-721.
- 홍창기(1990). 부종. 의학교육연수원 편. 증상별 임상검사-그 선택 및 해석-. 서울대학교출판부, 154-157.
- Andersch B., Abrahamsson L., Wendestam C., et al.(1979). Hormone profile in premenstrual tension : Effects of bromocriptine and diruetics. Clin Endoclinol 11, 657-664.
- Beaker K. L.(1990). Principles and practice of endocrinology and metabolism. Philadelphia : JB Lippincott Compan, 1, 649-660.
- Christensson T., Hellstromk, Wengle B.(1977). Blood pressure in subjects with hypercalcemia and in primary hyperparathyroidism detected in a health screening program. European Journal of Clinical Investigation, 7, 109-113.
- Crossman D. A., Sandler R. S., McKee D. C., et al.(1982). Bowel patterns among subjects not seeking healthcare. Use of a questionnaire to identify a population with bowel dysfunction. Gastroenterology, 83, 529-534.
- Docci D., Turci F., Salvi G.(1983). Therapeutic response of idiopathic edema to captopril. Nephron, 34, 198-200.
- Ehsanullah R. S. B., Page M. C., Tidesley G., Wood J. R.(1988). Prevention of gastroduodenal damage induced by nonsteroidal anti-inflammatory drugs : controlled trial of ranitidine. BMJ 297, 1011.
- Friedman G. D., Siegelaub A. B., Seltzer C. C.(1974). Cigarettes, alcohol, coffee and peptic ulcer. N Engl J Med 290, 469.
- Graham D. Y., Agrawal N. M., Roth S. H.(1988). Prevention of NSAID-induced gastric ulcer with misoprostol: multicentre, double-blind, placebo-controlled trial. Lancet 2, 1277.
- Gray D. S.(1995). The clinical uses of dietary fiber. American Family Physician 51, 419-425.
- Joint National Committee(1988). The 1988 Report of the Joint National Committee on Detection, Evaluation, and Treatment for High Blood Pressure. Arch Intern Med, 148, 1023.
- Levine M. M.(1987). Escherichia coli that cause diarrhea : Enterotoxogenic, enteropathogenic, enteroinvasive, enterohemorrhagic, and enteroad-herent. J Infect Dis 155, 377-388.
- Mandell G. L., Douglas R. G., Benett J. E.(1995). Principles and practice of infectious diseases. Churchill Livingston, 4, 945-962.
- Minran A., Targhetta R.(1979). Captopril treatment of idiopathic edema. N Eng J Med 301, 1289-1290.
- Streeten D. H. P.(1978). Idiopathic edema : Pathogenesis, Clinical features, and Treatment. Metabolism 27(3), 353-383, 1978.
- Thorn G. W.(1968). Approach to the patient with "idiopathic edema" or "periodic swelling". JAMA 206(2), 333-338.
- Turnbull P. C. B.(1979). Food Poisoning with special reference to salmonella. Clin Gastroenterolo 8, 737-765, 1979.
- UN 「http://population.un.org/wpp, World Population Prospects 2019」 2020. 8
- Vener, A. M., & Stewart C. S. (1974). Adolescent Sexual Behavior in Middle America Revisited. Marriage and the Family, 36(4), 728-735.
- Watt J. I.(1987). Campylobacter pylori, duodenitis, and duodenal ulceration. In : Rathone BJ, Heathly RB, eds. Campylobacter pylori and gastroduodenal disease. Oxford, England :Blackwell Scientific, 117-124.